神経科学の最前線とリハビリテーション

脳の可塑性と運動

監修 里宇明元　牛場潤一

編集　岡野ジェイムス洋尚　大高洋平
　　　小池康晴　辻　哲也　西村幸男
　　　長谷公隆　花川　隆　藤原俊之
　　　正門由久　森本　淳

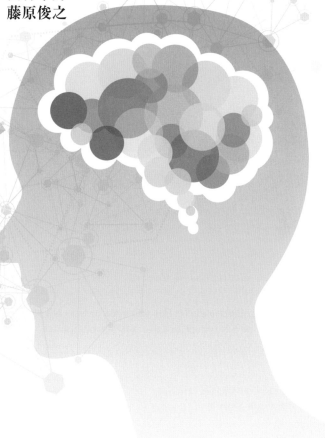

医歯薬出版株式会社

●監修

里宇 明元	慶應義塾大学医学部リハビリテーション医学教室
牛場 潤一	慶應義塾大学理工学部生命情報学科／リハビリテーション神経科学研究室

●編集

岡野ジェイムス洋尚	東京慈恵会医科大学再生医学研究部
大高 洋平	慶應義塾大学医学部リハビリテーション医学教室
小池 康晴	東京工業大学ソリューション研究機構
辻 哲也	慶應義塾大学医学部リハビリテーション医学教室
西村 幸男	自然科学研究機構生理学研究所発達生理学研究系認知行動発達機構研究部門
長谷 公隆	関西医科大学附属枚方病院リハビリテーション科
花川 隆	国立精神・神経医療研究センター脳病態統合イメージセンター先進脳画像研究部
藤原 俊之	東海大学医学部専門診療学系リハビリテーション科学
正門 由久	東海大学医学部専門診療学系リハビリテーション科学
森本 淳	(株)国際電気通信基礎技術研究所脳情報研究所ブレインロボットインターフェース研究室

This book was originally published in Japanese under the title of :

SHINKEIKAGAKU NO SAIZENSEN TO RIHABILITATION — NOU NO KASOSEI TO UNDOU
(The Forefront of Neurology Science and Rehabilitation — Plasticity and Movement)

Editors :

LIU, Meigen
   Professor
   Department of Rehabilitation Medicine
   Keio University of Medicine

USHIBA, Junichi
   Associate Professor
   Department of Biosciences and Informatics,
   Laboratory for Rehabilitation Neuroscience, Keio University

© 2015 1st ed.

ISHIYAKU PUBLISHERS, INC.
   7-10, Honkomagome 1 chome, Bunkyo-ku,
   Tokyo 113-8612, Japan

序

　リハビリテーションにおける治療は，運動麻痺，認知機能障害など，障害そのものの回復を促す"回復的アプローチ"と，残存機能・補助具の活用，環境調整による代償などにより，機能障害が不変でも日常生活を送りやすくする"代償的アプローチ"に大別されます．これまで成人の脳においては，可塑的変化の可能性は極めて限られていると考えられ，リハビリテーションの重点は機能障害そのものの回復より，代償的アプローチによっていかに失われた機能を補い，日常生活上の制約を軽減するかにおかれてきました．しかしながら，近年，神経科学の分野から，成熟した脳においても従来考えられていたよりはるかに大きな可塑性があることが報告され，中枢神経系の可塑的変化を促す治療戦略に対する関心が高まりつつあります．

　このような流れを背景に，近年，リハビリテーション分野においても，神経科学的知見や原理にもとづく評価や治療が積極的に試みられるようになりました．一方では，神経科学が急速かつ広汎な発展を遂げるなか，最先端の動向を正しく，かつ包括的に理解することはますます困難になりつつあります．そこで，本書では運動を中心に最新の神経科学のエッセンスをキィワード形式で解説することにより，初学者や忙しいリハビリテーション医療者が神経科学の成果を日常臨床にいかし，またリハビリテーションの立場から新たな神経科学研究にチャレンジするための一助となることを念頭に企画されました．

　筆者はいずれも神経科学の最前線で基礎研究や先進的臨床に精力的に取り組んでおられる方々で，リハビリテーション医療者にとって重要と思われる神経科学上の知見について，基礎的事項と最先端の動向をわかりやすく解説していただきました．

　本書は，3つの章から構成されています．1章「神経科学の基礎」では，脳・脊髄を中心とした運動に関わる神経領域，計算論的な運動制御理論，学習と可塑性の原理を，2章「病態・機能の評価」では，多様な検査法・評価法の使い分け，電気生理学的評価，神経イメージング，動作解析を，3章「リハビリテーション治療の今と未来」では，各種のニューロモデュレーション手法，神経薬理学，ロボティクス，上肢機能・歩行機能回復のためのリハビリテーション治療手技，意欲・モチベーション，再生医療，そして，国家プロジェクトとして進められているリハビリテーション神経科学研究の最新動向を取り上げました．非常に限られた執筆期間で，また限られた頁数のなかで，最先端の情報のエッセンスをわかりやすく，かつ魅力的にまとめてくださった筆者の皆様に心から御礼申し上げます．

　本書が，神経科学の最新動向とそのリハビリテーション臨床への応用の可能性についての理解を深め，日々の臨床における取り組みを一層進化・深化させる一助となることを願っています．また，これまで治療が困難とされてきた神経機能障害の回復を志向した基礎・臨床研究に，リハビリテーション臨床家が果敢に挑戦されるきっかけとなれば，監修者として望外の喜びです．

2015年 3月

監修・編者を代表して
里宇 明元

CONTENTS

序文 ──────────────────────── 里宇明元　iii

1章 | 神経科学の基礎

1 運動に関わる脳・神経領域
運動に関わる神経領域 ──────────────── 星　英司　2
運動に関わる下行路と脊髄神経回路 ─────────── 関　和彦　9

2 運動制御理論
計算論的な運動制御理論 ──────────── 小池康晴，春日翔子　16

3 学習と再学習に関わる脳領域

①概念としての可塑性原理
ヘッブ学習 ──────────────────── 植木美乃　22
Use-dependent plasticity ────────────── 宮井一郎　26
強化学習 ──────────────────── 南部　篤　31
メタ可塑性 ─────────────────── 美馬達哉　37

②可塑性の実態
神経再生に関わる可塑性の分子基盤 ──────── 岡野ジェイムス洋尚　40
分子レベル，細胞レベル ─────────────── 肥後範行　45
脊髄レベル ─────────────── 當山峰道，伊佐　正　49
大脳皮質レベル ────────────────── 西村幸男　53
行動レベル ────────────── 山﨑由美子，入來篤史　56

4 運動学習理論
運動学習の潜在性 ──────────────── 野崎大地　60
教師あり学習と強化学習 ─────────────── 野崎大地　63
臨床的視点からみた運動学習 ──────────── 長谷公隆　67

2章 病態・機能の評価

1 検査法・評価法の使い分け

各種検査法・評価法の使い分け ——————————————— 正門由久　74

2 神経機能・構造の評価法

①電気生理学的評価

筋電図 ————————————————————————— 藤原俊之　76

磁気刺激 ——————————————————— 藤原俊之, 補永　薫　80

脳波 ————————————————————————— 牛山潤一　84

ECoG ————————————————————————— 平田雅之　88

MEG —————————————————————————— 平田雅之　92

②神経イメージング

MRIと脳形態・容積測定 —————————————————— 花川　隆　95

拡散MRIとトラクトグラフィー ————————————————— 花川　隆　99

fMRI ————————————————————————— 新藤恵一郎　103

PET ————————————————————— 亀山征史, 村上康二　107

NIRS ————————————————————— 井上芳浩, 三原雅史　111

統合イメージング ———————————————————— 花川　隆　114

③動作解析

動作解析の基本 ————————————————————— 長谷公隆　118

動作解析（上肢）————————————————————— 大高洋平　121

動作解析（立位・歩行）—————————————————— 長谷公隆　127

CONTENTS

3章 リハビリテーション治療の今と未来

1 ニューロモデュレーション

各種治療の使い分けと適応判断 ———————————————— 宮井一郎 134

tDCS, tACS ———————————————————————— 新藤恵一郎 138

rTMS, QPS ———————————————————— 望月仁志, 宇川義一 142

電気刺激 ————————————————————— 山口智史, 藤原俊之 146

DecNef, DecNeS ———————————— 柴田和久, 佐々木由香, 渡邊武郎, 川人光男 149

連合刺激 ———————————————————————— 植木美乃 152

神経活動依存的刺激 ——————————————————— 西村幸男 157

2 神経薬理学

運動神経における神経薬理学 —————————————— 生駒一憲 161

3 ロボティクス

動作支援ロボットシステム ——————————————— 森本 淳 164

4 上肢関連

各種治療の使い分けと適応判断 ————————————— 藤原俊之 168

運動イメージ ————————————————————— 新藤悠子 170

運動錯覚 ——————————————————————— 金子文成 173

ミラーセラピー ————————————————————— 金子文成 177

CI療法 ———————————————————————— 道免和久 179

促通反復療法 —————————————————— 川平和美, 下堂薗 恵 183

両側上肢訓練 ————————————————————— 水野勝広 186

Task-oriented training ————————————————— 水野勝広 188

筋電図バイオフィードバック療法 ————————————— 辻 哲也 191

HANDS therapy	藤原俊之	195
機能回復型 BMI	新藤恵一郎	199
ロボティクス	和田　太	203
ボツリヌス療法	大田哲生	206

5　下肢・歩行関連

各種治療の使い分けと適応判断	長谷公隆	209
ペダリング運動	山口智史	212
筋電図バイオフィードバック療法	赤星和人	215
FES	山口智史	219
トレッドミル訓練	服部憲明	223
部分免荷	補永　薫	226
ロボティクス	和田　太	229
ボツリヌス療法	川上途行	232

6　意欲・モチベーション

意欲・モチベーションとリハビリテーション	宮井一郎	235

7　再生医療

神経疾患患者に対する再生医療の現状	田口明彦	238

8　脳神経倫理

脳神経倫理―現状と展望	佐倉　統	242

9　わが国におけるリハビリテーション神経科学研究の最新動向

脳科学研究戦略推進プログラムにおける BMI 研究	里宇明元	246
NEDO 未来医療プロジェクトにおける革新的リハビリテーション機器開発	牛場潤一	252

索引　　255

執筆者一覧（五十音順）

赤星 和人（あかぼし かずと）	市川市リハビリテーション病院リハビリテーション科
生駒 一憲（いこま かずのり）	北海道大学病院リハビリテーション科
伊佐 正（いさ ただし）	自然科学研究機構生理学研究所発達生理学研究系認知行動発達機構研究部門／総合研究大学院大学生命科学研究科
井上 芳浩（いのうえ よしひろ）	（株）島津製作所応用機器事業部技術部
入來 篤史（いりき あつし）	理化学研究所脳科学総合研究センター
植木 美乃（うえき よしの）	名古屋市立大学リハビリテーション医学分野
宇川 義一（うがわ よしかず）	福島県立医科大学神経内科
牛場 潤一（うしば じゅんいち）	慶應義塾大学理工学部生命情報学科／リハビリテーション神経科学研究室
牛山 潤一（うしやま じゅんいち）	慶應義塾大学環境情報学部
大田 哲生（おおた てつお）	旭川医科大学病院リハビリテーション科
大高 洋平（おおたか ようへい）	慶應義塾大学医学部リハビリテーション医学教室
岡野ジェイムス洋尚（おかの ひろたか）	東京慈恵会医科大学再生医学研究部
春日 翔子（かすが しょうこ）	慶應義塾大学医学部リハビリテーション医学教室
金子 文成（かねこ ふみなり）	札幌医科大学保健医療学部
亀山 征史（かめやま まさし）	慶應義塾大学医学部放射線診断学核医学部門
川上 途行（かわかみ みちゆき）	慶應義塾大学医学部リハビリテーション医学教室
川人 光男（かわと みつお）	（株）国際電気通信基礎技術研究所脳情報通信総合研究所
川平 和美（かわひら かずみ）	鹿児島大学大学院医歯学総合研究科
小池 康晴（こいけ やすはる）	東京工業大学ソリューション研究機構
佐倉 統（さくら おさむ）	東京大学大学院情報学環
佐々木由香（ささき ゆか）	（株）国際電気通信基礎技術研究所脳情報通信総合研究所／ブラウン大学認知言語心理科学部
柴田 和久（しばた かずひさ）	（株）国際電気通信基礎技術研究所脳情報通信総合研究所／ブラウン大学認知言語心理科学部
下堂薗 恵（しもどうぞの めぐみ）	鹿児島大学大学院医歯学総合研究科リハビリテーション医学分野
新藤恵一郎（しんどうけいいちろう）	東京都リハビリテーション病院リハビリテーション科
新藤 悠子（しんどう ゆうこ）	慶應義塾大学医学部リハビリテーション医学教室
関 和彦（せき かずひこ）	国立精神・神経医療研究センター神経研究所モデル動物開発研究部
田口 明彦（たぐち あきひこ）	先端医療振興財団先端医療センター再生医療研究部
辻 哲也（つじ てつや）	慶應義塾大学医学部リハビリテーション医学教室
道免 和久（どうめん かずひさ）	兵庫医科大学リハビリテーション医学教室
當山 峰道（とやま みねみち）	自然科学研究機構生理学研究所発達生理学研究系認知行動発達機構研究部門／慶應義塾大学医学部リハビリテーション医学教室
南部 篤（なんぶ あつし）	自然科学研究機構生理学研究所生体システム研究部門
西村 幸男（にしむら ゆきお）	自然科学研究機構生理学研究所発達生理学研究系認知行動発達機構研究部門
野崎 大地（のざき だいち）	東京大学大学院教育学研究科
長谷 公隆（はせ きみたか）	関西医科大学附属枚方病院リハビリテーション科
服部 憲明（はっとり のりあき）	森之宮病院神経リハビリテーション研究部
花川 隆（はなかわ たかし）	国立精神・神経医療研究センター脳病態統合イメージセンター先進脳画像研究部
肥後 範行（ひご のりゆき）	産業技術総合研究所人間情報研究部門
平田 雅之（ひらた まさゆき）	大阪大学大学院脳神経外科学
藤原 俊之（ふじわら としゆき）	東海大学医学部専門診療学系リハビリテーション科学
星 英司（ほし えいじ）	公益財団法人東京都医学総合研究所
補永 薫（ほなが かおる）	慶應義塾大学医学部リハビリテーション医学教室
正門 由久（まさかど よしひさ）	東海大学医学部専門診療学系リハビリテーション科学
水野 勝広（みずの かつひろ）	慶應義塾大学医学部リハビリテーション医学教室
三原 雅史（みはら まさひと）	大阪大学大学院医学系研究科神経内科学
美馬 達哉（みま たつや）	京都大学大学院医学研究科附属脳機能総合研究センター
宮井 一郎（みやい いちろう）	社会医療法人大道会森之宮病院
村上 康二（むらかみ こうじ）	慶應義塾大学医学部放射線診断学核医学部門
望月 仁志（もちづき ひとし）	宮崎大学医学部内科学講座神経呼吸内分泌代謝学分野
森本 淳（もりもと じゅん）	（株）国際電気通信基礎技術研究所情報研究所ブレインロボットインターフェース研究室
山口 智史（やまぐち ともふみ）	慶應義塾大学医学部リハビリテーション医学教室
山﨑由美子（やまざき ゆみこ）	慶應義塾大学先導研究センター／理化学研究所脳科学総合研究センター
里宇 明元（りう めいげん）	慶應義塾大学医学部リハビリテーション医学教室
和田 太（わだ ふとし）	産業医科大学リハビリテーション医学講座
渡邊 武郎（わたなべ たけろう）	（株）国際電気通信基礎技術研究所脳情報通信総合研究所／ブラウン大学認知言語心理科学部

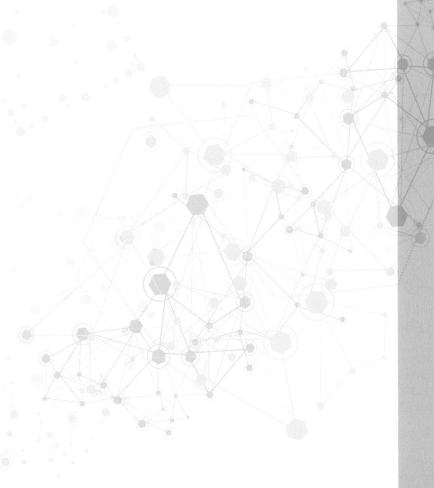

1章 神経科学の基礎

1 運動に関わる脳・神経領域

運動に関わる神経領域

はじめに

脳に存在する多様な情報を利用しながら運動は形成される．その過程において中心的な役割をはたすのが，ヒトで大きく発達した前頭葉である[1,2]（図1）．前頭葉は複数の領野から構成されており，各々が特異的な役割を担うこと，そして，大脳基底核や小脳と連携することによって前頭葉の機能が実現されることが明らかとなってきた．「領域特異性」，「前後軸」，「内外軸」という基本的な視点で捉え直すことにより，前頭葉の機能構築を包括的に理解できる．こうした基本的視点は，健常時の機能とその機能不全時の病態を理解するにあたって有用である．

前頭葉

前頭葉は中心溝より前方を占める広大な皮質部位である．前方から後方へ向かう「前後軸」にそって，前頭前野，高次運動野，一次運動野がある（図1）．前方から後方へ向かって，表現される内容が抽象的行動から具体的動作へと移り変わる（「前後軸」，図2）．さらに，内側から外側の方向にも機能分化がある（「内外軸」，図3，4）．こうした視点から，前頭葉の各領域の「領域特異性」を解説する．

keyword
前頭前野，帯状皮質運動野，運動前野，補足運動野，一次運動野，一次体性感覚野，小脳，大脳基底核，前頭葉，報酬系，ミラーニューロン

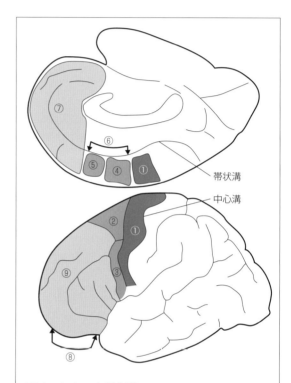

図1 ヒトの大脳皮質
下の図は外側面を示す．上の図は内側面を上下逆さまにして示してある．脳の前方部は左を向いている．
①一次運動野，②背側運動前野，③腹側運動前野，④補足運動野，⑤前補足運動野，⑥帯状皮質運動野（矢印で挟まれた部分の帯状溝の中にある），⑦内側前頭前野，⑧眼窩前頭皮質（前頭葉の眼窩面にあり，図示されていない），⑨外側前頭前野．

(1) 一次運動野

一次運動野は，中心溝の前方（中心前回）にあり，Brodmann第4野に相当する（図1）．第5層に存在する巨大錐体細胞によって特徴づけられる．「内外軸」にそって体部位再現があり，内側から外側へと向かって，下肢，体幹，上肢，手指，顔と口唇の動きを司る部位がある（図3）．精緻な動きを行う手指や口唇の動きを支配する部位が広い領

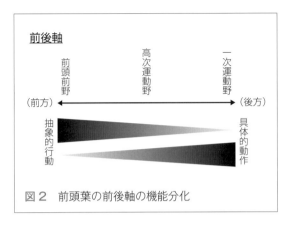

図2　前頭葉の前後軸の機能分化

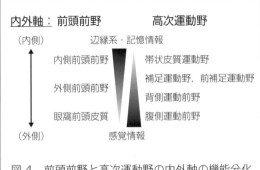

図4　前頭前野と高次運動野の内外軸の機能分化

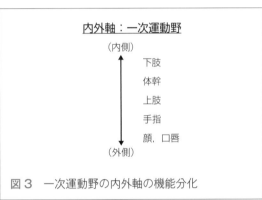

図3　一次運動野の内外軸の機能分化

を占める一方で，それが必要とされない体幹や下肢を支配する部位は狭い．一次運動野の出力は，他の大脳皮質領域，大脳基底核，橋核を初めとする脳幹の神経核へ送られる．そのなかに，皮質脊髄路を通って脊髄へ投射する一群があり，巨大錐体細胞はそのメンバーである．一次運動野は最終的な運動出力を形成する場であり（「前後軸」，図2），こうした投射を通じてそれが脳全体に広められる．皮質脊髄路の大部分が延髄錐体から脊髄へ入る際に左右が入れ替わるため（錐体交叉），左側（右側）の大脳半球は右側（左側）の体の動きを，主として制御するという特徴がある．したがって，一次運動野の出血や梗塞によってその機能が失われると，体部位再現に対応した強い麻痺が対側の体に生じる．

(2) 一次体性感覚野

一次運動野の後方には，中心溝をはさんで，一次体性感覚野がある．ここにも「内外軸」にそって体部位再現があり，内側から外側へと向かって，下肢，体幹，上肢，手指，顔と口唇の感覚を司る部分が並んでいる．細かい感覚識別が必要とされる手指や口唇領域が広い領域を占める．一次運動野と密接なやりとりがあり，特に運動の実行時に体性感覚情報を提供する役割がある．一次体性感覚野の機能喪失により，体部位再現に対応した体性感覚情報の欠如がおこると同時に，正確な動作遂行ができなくなる．

(3) 高次運動野

一次運動野の前方には，高次運動野が広がっている（図1）．外側に運動前野が，より内側に補足運動野が，最も内側には帯状皮質運動野がある（「内外軸」，図4）．運動前野と補足運動野はBrodmann6野にあり，帯状皮質運動野は主としてBrodmann24野にある．

①運動前野

運動前野は，視覚情報を初めとする感覚情報にもとづいて動作を構築する過程で中心的な役割を果たす（「内外軸」，図4）．代表的な例として，手を伸ばして物をつかむ動作や，食べ物を口に入れる動作があげられる．運動前野は背側部（背側運動前野）と腹側部（腹側運動前野）に大別される[3,4]（図1）．運動前野は頭頂葉との豊富な連絡によって特徴づけられる．頭頂葉は頭頂間溝によって内外に分けられるが，頭頂間溝よりも内側の領域が

背側運動前野と，外側の領域が腹側運動前野と連携している．

背側運動前野と腹側運動前野の機能的役割は異なる．視覚情報が指示する内容に従って動作を選択する過程（例：赤信号をみてブレーキを踏む）は，条件付き視覚運動変換とよばれるが，こうした場合に，背側運動前野は，動作選択の場として重要な役割をはたす．到達運動において，背側運動前野は肩を中心とした腕の動きを制御しており，つかもうとする物へ向かって腕全体を運ぶ過程に関与する．これに対し，腹側運動前部は，手や口で物体をつかむことにおいて重要であり，物体の特徴（形，大きさ，傾きなど）に応じて，手や口の形状を変化させる過程に関与する．背側運動前野は体を中心とした動作制御（身体を中心とした座標系を用いており，体をどう動かすかという観点からの制御）に関与し，腹側運動前野は対象物を中心とした動作制御（物体を中心とした座標系を用いており，どう対象物に働きかけるかという観点からの制御）に関与している．

背側運動前野と腹側運動前野の機能障害は異なった病像を呈する．背側運動前野系の障害では動作選択や手を物のある方向へ向かわせることに問題が生じる．これに対し，腹側運動前野系の障害では，手や口で物をつかむことに加えて，発語過程に問題が生じる（口唇部の巧緻な運動制御ができなくなるため）．

腹側運動前野には，リゾラティー（Rizzolatti）らによって，ミラーニューロンが報告されている[5]．ミラーニューロンは自分自身で物をつかむ動作を行う際に活動するだけでなく，他者が同じつかむ動作を行うのを観察する際にも同様な活動を示す．ある物体をつかむという特定の動作内容を，自己と他者を超えて表現している．こうした特徴は，他者の動作を観察し，その内容を取り入れて自身の動作を構築する際に大変有用である．

②補足運動野

前頭葉内側面の補足運動野に相当する部位を微小電気刺激すると，前方から後方へ向かって，顔，前肢，後肢の運動が誘発される．一次運動野では単純な運動が誘発されるが，補足運動野では複数の関節にまたがる複雑な運動が誘発される．その後，補足運動野よりも前方に，体部位再現が明瞭ではないが，運動制御に関与する部位があることが確認された．この部位もBrodmann6野にあり，前補足運動野とよばれる[6,7]．

感覚誘導性の制御で特徴づけられる運動前野とは対照的に，補足運動野は自発的な動作開始，記憶された情報にもとづいた動作の順序制御に関与する（「内外軸」，図4）．さらに補足運動野は，左右の手に異なる動作をさせて両手を協調的に使用する過程で中心となる．補足運動野が障害されると，一次運動野でみられるような麻痺症状は示さないが，自発的な動作発現，順序動作の制御，左右の手の協調制御に問題が生じる．

前補足運動野は，順序動作を組み替える過程，動作の中止や変更，複数動作の段階の制御（例：1番目，2番目など）といった，動作制御の高次的側面に関与する．

③帯状皮質運動野

帯状溝の中に帯状皮質運動野がある（図1）．帯状皮質運動野は大脳辺縁系からの豊富な入力によって特徴づけられる[8]（「内外軸」，図4）．

大脳辺縁系は系統発生的に古い部位である．帯状皮質，扁桃体，海馬，視床下部，島皮質，大脳基底核の前方腹側系などからなる．扁桃体や海馬は現在の状況や環境の記憶にもとづいて快感，嗜癖，恐怖といった情動を生成する過程に関与する．視床下部は体内環境情報にもとづいて空腹満腹感や乾きの感覚を生成する過程に関与する．島皮質は痛みの処理に重要である．痛みは，感覚要素（痛みの強度の知覚）と情動要素（痛みの不快感）からなる．感覚要素の処理は一次体性感覚野と二次体性感覚野によってなされ，島皮質でこれが情動要素へと変換される．扁桃体，海馬，視床下部，島皮質から入力を受ける大脳基底核の部位（側坐核）は，これらで処理された情報とドーパミンやセロトニンがもたらす報酬や罰に関する情報を統合す

る．

帯状皮質は，情動，痛み，体内環境情報に関する情報を集約する．帯状皮質運動野は，こうした情報にもとづいた動作の制御に関与する．集めた情報を意識レベルまで高めることにより，動機付けとなる信号を生成して動作発現へとつなげる．帯状皮質を含む脳損傷では，無動無言症という病態に陥り，自発的な動作や発語が減少する．これは，動機付けとなる信号の消失によるものと思われる．

(4) 前頭前野

高次運動野よりも前方に，前頭前野がある[9-11]．前頭前野は高次脳機能の中枢であり，ヒトで大きく発達している．一次運動野では具体的動作が主表現であるのに対して，前頭前野では抽象的行動が主表現である（前頭葉の「前後軸」，図2）．

前頭前野内にも，前後方向の機能分化がある（前頭前野内の「前後軸」）．行動を適切に制御するために，感覚，記憶，情動，運動などに関する幅広い情報を集めるが，こうした特徴は前頭前野の後方部によく当てはまる．一方で，前頭前野の前方部では，他の脳部位から情報を集めるという側面は薄れ，前頭前野内でのやりとりが顕著になる．前方部は抽象的で長期間にわたる行動計画に関与し，後方部は具体的でより直近の行動計画に関与するという傾向がある[12]．

前頭前野の内側面（内側前頭前野）は，行動を発現するための動機付けの制御に関与する（「内外軸」）．帯状皮質運動野や補足運動野の障害のように，内側前頭前野の障害でも自発的な動作や発語の減少がみられる．内側前頭前野はこれらの領域と密接な関係があるので，前頭葉の内側面には行動発現の動機付けを制御するネットワークが存在するとみなせる．

「内外軸」の観点から最も外側にあるとみなせる前頭前野の眼窩面（眼窩前頭皮質）は，多種感覚の情報が入力する一方で，扁桃体からも豊富な入力を受け取る．眼窩前頭皮質は，こうして集められた情報を総合することによって，感覚情報の価値（生体とっての意味）を判断し，適切な行動へと結びつける．眼窩前頭皮質の障害で，感覚刺激に誘発されて文脈に適さない行動をとったり，容易に感覚刺激によって集中が削がれたりするようになる．さらに，眼窩前頭皮質の障害で社会性に問題が生じる．社会的認知においては，相手の表情や声の調子といった複雑な感覚情報の処理が状況に応じて要求されるが，こうした処理過程の問題によると思われる．加えて，眼窩前頭皮質の障害でムードや性格が変化するが，これは扁桃体との機能的なやりとりの不全によると考えられる．

内側前頭前野と眼窩前頭皮質の間には，外側前頭前野がある（「内外軸」）．内側前頭前野と眼窩前頭皮質は大脳辺縁系と密接な関連があるのに対して，外側前頭前野は比較的弱い．一方，外側前頭前野は，他の前頭前野領域，頭頂葉，側頭葉，高次運動野などと連携することによって，行動の企画をする場であり，中枢実行機能を担っている．行動の目的を決定し，それを達成するために必要な行動や動作を時間立てて計画する過程において，外側前頭前野が必須である．外側前頭前野の障害ではこうした機能が失われるため，料理をつくるといった一連の工程を順序立てる必要のある作業が困難になる．

大脳基底核

大脳基底核は白質内にある複数の核で構成されている（↔33頁参照）．線条体（尾状核，被殻）が入力部であり，大脳皮質を中心とする幅広い脳部位から興奮性入力を，黒質緻密部からはドーパミン入力を受け取る．大脳皮質から入力を受ける視床下核は，線条体を介さずに淡蒼球へ直接投射している．大脳基底核で処理された情報は，出力部（淡蒼球内節，黒質網様部）に集められ，大脳皮質へは視床を介して投射する．

大脳基底核は，これまで説明した前頭葉の各領域とループ回路を形成しており，基底核の異なる

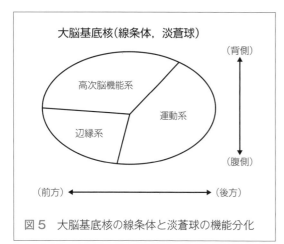

図5　大脳基底核の線条体と淡蒼球の機能分化

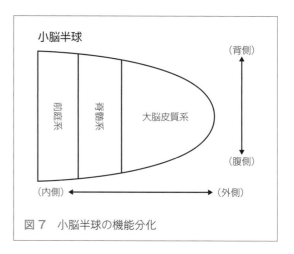

図7　小脳半球の機能分化

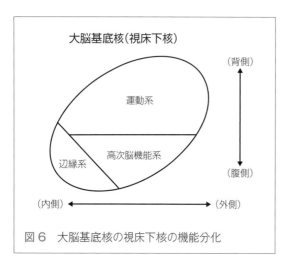

図6　大脳基底核の視床下核の機能分化

部位が異なる機能を営んでいる[13]（図5）．一次運動野や高次運動野は主として，線条体と淡蒼球の後方腹側部分と連絡している．これに対し，外側前頭前野は線条体と淡蒼球の前方背側部分と，眼窩前頭皮質と内側前頭前野は前方腹側部分と連絡している．代表的な基底核疾患であるパーキンソン病では，線条体の後方腹側部分へ投射するドーパミン細胞から失われていくため運動系の機能不全から症状が始まるが，しだいに，前方部へ投射するドーパミン細胞も失われていく．そのため，しだいに高次脳機能や辺縁系機能にも問題が及んでいく．視床下核においても機能分化があり（図6），背側部が運動系の機能に関連し，腹側部は高次脳機能に，そして，内側部は辺縁系機能に関連する．こうした機能分化があるため，パーキンソン病などで引き起こされる運動障害を電気刺激療法で治療する際には，運動系の部位（淡蒼球の後方腹側部や視床下核の外側部）をターゲットとする．一方，刺激電極を辺縁系部位においてしまうと，感情の変化などの辺縁系機能に関連した副作用が出てしまう．これは，基底核内の機能分化を裏付けるものである．

小脳

小脳は脳幹の背側面にある．大脳基底核や大脳皮質の運動関連領野が対側の体の動きを主として制御するのに対して，小脳は同側支配である．内外方向に機能分化があり，内側は前庭系と，中間は脊髄系と，外側は大脳皮質と連絡が強い（図7）．外側部は人で発達しており，このことは前頭葉と小脳の連携が強化されていることを示唆する．

小脳の外側部は橋核と下オリーブ核を介して前頭葉から入力を受け取り，小脳核から主な出力を送り出す．小脳核は反対側の視床に投射するので，小脳は反対側の大脳皮質と連関している．大脳基底核と異なり，小脳は上肢運動や眼球運動に関連した前頭葉部位とより連絡が強く，運動系への関与が大きい[14]．実際，小脳の障害では，運動遂行の側面における問題が主として生じる．その一方

で，近年は認知機能や辺縁系機能への関与も示唆されており，こうした観点にも注意する必要がある[15]．

まとめ

本稿では，運動発現を支える神経基盤を，前頭葉を中心に概説した．前頭葉の「前後軸」に沿って機能分化があり，前方部（前頭前野）ではより抽象的な情報の処理がなされていて，後方部（一次運動野）へ向かうにつれて，具体的な運動が表現されるようになる．前頭前野内にも前後軸の機能分化がある．前頭前野と一次運動野の間にある高次運動野は，多種多様な情報を利用して実際の動作を構成する過程に関与する．前頭前野から高次運動野を介して一次運動野へとつながる連絡系があり，こうした流れに沿って，抽象的な行動レベルから実際の動作レベルへと情報が変換されていく．前頭葉内の機能障害もこれに対応しており，一次運動野の障害では強い麻痺症状が生じるが，高次運動野では麻痺よりもむしろ動作を構築する過程で問題が生じる．さらに，前頭前野の障害では，動作よりも行動の目的決定，複数の動作からなる行動計画の作成，感覚情報の適切な利用，情動の制御，動機付けなどに代表される高次脳機能の障害が顕著となる．

もう一つの機能軸は「内外軸」であって，一次運動野ではこれに沿って，体部位再現がある．内側から外側に向かって，高次運動野では帯状皮質運動野，補足運動野，運動前野があり，前頭前野では内側前頭前野，外側前頭前野，眼窩前頭皮質がある．高次運動野と前頭前野の双方で，内側に向かうほど，体内情報，記憶情報，辺縁系情報への依存が大きくなり，外側に向かうほど，感覚情報への依存が大きくなるという傾向がある．

大脳基底核にも前頭葉に対応する機能分化があり，前頭葉の各領域の特異的機能が，基底核と前頭葉の連携によって達成される．したがって，基底核疾患においては，運動の障害にとどまらず高次脳機能や辺縁系機能まで幅広い機能の不全が生じる．一方で，小脳は前後軸の後方部，すなわち一次運動野や高次運動野との連携が強く，実際の動作発現により関与する．しかし，認知機能や辺縁系機能への関与も示唆されており，こうした観点も念頭におく必要がある．

本稿ではふれなかったが，前頭葉だけでなく，大脳基底核と小脳の各々が脳幹や脊髄への投射系をもっており，前頭葉をバイパスして運動制御を行うことが可能である．運動制御や各種病態を考察する際には，こうした経路も念頭におく必要がある．

本稿でとりあげた基本ルールが，運動を支える脳機能やその病態を理解する一助となり，ひいては，効果的なリハビリテーションやケアにつながれば幸甚である．

星 英司
公益財団法人東京都医学総合研究所

▶文献

1) Passingham RE : The frontal lobes and voluntary action. 1st edn, Oxford University Press, 1993.
2) 丹治 順:脳と運動. 第2版, 共立出版, 2009.
3) Hoshi E, Tanji J : Distinctions between dorsal and ventral premotor areas : anatomical connectivity and functional properties. *Curr Opin Neurobiol*, **17** : 234-242, 2007.
4) Rizzolatti G, Luppino G : The cortical motor system. *Neuron*, **31** : 889-901, 2001.
5) Rizzolatti G, Craighero L : The mirror-neuron system. *Annu Rev Neurosci*, **27** : 169-192, 2004.
6) Tanji J : The supplementary motor area in the cerebral cortex. *Neurosci Res*, **19** : 251-268, 1994.
7) Tanji J : New concepts of the supplementary motor area. *Curr Opin Neurobiol*, **6** : 782-787, 1996.
8) Paus T : Primate anterior cingulate cortex : where motor control, drive and cognition interface. *Nat Rev Neurosci*, **2** : 417-424, 2001.
9) Tanji J, Hoshi E : Role of the lateral prefrontal cortex in executive behavioral control. *Physiol Rev*, **88** : 37-57, 2008.
10) Passingham RE, Wise SP : The neurobiology of the prefrontal cortex : anatomy, evolution, and the origin of insight. 1st edn, Oxford University Press, 2012.
11) Szczepanski SM, Knight RT : Insights into human behavior from lesions to the prefrontal cortex. *Neuron*, **83** : 1002-1018, 2014.
12) Koechlin E, Ody C, et al : The architecture of cognitive control in the human prefrontal cortex. *Science*, **302** : 1181-1185, 2003.
13) Alexander GE, DeLong MR, et al : Parallel organization of functionally segregated circuits linking basal ganglia and cortex. *Annu Rev Neurosci*, **9**, 357-381, 1986.
14) Holmes G : The cerebellum of man. *Brain*, **62** : 1-30, 1939.
15) Strick PL, Dum, RP, et al : Cerebellum and nonmotor function. *Annu Rev Neurosci*, **32** : 413-434, 2009.

1 運動に関わる脳・神経領域

運動に関わる下行路と脊髄神経回路

はじめに

脊髄前角には骨格筋を直接支配する運動ニューロンプール(motoneuron pool,または運動核:motor nuclei)が存在する.運動ニューロンと骨格筋の間にもシナプスは存在するが,骨格筋線維の運動ニューロンからの入力に対する反応はきわめて忠実である.これが,運動ニューロンとそれに支配されている複数の筋線維群をひとまとめにして,運動単位(motor unit)とよばれる理由である.したがって,個々の筋を支配する運動ニューロンプールおよびそれを構成する運動ニューロンの活動様式によって,ヒトが行うことができる多様な運動パタンのすべてを説明できるといってよい.この運動ニューロンの活動は大別して,①個々の運動ニューロン細胞固有の性質(たとえば後過分極(After hyperpolarization:AHP)など),および,②運動ニューロンへの直接・間接のシナプス入力によって決まる.

本稿では,特に運動の能動的制御に重要である後者②について概説する.また本稿では,主に運動ニューロンへ比較的直接投射する神経系(premotor system)に限局して解説する.しかし,運動ニューロンの活動は本稿で解説しない多くの神経系(indirect pathway)からの影響も大きく受けている.ヒトの運動機能を理解する場合,読者は常に本稿で解説する比較的わかりやすいpremotor systemだけでなく,それ以外の神経系から

keyword

脊髄,反射,下行路,筋シナジー

も影響を受けていることを心に留めておくべきであろう.以下,脊髄運動ニューロンへの主要な入力源と考えられている脊髄下行路,脊髄のなかの神経回路について概説した後,様々な運動ニューロンプールの活動を包括的に評価する方法である「筋シナジー」の考え方について説明する.

脊髄下行路

脊髄下行路(descending pathways)とは,大脳や脳幹から起始して脊髄へと下行する神経経路の総称である.ここには直接もしくは間接的に脊髄運動ニューロンへと終止する神経細胞が含まれ,特に四肢や体幹の運動制御に関わる.起始する神経細胞が存在する脳内部位によって異なった下行路が存在し,それらはそれぞれ異なった様式で運動ニューロンプール活動を制御する.

脊髄下行路は,下行する脊髄部位によって外側経路と腹内側経路に大別することができる.脊髄の側索を下行する経路(外側経路)は脊髄前角および中間層の外側部へと投射し,主に四肢の制御に関わるとされる(外側皮質脊髄路,赤核脊髄路).一方,前索を下行する経路(腹内側経路)は脊髄前角および中間層の腹内側部へと投射し,体幹や姿勢の制御に関わる(腹側皮質脊髄路,網様体脊髄路,前庭脊髄路,視蓋脊髄路).

(1) 皮質脊髄路

皮質脊髄路(corticospinal tract)は主に大脳皮質の一次運動野や運動前野,および一部は体性感覚領域から起始する.皮質脊髄路は内包を通り延髄錐体へと至る.そのため皮質脊髄路は錐体路(pyramidal tract)ともよばれる.延髄錐体で約

75％の線維が交叉を行い（錐体交叉），反対側脊髄の側索背側部を下行して脊髄灰白質へと至る（外側皮質脊髄路）．外側皮質脊髄路は，脊髄灰白質において前角の外側部にある運動核および中間層の脊髄介在ニューロンへと投射し，主に四肢の遠位部の運動制御に関わる．一方，延髄で交叉を行わない線維は同側脊髄の前索を下行する（腹側皮質脊髄路）．腹側皮質脊髄路は，前角の腹内側部および隣接中間層へ両側性に投射し，体幹の運動制御に関わると考えられている．

霊長類においては，皮質脊髄路の一部（20％以下）が直接運動ニューロンを神経支配することが知られており，皮質脊髄路のなかでも区別して皮質運動ニューロン細胞（cortico-motoneuronal (CM) cell）とよばれることがある．それらは，上肢領域で存在する一方，下肢領域では存在しない．CM細胞の随意運動の制御の役割については比較的多くの研究がなされており，それらが上肢，特に手指の巧緻運動に関わっていることがわかっている．一方，CM細胞以外の皮質脊髄路細胞，たとえば運動前野や体性感覚領域由来の皮質脊髄路細胞の随意運動制御における機能は，十分明らかにされていない．最近，このような間接経路が特に脳卒中や脊髄損傷などで脊髄下行路が損傷を受けた際，その代償経路として機能する可能性が多く指摘されている．

(2) 赤核脊髄路

赤核は中脳被蓋部の腹側に位置する核である．赤核脊髄路（rubrospinal tract）の起始となる神経細胞は，大きな細胞体をもつことから大細胞性赤核とよばれ，より尾側に位置する．一方，霊長類において発達を遂げたのは多数の小さい細胞からなる小細胞性赤核とよばれる部位で，大細胞性より吻側に位置する．小細胞性赤核は霊長類のなかでも系統発生において，ヒトに近くなるにつれて顕著に発達している．

赤核脊髄路の軸索は主に脊髄内中間層に終止し，脊髄介在ニューロンを介して間接的に運動ニューロンに作用を及ぼす．これにより単シナプス性に興奮させられる脊髄介在ニューロンには，筋紡錘（Ia群求心線維）とGolgi腱器官（Ib群求心線維）から単シナプス性興奮性入力を受けるもの，これから2シナプス性抑制入力を受けるもの，また屈曲反射を起こす求心性線維から興奮性入力をうけるものがある．これらの介在ニューロンを介して，屈筋を支配する運動ニューロンに対しては主に促通作用を及ぼし，伸筋を支配するアルファ運動ニューロンに対しては主に抑制作用を及ぼす．また一部の細胞は直接運動ニューロンに単シナプス性興奮作用を及ぼす（赤核運動ニューロン細胞：rubromotoneuronal (RM) cells）．このような脊髄内における回路結合を総合すると，大細胞性赤核は赤核脊髄路を介して伸筋－屈筋の相反抑制支配に関わっており，Ia, Ib反射およびアルファーガンマ連関などの相反性の回路と，屈曲反射の系を利用して，関節の屈曲運動を円滑に行っている系だと考えられる．

赤核脊髄路，大細胞性赤核は小脳が適応的に運動を制御する際の出力機構として，とりわけ肢を折りたたむ（屈曲）運動を惹起する機能を有していることが今までの研究から強く示唆されている．四肢動物は，おそらくこの小脳—赤核機構を通じて屈曲反射や腱反射などの反射回路を適切に調節することにより歩行のサイクルを調整し，体の姿勢を安定的に維持しつつ高速移動を実現していると考えられる．他方，四肢歩行から樹上へと環境を移した霊長類においては，そうした適応的屈曲機構を，上肢の到達運動中の把握の準備動作へと転用（外適応）しているのだと解釈することも可能であろう．

しかしながら，この赤核脊髄路は，ヒトにおいてはかなり退化，萎縮しており，上記の機能を充分に果たすことができるとは考えにくい．このため，ネコやサルなどの実験動物を対象に得られた知見を，ヒトの神経系の機能や病態に結びつける際には注意が必要である．

(3) 網様体脊髄路

網様体脊髄路（reticulospinal tract）は橋および延髄の内側網様体（medial pontomedullary reticular formation）から起始し，脊髄へ投射する．網様体脊髄路は脊髄での下行部位によって橋網様体脊髄路（内側路，medial reticulospinal tract：MRST）および延髄網様体脊髄路（外側路，lateral reticulospinal tract：LRST）に分類される．MRSTは橋網様体から起始し，主に同側脊髄の前索を下行し脊髄灰白質へと至る．脊髄前角全体に投射がみられるが，内側部分が特に顕著であり，主に四肢の伸筋群と体幹筋の活動を促進し，さらに一部，四肢の屈筋群の活動を抑制する．一方，LRSTは内側の延髄網様体から起始し，同側および一部反対側の側索腹側部を下行し脊髄灰白質へと至る．脊髄灰白質では前角全体から後角の基部に至る広い範囲へと投射している．内側路とは異なり，四肢の伸筋群および体幹筋に対して抑制性の機能をもつ．網様体脊髄路は運動に必要な筋緊張の亢進や抑制などの調節に重要な役割をはたしている．

(4) 前庭脊髄路

前庭脊髄路（vestibulospinal tract）は橋および延髄にある前庭神経核から起こり，起始核および脊髄内の下行部位によって外側前庭脊髄路（lateral vestibulospinal tract：LVST）と内側前庭脊髄路（medial vestibulospinal tract：MVST）に分けられる．LVSTは外側核から起始し，同側性に脊髄全長へ下行する．脊髄灰白質では主にⅦおよびⅧ層の内側に投射するが，一部運動ニューロンへシナプス結合をもつ．主に頸部および四肢の伸筋群活動を促進し，四肢の屈筋群の活動を抑制する．一方，MVSTは内側核，下核，外側核から起始し，主に上位頸髄に対して両側性に投射する．MVSTは投射ニューロンにはめずらしく興奮性のほかに抑制性の線維を含んでおり，頸部や背筋群の運動ニューロンの抑制や興奮に関わる．これらの前庭脊髄路は前庭神経核において耳石器や半器官からの入力を受け，網様体脊髄路とともに各種姿勢反射を引き起こすことが知られている．

(5) 視蓋脊髄路

視蓋脊髄路（tectospinal tract）は中脳上丘から頸髄へと投射する神経路である．上丘中間層および深層から起始した線維は背側被蓋交叉で反対側へと渡り，脊髄前索を下行する．脊髄灰白質では，主に頸髄第1〜3節の中間層（Ⅴ〜Ⅷ層）へと投射するが，一部Ⅸ層へ投射し頸運動ニューロンに単シナプス性の結合も行う．この経路は，上丘への視覚入力に対する反射的な頭部・頸部の運動を担う．

脊髄の中の神経ネットワーク

脊髄の断面図をみると，それがあたかも大脳皮質の縮図であることがわかる．背側には感覚入力を担う一次感覚神経からの情報を受ける細胞，腹側には直接筋肉に指令を送る運動ニューロンが位置し，その間（中間層）には両者の関係性を調節する介在ニューロンが位置する．脊髄はたとえば大脳皮質と比較してもその入出力が他の中枢神経系に比べてわかりやすいことから過去盛んに研究がなされ，それを構成する神経ネットワーク（spinal neural circuits）については多くの知見が得られている．

(1) 脊髄反射とは

反射（reflex）とは，一般に特定の感覚入力が定型的な身体反応を誘発する現象を指す．感覚入力から身体反応までの神経経路（反射弓，reflex arc）は常に一定で，認知・判断などを必要とせず，短時間のうちに起こることが特徴である．なかでも，神経経路が脊髄内で完結するものを脊髄反射とよぶ．特にヒトを対象とした実験では，脊髄反射を短潜時反射（short latency reflex：SLR），上位中枢を経由した反応を長潜時反射（long latency reflex：LLR）とよぶ場合もある．

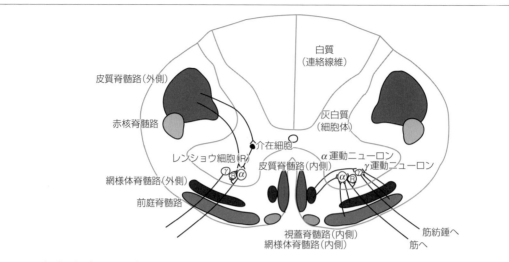

図1 脊髄下行路はそれぞれ脊髄の異なった部位を通っている
脊髄の断面図．中心部は神経細胞体の集まる灰白質であり，一方周辺部は中枢神経系の様々な部位と脊髄神経細胞を結合するための神経線維が通っている．脊髄損傷の部位によって運動症状が異なるの理由の一つは，この下行路線維の局在性にある．また，それぞれの下行路は直接的・間接的に運動ニューロンに投射して，運動制御に関わっている．

20世紀初頭にCharles S. Sherringtonによって「運動の基礎単位」と定義されて以来，脊髄反射の神経機構に関する研究が盛んに行われた．当初は，すべての複雑な運動は複数の反射の組み合わせによって説明可能だとされていたが，現在では意図した運動をうまく行うために，反射経路を調節して利用しているという見解が主流である．脊髄反射の神経経路は整然としているので比較的理解しやすいが，同じ反射に対する様々な角度からの解釈と切り分けによって生まれた呼称や定義の多さが，初心者にとっては混乱の元である．

(2) 反射の基本要素

脊髄反射の反射弓を構成する基本要素は，①感覚受容器（皮膚・筋・腱など），②求心性（感覚入力）神経，③脊髄内介在神経，④遠心性（出力）神経，そして，⑤効果器（筋肉）である．感覚受容器には筋内在，腱内在，関節内在，そして皮膚内在のものがあり，それぞれの感覚受容器に対応する求心性神経は何種類も存在するが，筋張力の発生に直接関わる遠心性神経はアルファ運動ニューロンで，効果器は骨格筋錘外筋である．この際，どの筋肉がどのような作用（収縮・弛緩）を受けるかは，神経同士の関係（興奮性・抑制性シナプス）によって決まる．反射強度を調節するには，前述の5要素のいずれかを変化させればよい．随意運動の場合，最も可能性が高いのは，上位中枢による介在神経の活動調整である．

(3) 伸張反射

最もシンプルな神経経路によって起こる反射は伸張反射（stretch reflex）である．この反射は反射弓に介在神経を含まず，筋紡錘からくる求心性神経が，直接に，同じ筋のアルファ運動ニューロンに興奮性シナプスを形成している（図1）．シナプスが1つしかないので，この関係を単シナプス性という．筋紡錘は筋の急激な伸張によって活動するので，その活動は脊髄に運ばれ，同じ筋（時にはほぼ同じ作用をもつ隣の筋も）を支配するアルファ運動ニューロンを興奮させ，筋を収縮させる．結果として，引き伸ばされた筋は素早く収縮して伸張に抵抗する．ある時はこの反射が筋の過伸張を防御する役に立ち，またある時は手足の位置の意図的な維持を助けたりする．

実はこの時，伸張反射を起こしている筋と逆の作用をもつ筋（拮抗筋，antagonist muscle）は収縮しないように抑制を受けて，弛緩している．これは筋紡錘からくる求心性神経が，抑制性の介在神経を介して拮抗筋のアルファ運動ニューロンを抑制していることによる．こちらの経路はシナプスを2つもつので2シナプス性である．このように，ある筋が興奮して収縮すると同時にその拮抗筋が抑制されるような神経支配を相反神経支配（reciprocal innervation）とよび，これが合理的な反射運動を生起させる基盤となっている．

　伸張反射は，刺激となる事象が筋の伸張であることに由来する呼称である（図2）．反射弓の特徴から名付ければ単シナプス反射で，臨床的にはしばしば腱反射（tendon reflex, tendon jerk）とよばれる．これは臨床検査において腱をハンマーで叩くことによって筋の伸張を引き起こし，反射を誘発するからである．今日でも腱反射の減弱や消失，あるいは亢進が身体のどの部位で起こるかは，神経症診断における重要な手掛かりのひとつである．

(4) 屈曲反射

　屈曲反射は，痛みの刺激から手や足を引っ込める反射である．侵害反射または逃避反射とよばれる場合もある．引き起こされる身体反応は，刺激を受けた手だけにとどまらず，逆の手や足など広範囲に及び，全体として合理的な反応になっている．反応の及ぶ範囲は，痛み刺激が強いほど広い．これが意図的な行為でなく，脊髄反射であるといえるのは，実験動物において脊髄と脳を離断した後にも同様に起こるためである．

　このような屈曲反射を可能にする介在神経回路は図2のようなものである．まず相反神経支配によって，刺激を受けた手足を屈曲して刺激から遠ざけるために屈筋を興奮させ，邪魔にならないよう伸筋を抑制する．片方の手足の屈曲による姿勢の崩れを防ぐためには，同時にもう一方の手足はふんばる必要がある．このため逆転した相反神経支配が対側の伸筋を興奮させ，屈筋を抑制する．

これは交差性伸展反射ともよばれる．ヒトの場合は手での必要性を理解しにくいかもしれないが，四足動物では，手であれ足であれ必須であることが容易に想像できるだろう．

(5) レンショウ抑制（反回抑制）

　最近，反射強度を調節する回路として注目されている脊髄内メカニズムの一つにレンショウ細胞（Renshaw cell）がある．レンショウ細胞はアルファ運動ニューロンの軸索側枝から興奮性シナプスを受け，そのアルファ運動ニューロンに対して抑制性シナプスを形成して反回抑制（recurrent inhibition）を構成する．この回路はネガティブフィードバックシステムとなり，アルファ運動ニューロンの発火頻度を安定させると考えられている．レンショウ細胞は同時に，拮抗筋を抑制している抑制性介在細胞にも抑制性シナプスを形成し，拮抗筋の抑制強度に影響を及ぼす．レンショウ細胞には上位から多くのシナプス入力があり，運動課題の必要に応じてレンショウ細胞の興奮度合いを調整することで，反射の強度が調節されていると想定されている．

筋シナジーという考え方

　生体の筋骨格構造は冗長性をもつ．たとえば，肘を曲げる運動を考えてみよう（図3）．少なくとも上腕二頭筋，上腕筋，腕橈骨筋の収縮は肘の屈曲を引き起こす．さらに，これらの筋が収縮した状態で，拮抗筋である上腕三頭筋の収縮を抑えれば，やはり肘の屈曲が起こる．つまり，同一の運動を引き起こすのに必要な筋の組み合わせは多数存在する．この冗長性は運動の多様性を保証する．たとえば，腕橈骨筋は肘の屈筋であると同時に手首にも作用する．したがって肘と手首を同時に動かす際には便利であるが，肘だけ動かしたいときは単関節筋である上腕筋を用いればよいというように．しかし，この冗長性と引き換えに，制御は複雑になる．たとえば手の運動には23関節と27

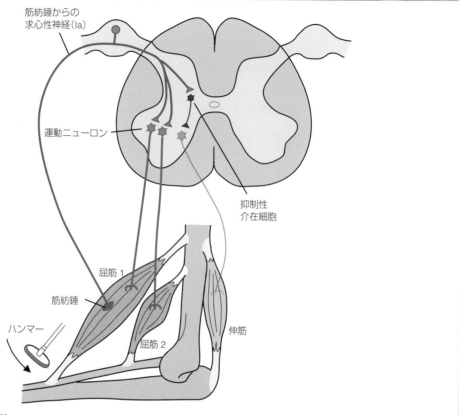

図2 伸張反射の例
伸張反射を引き起こすためには，腱を不意にたたくとよい．それによって筋紡錘が引き延ばされ，Ia求心神経が活動する．この求心神経は協働筋には興奮，拮抗筋には抑制性の結合をしているため，この場合関節の屈曲が起こる．

筋が作用する．これらの関節と筋の組み合わせが手の運動の必要な場面で選択され，さらに目的に適した時間パタンで活動することが必要となる．それによって手は高い表現力を有する反面，これらの関節や筋の組み合わせパタンは膨大でかつ冗長（単一の運動を起こすのに必要な筋の組み合わせは多数ある）である．これを筋骨格系のもつ冗長自由度というが，脳がこの冗長自由度をどのように制御しているのかは現在でも謎である．たとえば，本稿で説明した脊髄下行路や脊髄神経ネットワークがどのようにして冗長自由度を制御しているのかは，今後の重要な研究課題である．

その鍵の一つが「筋シナジー」という考え方である．つまり，骨格筋はその目的に応じて機能的単位が神経系のなかで形成されており，運動中枢は個々の筋でなくこの機能単位（筋シナジー）を制御することによって冗長自由度を制御しているという考え方である．肘屈曲の例でいえば，上腕二頭筋，上腕筋，腕橈骨筋を興奮させ，さらに上腕三頭筋を抑制するような神経回路が中枢神経系にあると仮定する．そうすると，運動中枢はその神経回路を興奮させれば4つの筋の興奮・抑制が自動的に引き起こされ，個々の筋を個別に制御するより簡単になる．

実際にヒトの歩行やリーチング時に四肢や体幹筋の多数筋から筋電図を同時記録し，多変量解析を行うことによって数個の筋シナジーが個々の運動時の筋活動の大部分を説明可能であることが，最近多く報告されている．これらの解析は随意運動を要素分解して包括的に理解できる点で大変有

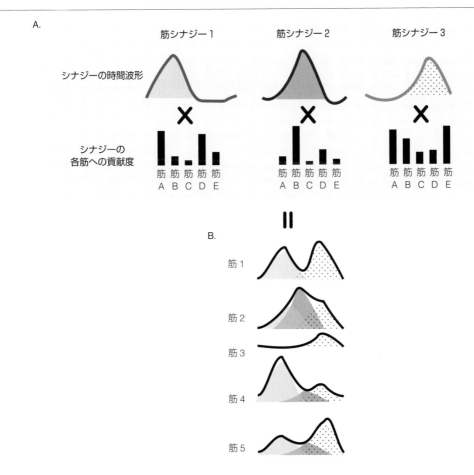

図3 筋シナジーの考え方
筋1-5がそれぞれ異なったパタンで活動している(B)．これらの筋電図の構成要素として3つのシナジー(薄いアミ，濃いアミ，点で表示)を想定し，個々の筋シナジーの時間波形(活動パタン)とそれぞれの筋1-5への貢献度の分布を最適化する．この筋シナジーの時間波形と各筋への貢献度の組み合わせ(A)によって，実際に記録された筋電図の大部分を再構成できるというのが，筋シナジーの考え方である．

用であるが，それらを支える神経基盤はほとんど明らかにされていない点には留意すべきである．しかし，リハビリテーションの現場などにおいて，運動失調のパタン分類や回復過程の定量評価などには有用であろうし，それらの解析からも筋シナジーの神経表現が明らかにされていくと期待される．

| 関　和彦
国立精神・神経医療研究センター
神経研究所モデル動物開発研究部

②運動制御理論

計算論的な運動制御理論

はじめに

　人は生まれたばかりのときは，体を自由に動かすことができず，何年もかけて正確な運動ができるように学習を行う．運動制御を考えるとき，大人になって実現されている運動を説明できるだけでなく，その運動ができるようになる過程が理解できれば，新しい運動（技能）を獲得するときの有益な情報になる．

　片麻痺などの症状が現れると，これまで無意識に行っていた動作を行うことが困難になる．リハビリテーション（以下，リハ）において，新たに運動を覚える脳の機能を最大限に利用できれば，不自由になった体をもう一度自由に動かせるように助けることができると考えられる．

運動制御学習モデル

　運動制御に関する研究は1980年代以降大きく進歩してきた．まず，腕の運動が計測され，水平面内の肩と肘の運動は，1つのピークをもつベル型で，ほぼ直線の軌道を描くことが示された[1]．また，運動生成の理論としては，筋肉のバネ特性に着目したラムダモデルや，終端位置制御モデルなどが提案された．しかし，終端位置制御モデルを確かめるために行った実験において，この仮説は提案者によって自ら否定されてしまった．終端位置制御モデルでは，運動指令は終端の位置であるため，このモデルが正しいのであれば，腕が動く前に手先を終端に強制的に動かしてしまえば，腕はその位置にとどまり続ける．しかし，腕の現在の位置をわからないように求心性の神経を切断し暗い部屋で実験を行ったにもかかわらず，運動開始前に強制的に終端に動かされた腕は，始点の方向へいったん戻り始め，その途中で再び終端に戻る挙動を示した．この結果，脳は運動の終端位置を運動開始直後から一定の運動指令として用いているのではなく，運動の途中も時々刻々変化する指令を送っていると考えられるようになった．この実験以降，運動制御の研究の中心はどのように腕の軌道を計画しているかに移っていった．Bizziらは，腕の釣り合い位置を徐々に変化させる平衡軌道制御仮説を提案し[2]，Flashらが，躍度最小モデルにより腕の軌道が予測できることと，その計画軌道を用いて実際の腕の運動が再現できることを示した[3]．また，宇野らは，躍度最小モデルは腕や環境のダイナミクスに依存しないことから，トルク変化最小モデルを提案し，経由点を通る運動における軌道の非対称性なども再現できることを示した[4]．これ以降も，終端誤差分散最小モデルなど，軌道を説明するモデルが提案されているが，すべての仮説は何らかの評価関数を最小化する問題を解くことにより軌道を計画している．一方，Todorovらは，軌道計画を必要としない最適フィードバック制御仮説を提案しているが[5]，運動ごとに最適化問題を解く必要がある．

　これらの背景をふまえて，生体のもっている特性，すなわち，筋肉はバネ的な性質をもっていることや，複数の筋肉が1つの関節トルクに関係していることから生じる釣り合いの位置（平衡位置）

---

keyword

軌道計画，フィードフォワード・フィードバック制御，上肢到達運動，潜在的運動学習

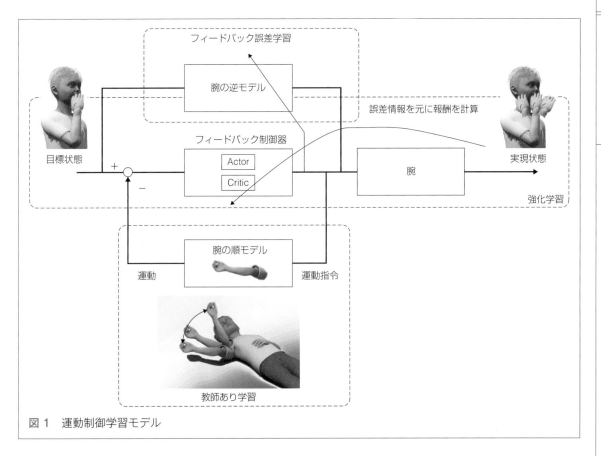

図1 運動制御学習モデル

が存在すること，フィードバック制御とフィードフォワード制御が行われていることなどを考慮に入れることで，これまで提案されている制御理論を統合するモデルが考えられる（図1）[6]．さらに，終端位置制御仮説や平衡位置制御仮説のように運動と力を統一的に扱うことができるため，単なる2点間の運動だけでなく，物体を持つ動作など環境との相互作用がある場合でも適応可能となる．また，脳は運動を生成する方法を誰にも教わることなく学習により獲得しているため，このモデルは，制御対象に関する事前知識も必要としない．

一方，制御の観点から，フィードフォワード制御を行っているとすれば，脳は制御対象の逆モデルを獲得する必要が生じる．逆モデルとは，制御対象の入出力が逆の関係になっているという意味であり，たとえば，制御対象を腕とすると，入力は筋肉活動で，出力は関節の角度や角速度となるため，逆モデルでは，腕の状態（角度や角速度）を入力として，筋肉への運動指令（筋の活動度）を出力するモデルとなる．このようなモデルが脳内に存在すれば，望みの腕の状態が決まるとそれに必要な運動指令（筋肉の活動度）が直接計算できることになる（フィードバック誤差学習）．先に示した終端位置制御仮説では，入力としての腕の状態は終点（終端）の腕の姿勢のみであり，そこで安定化するために必要な運動指令を逆モデルにより計算する．しかし，運動指令は一定ではなく，運動の途中に変化していることがBizziらの実験により示されている．この実験結果から，計画される軌道が変化しているという解釈になったが，脳の中に腕の運動を予測する部位があり，体性感覚が得られなくても脳内で現在の位置を推定していると考えると，フィードバック制御が可能となる．このように，終端位置制御仮説に予測する機構を取

り入れ，その情報を用いてフィードバック制御を行うことで，Bizziらの実験結果を説明できるようになる．フィードバック制御器も強化学習を用いることで，終端の誤差を報酬と考えて学習を行うことが可能となる（↔31頁，64頁参照）．

リハビリテーションへの応用

運動に関するリハは，新しい身体と脳の再学習だと考えることができる．脳の中で運動の位置が表現されている領域とそこでの情報表現などがわかれば，その情報を元に身体をロボットなどにより動かすことが可能となる．脳の出力である一次運動野の活動から筋肉の活動度や運動が推定できることからも，将来，運動がどのように生成され，腕が制御されるのかが詳細にわかると，リハの過程で脳がどのように変化し，その変化がどのように行動に表れるのかを予測することが可能となる．

脳の計測方法については，装置の進歩や信号処理技術の高度化により，小型で簡便な非侵襲計測装置が開発されると期待される．限定的ではあるが，脳波からでも手首関節の運動に関係する2つの筋肉の活動が推定できることが示されている．リハの途中で脳活動を解析することで，どの程度リハの効果があったかを定量的に示すことで，効率のよいリハが行えると期待される．

リハビリテーション・ロボットの現状

近年，先進国では急激な高齢化の進展に伴い，たとえばアメリカでは脳卒中の患者数が10年ごとにほぼ2倍のペースで増加している[7]．わが国でも平成23年の総患者数は123万5千人[8]にのぼり，麻痺や言語障害などの後遺症により生活に介助を必要とする人が増加している．また，介護する家族の高齢化や介護従事者の健康状態悪化などの問題も顕在化している．そこで，リハ訓練の一部にロボットを使用することで，人的コストを削減し，より費用対効果の高い医療を実現しようという動きが進んでいる[9]．前述の観点のように，従来のリハ・ロボットは，人間が行っていた労働を代わりに行うという概念のもと開発される場合が多かった．しかし，計算論的神経科学にもとづく運動学習研究により，人間にはできないロボット特有の精密な計測機能・制御機能をいかしたリハ訓練法の有効性も示唆されている[10]．たとえば，上肢到達運動をもちいた研究からは，脳が運動を学習するメカニズムについて興味深い知見が得られている．Kagererら[11]は，被験者が手元のタブレットを操作してバーチャルリアリティ・ディスプレイ上のカーソルで到達運動課題を行うときに，カーソルが手の運動方向に対してスタート地点を中心として一定量回転して呈示されるような変換を加えた（図2）．このような変換が加えられると，被験者は手先を動かす方向を変更することで，カーソルが要求された通りターゲットに到達するような運動を学習する．このとき，回転量を一試行に数度ずつ徐々に増加させた群では，生じるずれが少ないため，どの被験者もカーソルに回転が加えられたことに気づかないまま学習が進む，という興味深い結果が示された．これは，運動学習には意識にのぼらない潜在的プロセスが存在することを示している．さらに，カーソルの回転に気づかないまま学習した群では，回転量を急激に大きく増加させ，被験者がそれに気づいた群と比較して，より高い学習効果を呈した．この結果は，課題によっては潜在的プロセスをもちいて学習した

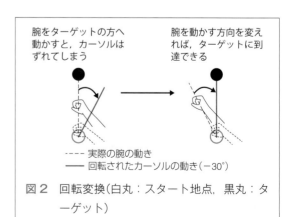

図2 回転変換（白丸：スタート地点，黒丸：ターゲット）

ほうが効果的であることを示している．リアルタイムに計測した運動情報をもとに，課題の難易度をわずかずつ正確に変化させるような操作は，人間においては困難である．そのため，ロボットによる精密制御を活用することで，そのような潜在的プロセスの動員を促進するリハ訓練が可能になると考えられる．また，運動情報（手先の位置情報，速度など）を高い時空間解像度で計測・保存することは，天井効果や床効果の影響を受けることなく運動機能障害や運動学習効果を詳細に評価するうえで重要である．さらに，評価者のスキルや経験に依存することなく，評価の客観性や外的妥当性を担保できるという利点もある[12]．

また，運動機能を回復させるためには，能動的に運動し，その結果に対するフィードバックを受けることで，誤差にもとづく学習を行うことが重要である[13]．一方で，報酬にもとづく学習の観点からは，課題とされる動作に成功することも，重要な学習要因である[14]．そこで，患者の能動的運動をうながしながらも，課題達成のために上肢に対して運動をアシストするような外力や外部トルクを与えることで不足する力を補ったり，軌道を修正したりするなどの機能が実装されたロボットの研究開発が進んでいる．このような介入手法は，従来の人間による訓練でも行われてきたものだが，ロボットは患者自身の努力量を定量的，段階的に増加させることが可能である．また，人間と比較して高頻度で訓練を行えるため，訓練量を増やすことで運動機能回復を促進できると考えられている[15]．

上肢運動機能の評価と治療を目的として欧米を中心に開発されたロボットは，その仕様から大きく2種類に分けられる[16]．ひとつは外骨格型（KINARM Exoskeleton, ARMin, Pneu-WREX, RUPERT など，図3A），もうひとつはエンドポイント型（KINARM Endpoint, MIT-Manus, MIME, GENTLE/s など，図3B）である．このうち，外骨格型のロボットでは，上肢全体を外骨格で支持したまま水平面上である程度自由な運動ができ，その間に関節や手の運動を計測できる．また，外部空間上の一点に原点をおく座標系（外部座標系）で手に対して外力を与えるだけでなく，関節中心など身体内部の一点に原点をおく座標系（身体座標系）で肩と肘の関節にトルクを与えることもできる．外骨格型ロボットがもつ上記の特性は，上肢全体の感覚機能，運動機能の評価や身体座標系のダイナミクスに対するより直接的な介入を可能にする．一方，エンドポイント型のロボッ

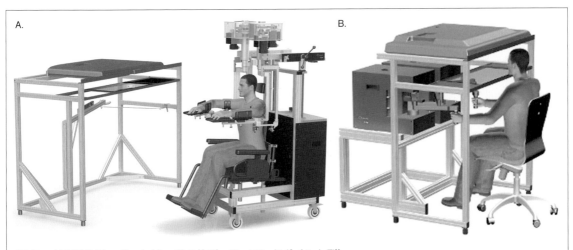

図3　上肢運動用ロボット（A．外骨格型，B．エンドポイント型）
上肢運動機能の評価と治療ができる．BKIN Technologies 社より提供

トは外骨格部分がなく，一般的に外骨格型より小さいため，比較的狭いスペースでも設置することができる．また，ハンドルを通して手に対して外部座標系で任意の外力を与えることができる．上肢長や関節中心位置などのキャリブレーションが必要ないため，外骨格型と比べて簡便に使用できるという利点もある．外骨格型とエンドポイント型では前者のほうが構造上リハに適しているという報告[14,17]があるものの，両者のリハ効果を直接比較した研究はなく，今後さらなる検討が必要である．

患者は前述の上肢運動用ロボットを使用して，コンピュータ画面上のカーソルを操作しながら到達運動などの訓練を行う．このとき，運動学習効果を高めるためには，実際の上肢運動とカーソルの運動を時間的・空間的にできるだけ近づける必要がある[18,19]．これを実現するためには，画面を患者の正面に立てて置くのではなく，上肢の上に水平に置き上肢の真上でカーソルが動くようにすることや，リアルタイム処理を行うために高精度の制御マシンを導入することなどが有効であると考えられる．

小池康晴
東京工業大学ソリューション研究機構

春日翔子
慶應義塾大学医学部リハビリテーション医学教室

▶文献

1) Abend W, Bizzi E, et al : Human arm trajectory formation. Brain, **105** : 331-348, 1982.
2) Bizzi E, Accornero N, et al : Posture control and trajectory formation during arm movement. Neuroscience, **4**(11) : 2738-2744, 1984.
3) Flash T : The control of hand equilibrium trajectories in multi-joint arm movement. Biological Cybernetics, **57** : 257-274, 1987.
4) Uno Y, Kawato M, et al : Formation and control of optimal trajectory in human multi-joint arm movement : minimum torque-change model. Biological Cybernetics, **61** : 89-101, 1989.
5) Todorov E, Jordan M : Optimal feedback control as a theory of motor coordination. Nature Neuroscience, **5**(11) : 1226-1235, 2002.
6) Kambara H, Kim K, et al : Learning and generation of goal-directed arm reaching from scratch. Neural Networks, **22**(4) : 348-361, 2009.
7) Lloyd-Jones D, Adams RJ, et al : American Heart Association Statistics Committee, Stroke Statistics Subcommittee. Heart disease and stroke statistics —2010 update : a report from the American Heart Association, Circulation 2010, **121** : e46-e215, 2010.
8) 厚生労働省：平成23年患者調査の概況．大臣官房統計情報部，2012, p17.
9) Hogan N, Krebs H : Physically interactive robotic technology for neuromotor rehabilitation. Prog Brain Res, **192** : 59-68, 2011.
10) 春日翔子，牛場潤一：上肢運動用ロボットによる新たな脳卒中片麻痺リハビリテーションの可能性．機関紙「ロボット」, **217** : 11-15, 2014.
11) Kagerer FA, Contreras-Vidal JL, et al : Adaptation to gradual as compared with sudden visuo-motor distortions. Exp Brain Res, **115**-3 : 557-561, 1997.
12) Debert CT, Herter TM, et al : Robotic assessment of sensorimotor deficits after traumatic brain injury. J Neurol Phys Ther, **36**(2) : 58-67, 2012.
13) Marchal-Crespo L, Reinkensmeyer DJ : Review of control strategies for robotic movement training after neurologic injury. J Neuroeng Rehabil, **6**-20, 2009. doi : 10.1186/1743-0003-6-20.
14) Huang VS, Krakauer JW : Robotic neurorehabilitation : a computational motor learning perspective. J Neuroeng Rehabil, **6**-5, 2009. doi : 10.1186/1743-0003-6-5.
15) Hsieh YW, Wu CY, et al : Dose-response relationship of robot-assisted stroke motor rehabilitation : the impact of initial motor status. Stroke, **43**(10) : 2729-2734, 2012.
16) 春日翔子，大高洋平・他：上肢運動用ロボットKINARMを用いたリハビリテーション．バイオメカニズム学会誌，**37**(2) : 93-99, 2013.
17) Scott SH, Dukelow SP : The potential of robots as a next-generation technology for clinical assessment of neurological disorders and upper limb therapy. J Rehabil Res Dev, **48**(4) : 335-354, 2011.
18) Kasuga S, Nozaki D : Cross talk in implicit assignment of error information during bimanual visuomotor learning. J Neurophysiol, **106**(3) : 1218-1226, 2011.
19) Honda T, Hirashima M, et al : Adaptation to Visual Feedback Delay Influences Visuomotor Learning. PLoS ONE, **7**(5), e37900, 2012. doi : 10.1371/journal.pone.0037900

③学習と再学習に関わる脳領域

①概念としての可塑性原理

ヘッブ学習

ヘッブの学習則とシナプス可塑性

シナプスの伝達効率は固定されたものではなく，シナプスの活動レベルや他のシナプス入力との相互作用によりダイナミックに変化するものである．シナプス可塑性とは，活動依存性にシナプス結合が変化することである．脳の情報処理を実現する最も基本的な機能はシナプス可塑性に裏づけられている（↔37頁参照）．

カナダの心理学者，ドナルド・O・ヘッブは1949年の著書で記憶のシナプス理論，ファイヤー＆ワイヤー理論を提唱した[1]．これは，ヘッブの言葉をそのまま引用すると，「細胞Aの軸索が細胞Bを興奮させるに十分なほど近くにあるか，繰り返し一貫して細胞Bの発火に関与している場合，Bを発火させる細胞の一つとしてのAの効率が増すような，何らかの成長プロセスあるいは新陳代謝の変化が片方もしくは両方の細胞に起こる」というものであり，ヘッブ仮説やヘッブの学習則とよばれている．簡単に言えば，ニューロンAの発火がニューロンBを発火させるとニューロンの結合が強まるということになり，記憶の生理的基盤であると考えられている．今日用いられている，ヘッブ的可塑性という言葉は，シナプス前からの入力が到着したときにシナプス後の細胞が興奮していたことによって，2つのニューロンの接続の強さが変化する現象を指している．ヘッブ博士は心理学的研究から，神経細胞は新たな結合の形成や代謝の変化などにより，その信号伝達能力が向上することを予言したのである．

実際の動物実験では，BlissとLomoが，ウサギの海馬に向かう貫通線維路の神経線維に高頻度の電気刺激を短時間与えると，その刺激前後で単一パルスに対する海馬のシナプス反応が著明に増大し，その効果が数時間以上，さらには数日間にわたって維持されることを発見した[2]．この現象は，シナプス長期増強（long-term potentiation：LTP）と名付けられ，その後，LTPは海馬のみならず大脳皮質，扁桃体，小脳，脳幹等の様々な領域で誘発されることが明らかとなった[3,4]．慣例上，LTPはシナプス前入力の高頻度刺激や30mV以上のシナプス後細胞の脱分極と低頻度ペア刺激によって誘導され，シナプス長期抑圧（long-term depression：LTD）はシナプス前入力の低頻度刺激やシナプス後細胞の小脱分極とのペア刺激によって誘導される[5]．

LTPの特徴として第一に，刺激された経路に特異的であることがあげられる．すなわち，高頻度刺激を与えたシナプスのみにLTPが誘導され，それ以外のシナプスには誘導されないという特徴からLTPはシナプス後細胞全体の変化を示すものではない．

第二に，連合性があげられる．これは，図1を例にあげると，別の2つのニューロンに対してシナプス後ニューロンを想定した場合，一方のニューロンはシナプス後ニューロンと強力に接続しており，もう一方のニューロンは接続が弱いとする．強く接続しているニューロンが発火するとシナプス後ニューロンは強い反応を引き起こす（図1B）．それに対して，弱く接続しているニュー

---

keyword

ヘッブ的シナプス可塑性，活動電位タイミング依存型シナプス可塑性，連合性，NMDA受容体

ロンが発火してもシナプス後ニューロンに誘発される反応は弱い(図1A).しかし,強い接続と弱い接続をしている両ニューロンが同時に刺激されると(ペアリング,図1C)弱い接続の強化が起こり,弱い接続のニューロンが発火した場合にもシナプス後ニューロンに強い反応が誘導されるようになる(図1D).同様のLTPは,2種類のシナプス前ニューロンからシナプス後ニューロンへの入力が同期した場合や,シナプス前ニューロンからの入力がシナプス後ニューロンの脱分極と同期した場合にも入力特異的にシナプス結合の増強として誘導される[6].これは,先ほどヘッブ博士が提唱したシナプス理論と同様の現象であることより連合性LTP,もしくはヘッブ的シナプス可塑性とよばれている.

第三に,LTPには興奮性神経伝達物質の一つであるグルタミン酸受容体のN-methyl-D-aspartate(NMDA)受容体が関与することが知られている.グルタミン酸はNMDA受容体と結合するがMg^{2+}によって受容体チャネルがブロックされているため,通常の刺激では変化しない.しかし,シナプス後細胞が活動電位を生じると,シナプス後細胞が脱分極し,Mg^{2+}のブロックが取り除かれ,Ca^{2+}がNMDA受容体を通過できるようになる[7].シナプス後細胞内にCa^{2+}が流入するとCa^{2+}/calmodulin-dependent protein kinase II(CaMK II)が活性化され,細胞核に作用し新たなタンパク合成につながることとなる.したがって連合性LTPの細胞レベルでの機序は,弱い入力経路での活動の結果,グルタミン酸が放出され,グルタミン酸はシナプス後細胞の受容体と結合する.その入力は弱いので,単独では活動電位を生じさせることはできない.しかし,強い入力経路でのシナプス活動がシナプス後細胞に活動電位を生じさせるとMg^{2+}のブロックが外れCa^{2+}の流入が起こる.このタイミングで弱い入力経路からの入力が起こると強い入力,弱い入力経路ともにNMDA受容体がグルタミン酸と結合できるようになり,NMDA受容体を通ってCa^{2+}が流入し弱いシナプス経路が強化されることになる.したがって,連合性LTPの誘導にはNMDA受容体が非常に重要な役割を果たしている.

さらに,1997年にMarkramらによって発見された活動電位タイミング依存型シナプス可塑性(spike timing-dependent plasticity:STDP)という学習則がある[8].STDPでは,LTP/LTDは活動電位タイミング依存性であり,仮に,シナプス後電位の開始から20ミリ秒以内にシナプス後ニューロンにおいて活動電位が発生した場合は,LTPが誘導される.逆にシナプス後電位発生に先立つ20ミリ秒の時間窓において活動電位を発生させた場合はLTDが誘導される(図2)[9-11].このように,活動電位の発生とシナプス後電位発生の数十ミリ秒のタイミングに依存してシナプス可塑性が両方向性に変化する現象をSTDPとよんでいる.このような時間的に非対称な特性をもつ学習として,時間的に非対称なヘッブ学習(temporally asymmetric Hebbian learning)ともよばれている.STDPでは,シナプス後細胞を樹状突起へ逆行性伝播する活動電位(back-propagating spike)とシナプス前細胞からのシナプス入力のタイミングに依存してLTP/LTDが誘発さ

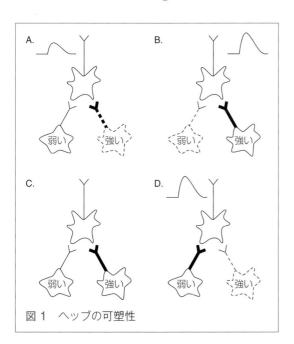

図1 ヘッブの可塑性

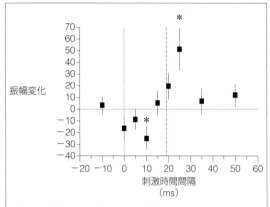

図2 STDPのタイミング依存性
TMSと末梢神経電気刺激の刺激間間隔によるMEP振幅の変化．刺激間間隔10ミリ秒では連合性LTD，25ミリ秒では連合性LTPが誘導される(文献11より引用)．

れる[10]．Spike timing LTPでは，シナプス後細胞の樹状突起が逆行伝播する活動電位のミリ秒前にシナプス前細胞の活動によるシナプス後電位が必要となる．この逆行性伝播は上述したNMDA受容体のMg^{2+}のブロックを外す役割をはたすが，20msという時間窓をNMDA受容体のみの作用では説明できず，他のA-type K^+チャンネルや電位依存性Ca^{2+}などが関連している可能性があげられている[12,13]．また，海馬スライスにおいて樹状突起の近位から遠位における場所に依存するspike timing LTP/LTDの対称・非対称性が報告されている．たとえば，ラットの視覚皮質の第2/3層では，シナプス前-後の単発活動電位のペアリングで誘発されたspike timing LTPの振幅が樹状突起の近位側よりも遠位側で小さくなることが報告されており[14]，これは，back-propagating spikeの距離による減弱と関連していると考えられている．さらに，ノルエピネフリンやアセチルコリンのような神経調節因子や神経回路の抑制活動がSTDPの振幅や時間窓に影響を与える[15]．このようにSTDPでは，シナプス前-後の活性化の順序やシナプス後電位の発生に依存してシナプスの強化・減弱が入力特異的に切り替わることで，脳内の神経回路網における情報の統合や切り替えに重要な働きをしていると考えられる．In vivoでは，STDPはハエの網膜-視蓋投射系や，ネコの視覚野などで誘導されることが報告されている[16,17]．

ヘッブは著書で，機能的ニューロン集団として，セル・アセンブリ(細胞集成体)という概念を提唱している[1]．脳内では様々な情報に対応してニューロン間に活動相関が生じ，それが極めて短時間で変化している．これは，機能的結合が表現すべき様々な情報に合わせて次々と変化していくということになる．ヘッブは，セル・アセンブリとは同時に共鳴して活動するニューロン間の機能的シナプス結合が強化されることで作られていく機能的ニューロン集団と推測した．セル・アセンブリを構成するニューロンをつなぐシナプス伝達効率の上昇・低下は前述したヘッブの学習則やSTDP，すなわちシナプス前ニューロンと後ニューロンの活動相関により制御されており，ヘッブの学習則は学習・記憶の生理的基盤と考えられている．

植木美乃
名古屋市立大学リハビリテーション医学分野

文献

1) Hebb DO : The Organizationof Behavior ; A Neuropsychological Theory. New York : Wiley, xix, 1949, p335.
2) Bliss TV, Lomo T : Long-lasting potentiation of synaptic transmission in the dentate area of the anaesthetized rabbit following stimulation of the perforant path. *J. Physiol*, **232** : 331-356, 1973.
3) Chapman PF, Kairiss EW, et al : Long-term synaptic potentiation in the amygdala. *Synapse*, **6** : 271-278, 1990.
4) Iriki A, Pavlides C, et al : Long-term potentiation in the motor cortex. *Science*, **245** : 1385-1387, 1989.
5) Artola A, Brocher S, et al : Different voltage-dependent thresholds for inducing longterm depression and long-term potentiation in slices of rat visual cortex. *Nature*, **347** : 69-72, 1990.
6) Buonomano DV, Merzenich MM : Cortical plasticity : from synapses to maps. *Annu Rev Neurosci*, **21** : 149-186, 1998.
7) Mayer ML, Westbrook GL, et al : Voltage-dependent block by Mg 2+ of NMDA responses in spinal cord neurones. *Nature*, **309** : 261-263, 1984.
8) Markram H, Lubke J, et al : Regulation of synaptic efficacy by coincidence of postsynaptic APs and EPSPs. *Science*, **275** : 213-215, 1997.
9) Bi GQ, Poo MM : Synaptic modifications in cultured hippocampal neurons : dependence on spike timing, synaptic strength, and postsynaptic cell type. *J Neurosci*, **18** : 10464-10472, 1998.
10) Bi CQ, Poo MM : Synaptic modification by correlated activity : Hebb's Postulate Revisited. *Annu Rev Neurosci*, **24** : 139-166, 2001.
11) Wolters A, Sandbrink F, et al : A temporally asymmetric Hebbian rule governing plasticity in the human motor cortex. *J Neurophysiol*, **89** : 2339-2345, 2003.
12) Hoffman DA, Magee JC, et al : K+ channel regulation of signal propagation in dendrites of hippocampal pyramidal neurons. *Nature*, **387** : 869-875 1997.
13) Bi GQ, Poo MM : Synaptic modifications in cultured hippocampal neurons : dependence on spike timing, synaptic strength, and postsynaptic cell type. *J. Neurosci*, **18** : 10464-10472, 1998.
14) Froemke RC, Poo MM, et al : Spike-timing-dependent synaptic plasticity depends on dendritic location. *Nature*, **434** : 221-225, 2005.
15) Bear MF, Singer W : Modulation of visual cortical plasticity by acetylcholine and noradrenaline. *Nature*, **320** : 172-176, 1986.
16) Schuett S, Bonhoeffer T, et al : Pairing-induced changes of orientation maps in cat visual cortex. *Neuron*, **32** : 325-337, 2001.
17) Zhang LI, Tao HW, et al : A critical window for cooperation and competition among developing retinotectal synapses. *Nature*, **395** : 37-44, 1998.

③ 学習と再学習に関わる脳領域

①概念としての可塑性原理

Use-dependent plasticity

はじめに

この20年間でのニューロリハビリテーションにおける最も大きなパラダイムシフトは、非麻痺肢の代償の強化から麻痺肢の使用促進にウェイトが移ったことである。その理論的背景が"use-dependent plasticity（使用ないし経験により生じる脳の可塑性）"である。損傷を受けた神経系は再生しないという従来の考え方があったが、動物実験や臨床研究において、神経系が可塑性を発揮することと機能回復との関連が示されたことで、リハビリテーション（以下、リハ）の方法論が大きな影響を受けた。健常脳においても use-dependent plasticity は発揮されるが、ここでは、主として脳損傷後のものについて解説する。

脳損傷後に生じる可塑性

脳損傷後の可塑性は、神経細胞の機能的・形態的変化から神経新生、局所的あるいは他領域とのシナプス形成さらに病変半球、対側半球や小脳、脳幹も含む大域的なネットワークの結合性の変化にいたるまで、様々なレベルで観察される（↔ 37頁参照）。臨床的にはポジトロンCT（PET）、機能的核磁気共鳴画像（fMRI）（↔ 103頁参照）、voxel-based morphometry などの構造MRI（↔ 95頁参照）、Diffusion Tensor Imaging（DTI）トラクトグラフィー（↔ 101頁参照）、機能的近赤外線スペクトロスコピー（fNIRS）などの脳イメージングや経頭蓋磁気刺激（TMS）などの神経生理学的検査の手法の進歩から、脳損傷後の運動機能回復に伴って、損傷を免れた残存神経回路が機能的あるいは構造的に再構成することが示された。

(1) 一次運動野の変化

一次運動野（↔ 2頁参照）の部分的虚血を生じさせたリスザルにおいて、段階的に難易度を高めながらパレットからエサをとる課題指向型練習後に、一次運動野内の手の領域が拡大することが示された（図1）[1]。大きなパレットからエサをとるような容易で単純な運動の反復では、運動野のマップは変化しない[2]。臨床例でも練習後の麻痺側上肢の機能回復とともに一次運動野のマップの変化が生じることが、麻痺手タッピング時の脳活動[3]やTMSで手内筋の運動誘発電位が惹起される領域の拡大などにより示されている[4]。

(2) 運動関連領野の変化

一次運動野以外の運動関連領野の変化は、麻痺手の運動時における、①非病変側半球の一次運動野賦活がみられること、②運動前野や補足運動野などの運動関連領野の賦活、③皮質病変の場合の病変周囲の賦活である[5]。経時的研究では機能回復に伴い、病変半球の運動野や運動前野の賦活が優位になり、発症後半年から一年にかけて一次運動野や運動関連領野の賦活はむしろ減少する。非病変半球の賦活は機能回復が不良な例で遷延してみられ、逆に回復が良好な例では健常人のパターンに近づく[6]。歩行機能の回復でも同様な変化がみられる。脳卒中患者の片麻痺歩行時には、一次

keyword
一次運動野，運動関連領野，ネットワーク結合性

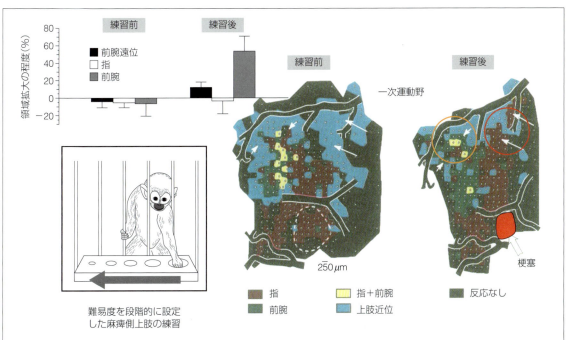

図1 リスザルで観察された use-dependent plasticity
一次運動野の虚血病変作成後，麻痺を生じた前肢を使用したえさ取り練習を，大きく浅いえさ箱から小さく深いえさ箱へと段階的に難易度を高めて行った．運動機能の回復とともに，一次運動野の手や前腕を支配する領域が拡大した（赤丸が指を支配する領域，オレンジ丸は前腕を支配する領域）．
（文献1より改変引用）

感覚運動野の賦活が病変半球で減少し，運動前野や前頭前野などの賦活がみられた[7]．縦断的研究からは病変部位や大きさや重症度により賦活の変化に差異がみられた．大脳半球病変による片麻痺歩行の改善には，皮質下の梗塞などある程度錐体路も保存されている場合は，感覚運動野の活動の対称化，中大脳動脈領域の広範な脳梗塞で一次運動野およびその下降路の損傷が大きい場合は運動前野活動の増加が関連すること，軽症患者の歩行が自立すると感覚運動野活動は低下することなどが観察されている[8]．

(3) ネットワーク結合性（connectivity）の変化

複数の領域間における機能的結合，方向性をもった結合，構造的結合などが可塑的変化としてとらえられる．機能的結合性（functional connectivity）は2つ以上の脳領域活動の時間経過の関連を仮定している．結合の方向性や因果関係に関する有効結合性（effective connectivity）は，因果関係を規定する数学的仮定にもとづく（dynamic causal model など）．他のアプローチとして，diffusion-tensor imaging による白質繊維の構造的結合性（structural connectivity）があげられる．脳卒中患者では，安静状態における病変半球の一次運動野と非病変半球との機能的結合性の低下と機能回復に伴った結合性の改善が観察されている[9]．有効結合性においては非病変半球一次運動野から病変半球一次運動野に対する抑制的影響や病変半球の一次運動野と運動前野の機能的カップリングが機能障害の程度や回復と相関することが示されている[9,10]．構造的結合性においては，脳卒中後の上肢麻痺の回復に対する皮質赤核脊髄路（⇔10頁参照）の貢献が報告されている[11]．

可塑的変化を惹起する使用(use)とは？

神経リハの方法論に use-dependent plasticity の原則を適応する場合，可塑性と使用の関連を考慮する必要がある．麻痺肢使用の過程においての運動の意図，企画，準備，遂行にいたる活動が脳内に起こり，運動に伴う感覚が脳にフィードバックされ，そのパフォーマンスを認知するという一連の神経活動が可塑性をもたらすと考えられる．しかし，実際にはいくつかの未解決の問題点がある．第一に麻痺肢を使用しない場合におこりうる可塑性との違い，すなわち使用により生じる可塑性は本当に機能回復に寄与するような適応的な変化なのかという因果関係の問題，次に適応的な可塑性を起こすような使用の最適なタイミング，量，コンテクストの問題などである．

可塑的変化の運動機能回復に対する関与として，機能的再構成として検出されることの多い運動前野の役割について検証されている．脳卒中患者において視覚的な合図により麻痺手を動かす課題の反応時間は，TMSによる非病変半球[12]や病変半球[13]の運動前野抑制により遅延したが，健常人では遅延しなかった．したがってこれらの領域が脳卒中患者の運動遂行に関わっていると考えられる．さらにニューロフィードバックにより病変側運動前野の活動を増強すると手指機能の回復が促進された[14]．

使用のタイミングや量に関しては，動物では，脳損傷後1～2週でそれ以降の練習より効果が大きいとされる[15]．比較的大きな中大脳動脈領域の実験的脳虚血の場合，直後からの過剰な運動はむしろ運動機能を悪化させることや梗塞巣が広がることが報告されている．発症後24時間以内に麻痺肢を使用する訓練を始めると病巣の増大が認められる[16]．脊髄損傷モデルで Anti-NOGO A 抗体を投与した実験でも，練習は同時ではなく，投与後2週間で始めたほうが結果は良好であった[17]．すなわち適応的な可塑性が発揮できるための環境が整ってから，練習を始めることが妥当であることが示唆されている．臨床研究でも，発症後10日以内に2週間の CI (constraint-induced movement 療法(↔179頁参照))を行った患者では，麻痺側上肢の集中使用時間が長すぎると90日後の上肢機能改善度が低いという報告がなされた[18]．

使用のコンテクストに関しては，練習量が同等な時に報酬，行動強化が得られる工夫をすると，運動学習が促進され，学習の定着，保持が得られることが示唆されている[19,20]（↔235頁参照）．

Use-dependent plasticity の概念にもとづいた神経リハビリテーションに必要な要素

以上のような実験や臨床的検証から，use-dependent plasticity にもとづいた機能回復を促進するリハの方法論の検証に考慮されるべき3つの要素として，練習量(dose)，練習法(context)，環境(environment)があげられる（図2）．練習量の確保は，課題指向型練習の繰り返しが基本であり，そのためのいくつかの方法論の有効性が検証されている（↔68頁参照）．また同じ課題を選択しても，練習法(context)としてパフォーマンスの結果を知ること(knowledge of results)，結果に対して報酬を得ること(reward)など，運動学習を促進する要素を組み入れることによって，より効果が良好になることが示唆されている．そして，リハ時間以外の自主練習や家庭での練習を含めて，麻痺肢を使用していくような環境を設定し，その環境のなかで麻痺肢使用の行動強化がなされることが，学習された運動の定着や保持につながる．さらに同量の練習量の結果，可塑性の発現を修飾(neuro-modulation)して，use-dependent plasticity を誘導する試みもなされており，磁気や電気を用いた脳刺激療法，モノアミン系の神経伝達を増強する薬剤とリハの併用，ニューロフィードバック，Brain Machine Interface (BMI)などがあげられる（↔3章①参照）．

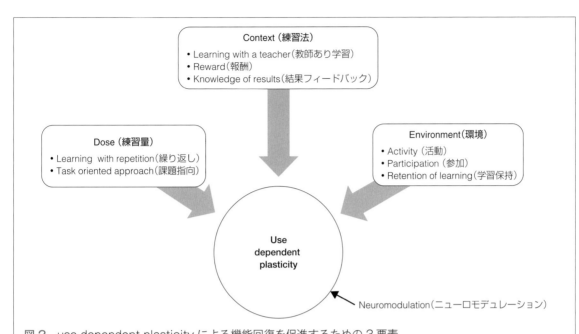

図2 use-dependent plasticity による機能回復を促進するための3要素
練習量（dose），環境（environment），練習法（context）に加えて，同等の練習量に対してより適応的な use-dependent plasticity を生じさせるための neuromodulation の手法が検討されている．説明は本文参照．

宮井一郎
社会医療法人大道会　森之宮病院

▶文献

1) Nudo RJ, Wise BM, et al : Neural substrates for the effects of rehabilitative training on motor recovery after ischemic infarct. Science, **272**(5269) : 1791-1794, 1996.
2) Plautz EJ, Milliken GW, et al : Effects of repetitive motor training on movement representations in adult squirrel monkeys : role of use versus learning. Neurobiol Learn Mem, **74**(1) : 27-55, 2000.
3) Jaillard A, Martin CD, et al : Vicarious function within the human primary motor cortex? A longitudinal fMRI stroke study. Brain, **128** : 1122-1138, 2005.
4) Liepert J, Bauder H, et al : Treatment-induced cortical reorganization after stroke in humans. Stroke, **31** : 1210-1216, 2000.
5) Weiller C, Ramsay SC, et al : Individual patterns of functional reorganization in the human cerebral cortex after capsular infarction. Ann Neurol, **33**(2) : 181-189, 1993.
6) Ward NS, Brown MM, et al : Neural correlates of motor recovery after stroke : A longitudinal fMRI study. Brain, **126** : 2476-2496, 2003.
7) Miyai I, Yagura H, et al : Premotor cortex is involved in restoration of gait in stroke. Ann Neurol, **52** : 188-194, 2002.
8) Miyai I, Yagura H, et al : Longitudinal Optical Imaging Study for Locomotor Recovery After Stroke. Stroke, **34** : 2866-2870, 2003.
9) Grefkes C, Fink GR : Connectivity-based approaches in stroke and recovery of function. Lancet Neurol, **13** : 206-216, 2014.
10) Ruber T, Schlaug G, et al : Compensatory role of the cortico-rubro-spinal tract in motor recovery after stroke. Neurology, **79** : 515-522, 2012.
11) Carrera E, Tononi G : Diaschisis : past, present, future. Brain, **137** : 2408-2422, 2014.
12) Johansen-Berg H, Rushworth MF, et al : The role of ipsilateral premotor cortex in hand movement after stroke. Proc Natl Acad Sci USA, **99** : 14518-14523, 2002.
13) Fridman EA, Hanakawa T, et al : Reorganization of the human ipsilesional premotor cortex after stroke. Brain, **127** : 747-758, 2004.
14) Mihara M, Hattori N, et al : Near-infrared spectroscopy-mediated neurofeedback enhances efficacy of motor imagery-based training in poststroke victims : a pilot study. Stroke, **44** : 1091-1098, 2013.
15) Biernaskie J, Chernenko G, et al : Efficacy of rehabilitative experience declines with time after focal ischemic brain injury. J Neurosci, **24**(5) : 1245-1254, 2004.
16) Kozlowski DA, James DC, et al : Use-dependent exaggeration of neuronal injury after unilateral sensorimotor cortex lesions. J Neurosci, **16** : 4776-4786, 1996.
17) Murphy TH, Corbett D : Plasticity during stroke recovery : from synapse to behaviour. Nat Rev Neurosci, **10** : 861-872, 2009.
18) Dromerick AW, Lang CE, et al : Very early constraint-induced movement during stroke rehabilitation(vectors) : A single-center rct. Neurology, **73** : 195-201, 2009.
19) Hogan N, Krebs HI, et al : Motions or muscles? Some behavioral factors underlying robotic assistance of motor recovery. J Rehabil Res Dev, **43** : 605-618, 2006.
20) Dobkin BH, Plummer-D'Amato P, et al : International randomized clinical trial, stroke inpatient rehabilitation with reinforcement of walking speed(SIRROWS), improves outcomes. Neurorehabil Neural Repair, **24** : 235-242, 2010.

③ 学習と再学習に関わる脳領域

① 概念としての可塑性原理

強化学習

はじめに

　ヒトを含め生物にとって，環境に適切に働きかけ，より良い結果を得るように行動を学習することは，生存に必須である．たとえば，動物にとってより多くの食物を得るように行動を学習することや，ヒトにおいても状況に応じた適切な行動を学習することは，スポーツばかりでなく日常生活においても重要である．また，脳に障害が起こった際の回復過程や，それを積極的に支援するリハビリテーションなどの運動の再学習においても重要である．このような学習の原理のひとつとして，強化学習（reinforcement learning）[1]がある．本稿では，この強化学習と，それを担っている大脳基底核について概説する（↔5頁，56頁参照）．

強化学習とは

　学習には，目標とされる行動が示されている「教師あり学習」と，ある行動をとった場合の結果の良し悪しの評価（報酬）のみが与えられ，報酬を最大にしていくように試行錯誤を繰り返して学習する「教師なし学習」がある（↔68頁参照）．強化学習は，たとえば，より多くの食べ物を得る，より速く走るなど，行動に対する報酬を最大限にするという教師なし学習のひとつである．
　強化学習は，もともと，ロボットや機械に学習をさせる手段として発達してきた．強化学習では，

---

keyword

強化学習，TD誤差，ドーパミン，線条体，黒質，大脳基底核，シナプス可塑性

行動主体（動物，ヒト，ロボットなど）が行動選択器（アクター，actor）と報酬評価器（クリティック，critic）をもっていると考える（図1）[1-4]．現在の状態にもとづいて，行動選択器が行動を選択し，環境に働きかける．その結果，報酬を得る．得た報酬は報酬評価器で評価される．評価の結果によって，行動選択器と報酬評価器に変化を加えることにより，より高い報酬を得るように学習をしていく．
　まず，報酬をどのように評価すれば良いであろうか？　ある時刻tに，環境に行動を働きかけた結果，報酬$r(t)$を得たとする．しかし，報酬が行動に対して逐一得られるとは限らず，一連の行動の結果として最後に得られる場合も多い．そこで，以下に述べるような仮想的な価値関数を導入し，報酬が得られなくても，その価値関数にもとづいて行動を変化させることにする．
　時刻tより将来にわたる報酬の累積合計は，
$$r(t) + r(t+1) + r(t+2) + r(t+3)\cdots\cdots\cdots$$
と表すことができる．
　しかし，将来の報酬は直近の報酬より価値が低いと考えられるので，時間割引率$\gamma(0\leq\gamma\leq1)$を設定し，価値関数$V(t)$を，
$$V(t) = r(t) + \gamma r(t+1) + \gamma^2 r(t+2) + \gamma^3 r(t+3) + \cdots\cdots\cdots$$
と定義する．この$V(t)$を最大にするよう，価値関数や行動を選択すれば良いことになる．
　上記式を書き直すと
$$V(t) = r(t) + \gamma V(t+1)$$
と表すことができる．すなわち
$$r(t) = V(t) - \gamma V(t+1)$$
（時間割引率を考慮した価値関数の時間差分の反数）

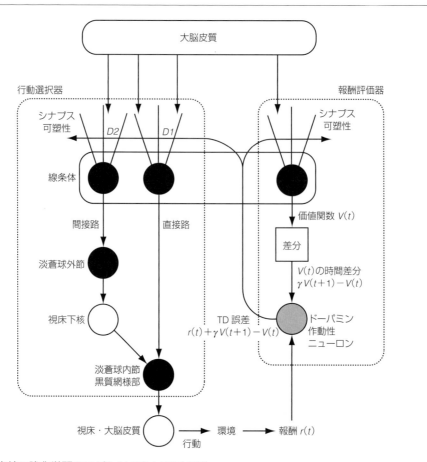

図1 大脳基底核の強化学習のモデル(文献2より改変引用)
図の左側は行動を選択する神経回路(行動選択器),右側は報酬を評価する神経回路(報酬評価器).
興奮性ニューロンは白丸,抑制性ニューロンは黒丸,ドーパミン作動性ニューロンは灰色丸で示す.大脳基底核を構成する核については図3参照.

で報酬を予測できることになる.

ここでTD(temporal difference,時間差分)誤差を,実際に得られた報酬 $r(t)$ と予測された報酬 $V(t) - \gamma V(t+1)$ の差と定義すると,
$$\delta(t) = r(t) - [V(t) - \gamma V(t+1)]$$
$$= r(t) + \gamma V(t+1) - V(t)$$
(実際に得られた報酬と価値関数の時間差分の和)となる.このTD誤差が,できるだけ小さくなるよう価値関数 $V(t)$ を変更していけば,将来にわたる報酬の総和を正確に評価できるようになる.また,行動については,TD誤差が正に大きければ,その行動をより選択するように学習し,負であれば,その行動を選択しないように学習すれば良い(図1).

ドーパミン作動性ニューロンと強化学習

報酬を得た際に応ずるニューロンは脳内に多く存在するが,中脳の黒質緻密部にあるドーパミン作動性ニューロンは,以下のようにTD誤差をコードしていることがわかってきた.

サルが手がかり刺激である光に応じてレバーに触るという課題を学習している際の,ドーパミン

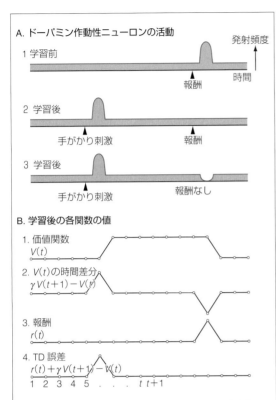

図2 中脳ドーパミン作動性ニューロンの活動(文献5を模式化)

A：サルが光に応じてレバーに触るという課題を学習している際のドーパミン作動性ニューロンの活動を模式的に示す．1．学習前に，報酬がいつ与えられるかわからない状況で報酬を与えた際の反応．2．手がかり刺激(光)に応じて素早くレバーに触れるように学習が成立した後の反応．3．学習成立後，課題が成功しても報酬を与えないとき(報酬なし)の反応．
B：学習成立後の価値関数 $V(t)$，時間割引率を考慮した価値関数の時間差分 $\gamma V(t+1) - V(t)$，報酬 $r(t)$，TD誤差 $r(t) + \gamma V(t+1) - V(t)$ の値を模式的に示す．TD誤差とドーパミン作動性ニューロンの実際の活動(図2A2)が類似している．

作動性ニューロンの活動を記録した(図2)[5]．学習前に，報酬がいつ与えられるかわからない状況で報酬を与えると，ドーパミン作動性ニューロンは報酬に対して一過性に発射活動を示した(図2A1)．光に応じて素早くレバーに触れるように学習が成立し，光によって報酬が予測できるようになると，ドーパミン作動性ニューロンは光に反応するようになると同時に，報酬への反応は一見なくなったように見えた(図2A2)．さらに，この時，報酬を与えないようにすると，報酬が得られるはずの時期に一致して活動が抑制された(図2A3)．

このようなドーパミン作動性ニューロンのふるまいは，TD誤差で以下のように説明することができる[3-5]．学習成立前は，価値観数 $V(t)=0$ なので，手がかり刺激には反応しないが，報酬 $r(t)$ が与えられた際は，TD誤差 $\delta(t)=r(t)$ の反応が得られる．学習成立後は，図2B1にあるような価値関数 $V(t)$ が獲得されたとする．手がかり刺激に対しては，報酬 $r(t)=0$ であるが(図2B3)，価値関数 $V(t)=0$，$V(t+1)>0$ であるので(図2B1, 2)，TD誤差 $\delta(t)=\gamma V(t+1)$ の反応が得られる(図2B4)．報酬 $r(t)$ が与えられた際は価値関数 $V(t)>0$，$V(t+1)=0$ であるので，$r(t)$（図2B3)が価値関数の時間差分 $\gamma V(t+1) - V(t)$（図2B2)で打ち消され，TD誤差 $\delta(t)=0$ となる(図2B4)．学習後に報酬が与えられない場合は，報酬 $r(t)=0$ であり，$V(t)>0$，$V(t+1)=0$ なので，TD誤差 $\delta(t)=-V(t)<0$ の反応が得られる．

このようにドーパミン作動性ニューロンのふるまいは，TD誤差をコードしているとするとうまく説明ができ，動物の脳も強化学習を利用して運動学習をしていることがわかってきた．

大脳基底核の構造と機能

TD誤差をコードしているドーパミン作動性ニューロンが存在する黒質緻密部は，大脳基底核を構成する核のひとつである．大脳基底核は，線条体(尾状核と被殻に分けられる)，淡蒼球(淡蒼球外節と淡蒼球内節に分けられる)，視床下核，黒質(黒質網様部と黒質緻密部に分けられる)から構成されている(図3)．このうち線条体が大脳基底核の主な入力部であり，大脳皮質の広い領域から興奮性入力を受けている．一方，淡蒼球内節と黒質網様部が出力部であり，大脳基底核で処理された情報を，視床を介して大脳皮質に戻している（大

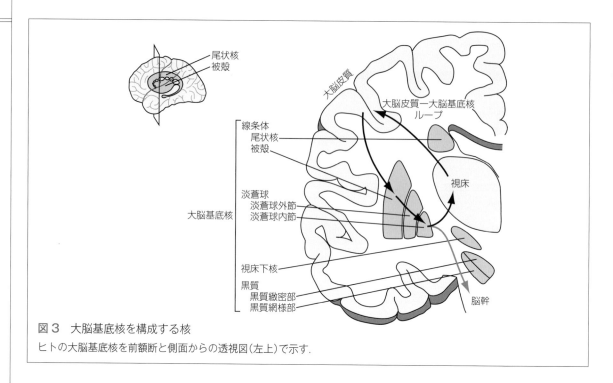

図3 大脳基底核を構成する核
ヒトの大脳基底核を前額断と側面からの透視図(左上)で示す.

脳皮質—大脳基底核ループ).

　黒質緻密部のドーパミン作動性ニューロンは,線条体に密に投射している.線条体ニューロンの多くは,スパインを樹状突起上に豊富にもつ中型の γ-アミノ酪酸(GABA)作動性の投射ニューロンであり,ドーパミン D1 受容体(D1R)と P 物質をもっているものと,ドーパミン D2 受容体(D2R)とエンケファリンをもっているものとに 2 分される(図1)[6-7].前者は,大脳基底核の出力部である淡蒼球内節・黒質網様部に投射し直接路を構成しているのに対し,後者は淡蒼球外節に投射し間接路を構成している.大脳皮質からの終末は投射ニューロンの樹状突起上のスパインの頭部に終わるのに対し,黒質緻密部からのドーパミン作動性入力の終末はスパインの頸部に終わり,後者が前者のシナプス伝達効率を変化させるのに,適した構造となっている.

　ドーパミンは,線条体ニューロンの興奮性を調節している.一つは,線条体ニューロンに対する直接作用で,直接路ニューロンに対しては D1R を介して興奮性に,間接路ニューロンに対しては D2R を介して抑制性に働く[6-9].もう一つは,シナプス可塑性を介するもので,大脳皮質から線条体投射ニューロンへのグルタミン酸作動性シナプスの伝達効率を可塑的に変化させる[8,9].入力線維を高頻度刺激すると,直接路ニューロン,間接路ニューロンにおいて誘発される興奮性シナプス後電位(EPSP)が D2R 依存的に減弱し,長期抑圧(LTD)が観察される.一方,NMDA 受容体を活性化させると,長期増強(LTP)に転ずる.また,シナプス可塑性がスパイクタイミング依存的であることもわかってきた.すなわち間接路ニューロンでは,シナプス前刺激がシナプス後ニューロンの発火より先行すると LTP が,遅れると D2R 依存的に LTD が,直接路ニューロンでは,先行すると D1R 依存的に LTP が,遅れると何も起こらない.LTD, LTP が起こる条件やメカニズムがすべてわかっているわけではないが,ドーパミン依存的にシナプス可塑性が起こることは確かである.

　線条体からの投射のうち,直接路ニューロンの活動は,大脳基底核の出力部である淡蒼球内節・黒質網様部を抑制し,視床・大脳皮質を脱抑制す

ることにより，運動に対して促進的に働くのに対し，間接路ニューロンの活動は，淡蒼球外節を抑制し，視床下核を興奮させ，淡蒼球内節・黒質網様部を興奮させることにより，運動に対して抑制的に働く[6,7,10]（図1）．このように大脳基底核は，必要な運動を引き起こすと同時に，それ以外の不必要な運動を抑制し，必要な運動の選択に役立っていると推定される．

大脳基底核と強化学習

ドーパミン作動性ニューロンによるTD誤差のコード，線条体でのドーパミン依存的なシナプス可塑性，大脳基底核による運動選択などを総合すると次のような学習モデルが考えられる（図1）[2-4]．線条体のニューロンの一部は行動の選択（行動選択器）に，一部は報酬の評価（報酬評価器）に関与している．線条体は一見，均質な構造をしているように見えるが，μ-オピオイド受容体などを染めてみると，豊富に存在するストリオソームと，それらを取り囲むように存在するマトリックスに分けられる．報酬評価に関係する線条体ニューロンはストリオソームに，行動選択に関係するニューロンはマトリックスに存在すると想定されている．ドーパミン作動性ニューロンで，価値関数$V(t)$と実際に得られた報酬$r(t)$からTD誤差$r(t)+\gamma V(t+1)-V(t)$が計算され，線条体に送られる．TD誤差信号によって大脳皮質—線条体間のシナプス伝達効率が変化し，より好ましい運動情報が線条体に表現され，それ以外の情報は抑制される．線条体の信号は直接路，間接路を介して大脳基底核の出力部に至り，様々な行動のなかからさらにより好ましい行動が選択されるようになる．また同時に価値関数に関する線条体ニューロンのシナプス伝達効率も変化し，より適切な評価の仕方に更新される．このように強化学習のしくみを，大脳基底核の神経回路が提供していると考えられる．

残された問題

このように，ドーパミン作動性ニューロンがTD誤差をコードし，大脳基底核の一部が強化学習の装置として働いていることは，確からしく思えるが，未だ多くの問題が残されている．

①ここで述べた説は，それぞれの部位における実験結果をつなぎ合わせただけで，一連の過程として働いているという確証はない．たとえば，ドーパミン作動性ニューロンから放出されたドーパミンで大脳皮質—線条体間のシナプス可塑性が起こり，それが行動の変化をもたらすという説は，一連の現象としては捉えられていない．

②どのような入力によって，ドーパミン作動性ニューロンでTD誤差が計算されているのか不明である．大脳皮質内と大脳基底核内の経路[11]，脚橋被蓋核からの投射[12]，淡蒼球から外側手綱核を経由した経路（とくに罰など負の報酬信号）[13]などが注目されているが，決定的ではない．

③ドーパミン作動性ニューロンが脱落すると，パーキンソン病症状をきたす．パーキンソン病において運動手続き記憶が障害されることが報告されているが[14]，強化学習の障害では，パーキンソン病の運動症状を説明することは困難である．

おわりに

脳，特に大脳基底核を中心に強化学習について概説した．強化学習を適切に促進することができれば，運動学習やリハビリテーションの際に役立つと思われる．また，大脳基底核疾患の際には，このような運動学習機能も障害されている可能性があることに留意すべきである．

| 南部　篤
自然科学研究機構生理学研究所生体システム研究部門

▶文献

1) Barto AG, Sutton RS:強化学習,森北出版,2000.
2) Barto AG : Adaptive critics and the basal ganglia. Models of Information Processing in the Basal Ganglia (Houk JC, Davis JL, Beiser DG), MIT Press, 1995, pp215-232.
3) 中原裕之:価値に基づく意思決定と行動選択―大脳基底核と強化学習.シリーズ脳科学(第1巻)脳の計算論(甘利俊一監修,深井朋樹編),東京大学出版会,2009, pp186-221.
4) 鮫島和行:強化学習と大脳基底核. Clinical Neuroscience, **32** : 36-39, 2014.
5) Schultz W, Dayan P, et al : A neural substrate of prediction and reward. Science, **275** : 1593-1599, 1997.
6) Alexander GE, Crutcher MD : Functional architecture of basal ganglia circuits : neural substrates of parallel processing. Trends Neurosci, **13** : 266-271, 1990.
7) Nambu A, Basal ganglia : physiological circuits. Encyclopedia of Neuroscience (Squire LR), Academic Press, **3** : 111-117, 2009.
8) Kreitzer AC, Malenka RC : Striatal plasticity and basal ganglia circuit function. Neuron, **60** : 543-554, 2008.
9) Surmeier DJ, Plotkin J, et al : Dopamine and synaptic plasticity in dorsal striatal circuits controlling action selection. Curr Opin Neurobiol, **19** : 621-628, 2009.
10) Nambu A : Seven problems on the basal ganglia. Curr Opin Neurobiol, **18** : 595-604, 2008.
11) Morita K, Morishima M, et al : Reinforcement learning : computing the temporal difference of values via distinct corticostriatal pathways. Trends Neurosci, **35** : 457-467, 2012.
12) Okada K, Toyama K, et al : Different pedunculopontine tegmental neurons signal predicted and actual task rewards. J Neurosci, **29** : 4858-4870, 2009.
13) Hikosaka O : The habenula : from stress evasion to value-based decision-making. Nat Rev Neurosci, **11** : 503-513, 2010.
14) Knowlton BJ, Mangels JA, et al : A neostriatal habit learning system in humans. Science, **273** : 1399-1402, 1996.

3 学習と再学習に関わる脳領域

①概念としての可塑性原理

メタ可塑性

神経科学における「可塑性」とは

　様々な環境の変化に応じて，生物の脳は変化する余力を秘めている．とくに，この脳の能力が劇的な形で現れるのは，脳卒中後の機能回復である．脳のある部位の機能が失われたとき，その周辺の脳部位が代替的な機能を果たす．これが，脳の「可塑性（plasticity）」である．つまり，脳は他の身体の器官とは違って，その機能を柔軟に変化させることができる．他の器官では，たとえば胃を切除しても食道や腸が胃の機能をはたすことは不可能であることを考えれば，このすごさがわかるだろう．

　近年では，この可塑性が，脳障害後のリハにおける機能回復だけでなく，健常脳での記憶や学習の基本メカニズムであるということもわかってきている．簡単に言えば，ある神経回路やシナプスをよく使ったり，繰り返し同時に使ったりする（Hebbの可塑性）と，その回路やシナプスの結合がスムーズで効率がよくなるということである．

　そして，脳のある部位が可塑性をもって，他の脳部位が傷害されたときに肩代わりする機能を果たすことができるのは，脳が全体として一つのネットワークとなっているからである．つまり，Aという場所からBへの経路でAが傷害されれば，Cという場所からBへの経路で，それまでは弱かったバイパスや迂回路の経路がリハによる学習で強化され，機能代替が可能となる．神経科学的には，この経路変更（再組織化，reorganization）は神経細胞レベルでの「シナプス可塑性，synaptic plasticity」から生じる現象であり，「使うほど良くなる」という仕組みは，「活動依存性可塑性（activity-dependent plasticity：ADP）」である．ただし，可塑性はプラスとマイナスの両方の方向性があるので，シナプス効率が良くなる場合は「シナプス長期増強（long-term potentiation：LTP）」，抑圧される場合を「シナプス長期抑圧（long-term depression：LTD）」とよんでいる（↔ 22頁参照）．そして，リハで使われる反復運動トレーニングも，促通の手技，反復経頭蓋磁気刺激（rTMS），経頭蓋直流刺激（tDCS）も，すべて脳内のメカニズムはこのシナプス可塑性，とくにLTPなのである．

メタ可塑性：可塑性をコントロールする仕組み

　しかし，ここでシナプス可塑性という仕組みには一つ問題がある．シナプスの促通性が強化されていくことは，それ自体で望ましいことなのだろうか？　機能回復を目指すリハの臨床からはそう考えがちだが，実はそうでもない．シナプス効率性が究極に高まった状態は，すべての神経細胞が同期してしまう「てんかん」になるからである．学習・発達は脳に大きな可塑的変化をもたらすが，丸暗記勉強のやり過ぎで「てんかん」が起きることはもちろんあり得ない．つまり，シナプス可塑性が極端に過剰にならないように制御する仕組みが脳には備わっている．これを，可塑性を可塑的に制御するメカニズムや，高次（メタ）の可塑性という意味で「メタ可塑性（metaplasticity）」と呼ん

> **keyword**
>
> メタ可塑性，ホメオスタシス的可塑性，BCMモデル，活動依存性可塑性，プライミング

でいる[1].

メタ可塑性というととても難しく聞こえるが,具体的な手順でいえば単純で,可塑性の準備運動のようなものを意味している.準備運動の神経活動によって,可塑性が大きく発現したり,小さくなったり,さらにはLTPとLTDの方向性が逆転したりする.これは,広く言えば,プライミングやコンディショニング(条件付け)とよばれる現象の一種である(図1).ある神経活動の後(数秒から数日後)に,シナプス可塑性を生み出す介入(トレーニングやrTMS, tDCS)をすると,その神経活動なしの場合に比べてシナプス可塑性の誘発されやすさが変わるということだ.

神経科学の実験レベルでは,このメタ可塑性を大きく二つに分けている.それは,異シナプス性(heterosynaptic)メタ可塑性[2]と同シナプス性(homosynaptic)メタ可塑性である[3].

異シナプス性メタ可塑性は,あるシナプスにプライミング刺激を受けた神経細胞の全体でシナプス可塑性が変化することを意味している.その一つのメカニズムは,プライミングによって細胞全体の電気的興奮性が変化してすべての樹状突起のシナプスが影響を受け,プライミングを受けたシナプス以外のシナプスにも可塑性の起きやすさの変化が生じる場合である.もう一つは,プライミングに可塑性を生み出す刺激が用いられた場合に,可塑性と関連した細胞内タンパク新生が行われ,その後になんらかの介入を受けたときに可塑的変化が起きやすくなるメカニズムである(Synaptic tag and capture説[4]).

これに対して,同シナプス性メタ可塑性は,プライミングを受けたシナプスに特異的に可塑性の変化が起きるものである[3].この場合は,グループ1のmGlu(代謝型グルタミン酸)受容体を介してLTPが増強される場合と,NMDA型グルタミン酸受容体を介してLTPの抑制とLTDの強化が起きる場合の2種類が重要である.前者は可塑性を効率よく加速する働きであり,後者は天井に達しそうな可塑性を抑制する働きである.

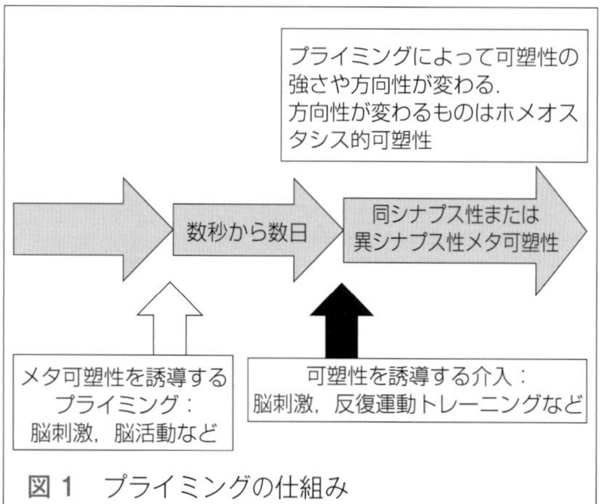

ホメオスタシス的可塑性

可塑性がLTPないしLTDの一方にだけ進んでいかないように逆転させるメカニズムは,メタ可塑性のなかでも「ホメオスタシス的可塑性(Homeostatic plasticity)」とよばれることがある[5].ホメオスタシス(恒常性)とは,生物が身体の内部の状態(たとえば,体温や塩分濃度やpHなど)を一定に保つ仕組みを意味する.したがって,たとえばLTPが起きるプライミングの後に,同じようにLTPを起こす介入をすると,今度はLTDを起こしてしまうという現象である.そのメカニズムとしては,①シナプス後電位が小さくなる(シナプス・スケーリング),②シナプス受容体の数の減少,③シナプス前細胞の活動の低下,④介在神経細胞の活動などを介した脳ネットワークとしての制御などが考えられている.

ここで,LTPとLTDという一見すると正反対の現象が,メタ可塑性によって自在に変化し合うメカニズムとして提唱されているのは,BCM(Bienenstock-Cooper-Munro)モデルである[6].これは,シナプス前活動とシナプス後活動の関係が非線形で,LTDとLTPは連続的に変化し,その閾値の変化こそメタ可塑性の基本原理であると考える説である(図2).これは,Hebbの可塑性という現象ともよく一致している.また,rTMSの一

図1 プライミングの仕組み

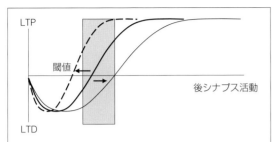

図2 メタ可塑性の基本原理
LTDとLTPは非線形だが連続的に変化し，どちらの方向になるかの閾値は介入前の状態によって変わる（太実線から点線や細実線へ変化）．
そのため，灰色部分では，介入前の状態によって，同じ介入を行ってもLTDになるかLTPになるかが変化する．

種のプロトコル QPS（quadripulse）でも同様の現象が報告されている．

 ## メタ可塑性の臨床応用

さて，このメタ可塑性の原理は臨床にどう関係するのだろうか[7]．これまで多くの研究が行われてきたものの，これから解明されるべき三つの重要な課題が残されている．

一番目は，リハにおいて，2つの脳刺激介入を続けて行う場合に，どのような組み合わせで，どのような時間間隔で行うのが一番効率的かという問題である．これは，どんなプロトコルのTMSとtDCSをどのように組み合わせるか，同じ部位（たとえば一次運動野）に繰り返し行うか，プライミングを別の部位（小脳，運動前野，補足運動野など）に行うかなど，様々なパターンがあり得るが，調べ尽くされていない．

二番目は，同じくリハにおいて，脳刺激介入と運動トレーニングを組み合わせる場合，どんな順番で，どんな時間間隔で，どんなメニューにすればよいかである．具体的にはホメオスタシス的可塑性が起きにくい組み合わせを探っていく必要があるだろう．

三番目は，メタ可塑性と神経精神疾患の病態生理との関連性である．書痙などジストニアでは，可塑性やメタ可塑性の異常があることが報告されている．そのほかにも，慢性痛や依存症などでも学習や可塑性，メタ可塑性の異常があるのではないかと考えられている．

美馬達哉
京都大学大学院医学研究科附属脳機能総合研究センター

文献

1) Abraham WC, Bear MF : Metaplasticity : the plasticity of synaptic plasticity. *Trends Neurosci*, **19** : 126-130, 1996.
2) Hulme SR, Jones OD, et al : Mechanisms of heterosynaptic metaplasticity. *Phil Trans R Soc B*, **369** : 20130148, 2014.
3) Hulme SR, Jones OD, et al : Emerging roles of metaplasticity in behavior and disease. *Trends Neurosci*, **36** : 353-362, 2013.
4) Redondo RL, Morris RG : Making memories last : the synaptic tagging and capture hypothesis. *Nat Rev Neurosci*, **12** : 17-30, 2011.
5) Turrigano GG, Nelson SB : Homeostatic plasticity in the developing nervous sytem. *Nat Rev Neurosci*, **5** : 97-107, 2004.
6) Bienenstock EL, Cooper LN, et al : Theory for the development of neuron selectivity : orientation specificity and binocular interaction in visual cortex. *Neuroscience*, **2** : 32-48, 1982.
7) Müller-Dahlhaus F, Ziemann U : Metaplasticity in human cortex. *Neuroscientist*, **21**(2) : 185-202, 2015.

3 学習と再学習に関わる脳領域

②可塑性の実態

神経再生に関わる可塑性の分子基盤

はじめに

　介護が必要となる病気のなかで，脳血管疾患（脳卒中）はその原因となる第1位であり，最もリハビリテーション（以下，リハ）を必要とする疾患の一つである．また，交通外傷やスポーツ外傷などによって起こる脊髄損傷は20歳前後の若年層にも多く，長い余命を四肢麻痺により苦しむこともあり，有効な治療法の開発が待たれている．

　ほ乳類においては，損傷を受けた中枢神経の軸索は極めて再生しにくいことが知られている．その原因として，神経細胞自体の再生能力が極めて低いこと，脳や脊髄において神経細胞を取り巻く環境が再生に適していないことなどがあげられる．

　近年，分子生物学や神経生物学の進歩により，神経機能障害からの回復過程に関する研究が急速に進み，多くの科学的知見が蓄積してきた．特に，脳卒中や脊髄損傷からの回復に深く関与する神経の「可塑性」の分子基盤が徐々に明らかになってきている．本稿では，神経ネットワークの再編成の基盤となる構造的可塑性の分子機構について解説するとともに，神経疾患・外傷に対する新規治療法として神経可塑性の制御因子を標的とした再生戦略について紹介する．

keyword

構造的可塑性，脳卒中，脊髄損傷，回路再生促進因子，軸索再生阻害因子阻害療法

神経障害後にみられる可塑性の分子メカニズム

　脳や脊髄などの中枢神経系における可塑性（plasticity）とは，外界環境からの刺激や神経ネットワーク内でのシナプス活動によってシナプス強度が変化する特性のことである（↔37頁参照）．特に脳の発達や学習に伴って活発になることが知られており，神経線維が標的に向かって伸び，適切なネットワークを形成することを構造的可塑性という．臨床的な観点では，障害などにともなって脳の構造や機能が変化する性質のことを，一般的に可塑性とよぶ．脳が障害を受けた際に一部の脳機能が消失することがあるが，回復過程で新たな神経ネットワークが再構築される性質も構造的可塑性といえる．脳卒中や脊髄損傷の後には，神経の可塑性を向上させる生体反応が起こり，失われた機能がある程度回復することが知られている[1]．最大限に神経機能を回復させるためには，いかにして生き残った神経ネットワークを修正し，最適な形で再編成して，障害され失われた脳機能に組み込ませるかが鍵となる．そのためには，神経機能の回復を促進する生体反応の分子メカニズムや，回復を阻害する因子群について理解を深める必要がある．特に，生体における遺伝子機能の研究のために遺伝子改変が可能なげっ歯類を用いた脳卒中，脊髄損傷モデルが利用されてきた．げっ歯類の脳卒中モデルでは，脳卒中発症後3日のうちに梗塞周辺の領域においてGAP-43，CAP-23（NAP-22）などの遺伝子発現が上昇し，引き続いてp21/waf1，MARCKSの発現が誘導される[2]．GAP-43，CAP-23，MARCKSは，伸長する神経突起の先端部にある成長円錐のマーカーと

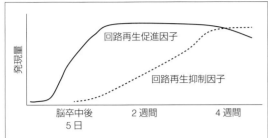

図1 脳卒中発症後の回路再生促進因子，回路再生抑制因子の発現誘導
げっ歯類の脳卒中モデルでは，脳卒中発症後3日ころから梗塞周辺の領域において回路再生促進因子（GAP-43, CAP-23, p21/waf1, MARCKS 等）の発現が上昇しピークに達する．これに対し回路再生抑制因子（セマフォリン3A, CSPG, Nogo-A 等）は発症7日以降に発現が上昇してくる．

して知られており，軸索の伸長や再生，発芽のプロセスを促進する因子である[3]．p21/waf1 はサイクリン依存キナーゼ抑制因子だが，Rho シグナルを阻害することによって軸索の伸長を促進することが知られている[4]．これらの因子は，軸索や樹状突起の再生，シナプスの形成，神経回路の構築を促す回路再生促進因子として，主に発症後の亜急性期に働く．一方，発症7日目以降にセマフォリン3A，発症21日ころからはコンドロイチン硫酸プロテオグリカン（CSPG）といった神経再生に対して抑制的に働く因子の発現が上昇してくる（図1）．また脳卒中発症後に発現が誘導される Nogo-A も軸索再生阻害因子の一つであり，構造的可塑性に対して負に作用すると考えられている．中枢神経系と末梢神経系では，損傷後の軸索再生機転に大きな違いがある．脊髄損傷時のように中枢神経組織が傷害を受けたときには神経軸索の再生が起こらないが，環境中に神経軸索の再生を阻害する物質が多量に存在することがその原因の一つとして考えられている（↔ 45 頁参照）．

軸索再生を目指した薬物療法

中枢神経の髄鞘を形成するオリゴデンドロサイトには軸索伸展を阻害する Nogo-A, Mag, Omgp などのミエリン（髄鞘）関連タンパク質が発現している．さらに中枢神経系に損傷が起こったときに形成されるグリア瘢痕にはコンドロイチン硫酸プロテオグリカン（CSPG）などのプロテオグリカンが，線維芽細胞由来の瘢痕組織ではセマフォリン3Aが発現し軸索の伸長を阻害することが知られている[5]．近年，中枢神経系の損傷に対する治療戦略として，これらの阻害因子を抑制することによって軸索の再生を促す試みがなされてきた．

セマフォリン3A は，軸索の成長円錐に存在する受容体 Neuropilin-1 に結合して，その下流に存在する Cdk5, CRMP2 を介し軸索伸展を阻害する[6,7]．大日本住友製薬は14万種もの化合物の試験を行い，最終的に強力なセマフォリン3A 阻害作用をもつ SM-216289（$C_{28}H_{18}O_{14}$，分子量578）を発見した．成体ラット脊髄の完全切断モデル（第8胸椎レベルでの切断モデル）を作成し，同時に浸透圧ポンプで SM-216289 を4週間にわたり持続的に投与すると，非投与対照群では後肢の完全麻痺が全く回復しなかったのに対し，投与群では後肢の運動機能が有意に回復し，運動機能に密接に関わる青斑核-脊髄路のようなセロトニン陽性ニューロンの軸索が切断部を超えて伸張することが示された．興味深いことに，再生した軸索は脊髄内であるにもかかわらずシュワン細胞による末梢神経系タイプの髄鞘を有していた．この知見から，セマフォリン3A がシュワン細胞の移動も制御している可能性が示唆され，その阻害剤の作用により脊髄内の損傷部へのシュワン細胞の移動が可能になり，損傷した中枢神経系の再髄鞘化に寄与したのではないかと考えられている[8]．また，セマフォリン3A 阻害剤は感覚神経の再生に対しても有効である可能性がある．マウスの角膜移植モデルにおいて，角膜内の神経線維は移植に伴ってすべて一度切断されるが，セマフォリン3A 阻

害剤を投与したマウスでは広い範囲で神経線維が再生し，瞬目反射（まばたき反応）を測定したところ，角膜知覚の有意な回復が示された[9]．

セマフォリン3Aと同様，CSPGも損傷脊髄において損傷部およびその周囲で発現が増加し，神経突起伸展を抑制する作用がある．伸展阻害作用の分子メカニズムについては不明な点が多いが，CSPGの糖鎖であるコンドロイチン硫酸を分解するChondroitinase ABC（C-ABC）を脊髄損傷モデル動物に投与すると，損傷脊髄内のCSPGを正常脊髄のレベルにまで減少させることができた．損傷脊髄に対する神経幹細胞移植と併用してC-ABCを投与すると，移植細胞がグリア瘢痕を越えて広範囲に移動し，損傷部周囲において多くの再生軸索が観察された[10]．また，コンドロイチン硫酸の合成酵素遺伝子をノックアウトしたマウスでは，脊髄損傷後の神経再生が促進されることも示されている[11]（↔49頁参照）．

軸索再生阻害因子阻害療法とリハビリテーションの効果的な組み合わせ

英国ケンブリッジ大学のFawcettらのグループは，C-ABC投与とリハの併用が，C-ABC投与単独では得られなかった高い治療効果をもたらすことを報告している[12]．これらの知見は，神経幹細胞移植や軸索再生阻害因子の抑制，さらにはリハなど複数の治療法を組み合わせる戦略が相乗的な治療効果を生み出す可能性があることを示唆している．2014年にScience誌に発表されたWahlらの報告では，軸索再生阻害因子阻害療法とリハの併用が，広範囲な脳梗塞による重度の麻痺モデル動物において驚異的な回復に導くことが示された[13]．Nogo-Aは，ミエリン（髄鞘）に含まれる軸索再生阻害因子であるが，抗Nogo-A抗体によりその働きを阻害することができる．感覚・運動皮質の90％が破壊されたラット脳梗塞モデルに対して，2週間抗Nogo-A抗体を投与し，投与終了後に続けて集中的なリハ（課題指向型訓練：エサ取り課題）を2週間実施したところ，極めて良好な上肢機能の回復が得られた（図2）．健側の皮質脊髄路の線維が頸髄において正中を越えて患側の灰白質にまで伸び，新しい神経回路を形成して機能回復を引き起こしたことが示された．一方，同様に抗Nogo-A抗体を2週間投与するが，それと同時に2週間のリハを実施した群（並行リハ群）では，対照群よりも上肢運動機能の回復が悪くなることが示された．興味深いことに，並行リハ群

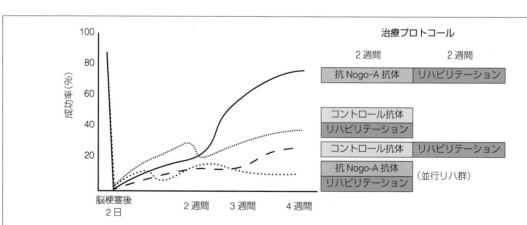

図2　軸索再生阻害因子阻害療法とリハの併用
ラット脳梗塞モデルに対して梗塞作成後から抗Nogo-A抗体投与（2週間）およびリハ（2週間）を実施した．抗体投与後にリハを実施する群と抗体投与とリハを並行して実施する群（並行リハ群）において，上肢によるエサ取り課題の成功率を経時的に測定した．（文献13より引用，一部改変）

の脊髄では，より多くの神経線維が患側に伸長し，一部の線維の先端は灰白質を越えて白質にまで分布していた．Wahl らは，リハの早期実施が過剰な軸索伸長を引き起こす結果，介在ニューロンや脊髄固有ニューロン，運動ニューロンとの間に間違った神経回路が形成され，拮抗筋の同時収縮などによる運動機能障害を招くのではないかと推察している．今後，臨床試験の実施に向け霊長類脳梗塞モデルを用いた前臨床試験の実施が待たれるところである．現在すでに，抗 Nogo-A ヒト化モノクローナル抗体（Ozanezumab）を用いた ALS に対する第Ⅱ相臨床試験が実施されている（https://clinicaltrials.gov/）．

おわりに

脳や脊髄の損傷後に回路再生促進因子の発現が誘発されるが，それに引き続いて神経機能の回復に不利に作用すると思われる軸索再生阻害因子の発現が上昇することは，生物学的に非常に興味深い現象である．Wahl らの報告が示唆するように，行き過ぎた神経回路再生が個体としての機能の回復に不利に働くことがあるのかもしれない．神経回路の再生に伴う負の側面を考慮すると，これらの抑制的因子は可塑性の過剰な暴走を阻止し，神経学的な問題を引き起こし得る新たな回路の形成といった「miswiring（誤配線）」を制限する働きをしている可能性がある．また，脳や脊髄の損傷に対する治療戦略の観点からも注目すべき現象といえる．損傷後の回復を促進させるために，神経回路の再生に負に作用する因子を阻害したり，回路再生促進因子や細胞の生存を助けるメカニズムを活性化する戦略が考案されているが，損傷後のいつ，どのように薬剤を投与し，リハによる介入を実施するのが最も効果的なのかを詳細に検討する必要がある．そのためにも，神経可塑性を制御するシステムの分子基盤について理解を深めることが重要である．

| 岡野ジェイムス洋尚
| 東京慈恵会医科大学再生医学研究部

▶文献

1) Carmichael ST : Plasticity of cortical projections after stroke. *Neuroscientist*, **9**(1) : 64-75, 2003.
2) Carmichael ST, Archibeque I, et al : Growth-associated gene expression after stroke : evidence for a growth-promoting region in peri-infarct cortex. *Exp Neurol*, **193**(2) : 291-311, 2005.
3) Laux T, Fukami K, et al : GAP43, MARCKS, and CAP23 modulate PI(4,5)P(2) at plasmalemmal rafts, and regulate cell cortex actin dynamics through a common mechanism. *J Cell Biol*, **149**(7) : 1455-1472, 2000.
4) Yano M, Okano HJ, et al : Involvement of Hu and heterogeneous nuclear ribonucleoprotein K in neuronal differentiation through p21 mRNA post-transcriptional regulation. *J Biol Chem*, **280**(13) : 12690-12699, 2005.
5) Yiu G, He Z : Glial inhibition of CNS axon regeneration. *Nat Rev Neurosci*, **7**(8) : 617-627, 2006.
6) Goshima Y, Nakamura F, et al : Collapsin-induced growth cone collapse mediated by an intracellular protein related to UNC-33. *Nature*, **376**(6540) : 509-514, 1995.
7) Yamashita N, Morita A, et al : Regulation of spine development by semaphorin3A through cyclin-dependent kinase 5 phosphorylation of collapsin response mediator protein 1. *J Neurosci*, **27**(46) : 12546-12554, 2007.
8) Kaneko S, Iwanami A, et al : A selective Semaphorin3A inhibitor enhances regenerative responses and functional recovery of the injured spinal cord. *Nat Med*, **12** : 1380-1389, 2006.
9) Omoto M1, Yoshida S, et al : The semaphorin 3A inhibitor SM-345431 accelerates peripheral nerve regeneration and sensitivity in a murine corneal transplantation model. *PLoS One*, **7**(11) : e47716, 2012.
10) Ikegami T, Nakamura M, et al : Chondroitinase ABC combined with neural stem/progenitor cell transplantation enhances graft cell migration and outgrowth of growth-associated protein-43-positive fibers after rat spinal cord injury. *Eur J Neurosci*, **22** : 3036-3046, 2005.
11) Takeuchi K, Yoshioka N, et al : Chondroitin sulphate N-acetylgalactosaminyl-transferase-1 inhibits recovery from neural injury. *Nat Commu*, **4** : 2740, 2013.
12) García-Alías G, Barkhuysen S, et al : Chondroitinase ABC treatment opens a window of opportunity for task-specific rehabilitation. *Nat Neurosci*, **12** : 1145-1151, 2009.
13) Wahl AS, Omlor W, et al : Neuronal repair. Asynchronous therapy restores motor control by rewiring of the rat corticospinal tract after stroke. *Science*, **344**(6189) : 1250-1255, 2014.

③ 学習と再学習に関わる脳領域

②可塑性の実態

分子レベル，細胞レベル

中枢神経損傷後の回復をもたらす細胞レベルの可塑的変化

　脳や脊髄の損傷後の回復過程において，細胞レベルの可塑的な変化が生じることが明らかになっている．細胞レベルの変化にも，微細な変化からよりダイナミックな変化まで様々な種類が知られているが，ニューロンに生じうるおもな変化を以下に概説する．

(1)ニューロン新生

　損傷により欠落したニューロンを，新たに生まれたニューロンによって補うことができれば，完全な機能回復に近づくことができると考えられる．脳の中では新しい細胞が日々生まれており，その一部はニューロンに分化することが知られている．脳損傷モデルラットを用いた研究などから，脳損傷後に新生したニューロンが損傷領域に移動すること[1,2]，運動を促進するような外的環境におくとニューロンの損傷領域への移動が促進されることが示されている[3,4]．ただし，とくに霊長類では脳内に新生するニューロンの数が少ないために[5]，脳内にもともと存在する新生ニューロンが脳損傷患者の機能回復にどの程度寄与できるかは現在のところ不明である．

(2)神経突起の伸長

　ニューロンは複雑に分岐した，樹状突起とよばれる部位で別のニューロンから情報を受けとり，1本の長い軸索を用いて次のニューロンに情報を伝えている（図1）．中枢神経に損傷を受けたあと，このような神経突起（樹状突起と軸索）に構造的な変化が生じることがある．たとえば，脳梗塞モデルラットを用いた研究では，脳損傷後のリハビリテーション（以下，リハ）訓練による運動機能の回復に伴って，損傷と反対側半球のニューロンの樹状突起に伸長がみられた[6]．また最近の同じく脳梗塞モデルラットを用いた研究で，Nogo-Aとよばれる神経の再生を阻害する物質タンパクの働きをブロックすることにより運動機能の回復が生じるが，このときに損傷を受けていない皮質脊髄路

keyword

ニューロン新生，軸索，樹状突起，シナプス，遺伝子発現

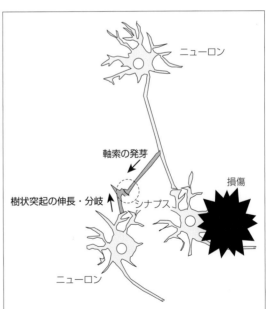

図1　機能回復の背景にあるニューロンの可塑的変化

神経突起（樹状突起と軸索）の可塑的な変化が生じることで，損傷していない別のニューロンへの新たな情報伝達経路が確立できる．

の軸索が脊髄レベルで発芽し，損傷側の脊髄まで突起を伸ばしていることが示された[7]．このようにニューロンの情報伝達にかかわる神経突起に構造的な変化が生じることで，本来とは異なる情報伝達経路が生じることになる．図1に示すように，損傷していない別のニューロンへの情報伝達を行うことにより，損傷を迂回する新しい情報伝達経路を確立することが損傷後の機能回復を生み出す鍵となる構造変化だと考えられる．このような神経突起の伸長は損傷後のリハ訓練によって促進することが示されている[8]．すなわち，リハ訓練による脳機能回復の背景として神経突起の伸長があり，これをより促進することが訓練の効果を最大化するために重要であると考えられる．また神経突起の伸長が大脳皮質運動野の電気刺激によって増強されるという報告もあり[9]，新しい機能回復技術の基盤となる変化としても注目されている．

(3) シナプスの変化

より微細な変化として，ニューロンとニューロンの間の情報を伝達する接合部位であるシナプス（図1）の変化がある．たとえば，ラットに脳梗塞を作成したあと，損傷と反対側半球の運動野のシナプスの数が増えること，運動を行うとシナプスの増殖が増強されるという報告がある[10,11]．樹状突起の伸長・分岐や軸索の発芽に伴うシナプスの形成や，それらを伴わないシナプスの数の増殖や，大きさや形態の変化がある．大きさや形が変化することで，シナプスを介した情報伝達の効率が変化する．後者の変化は，新しい情報伝達経路の確立というよりも，もともと存在していた弱い情報伝達経路の伝達効率を上昇させることに対応していると考えられる．

細胞レベルの可塑的変化を誘導する分子レベルの変化

細胞レベルの変化が生じるとき，その多くには遺伝子およびタンパク発現の変化が伴っている（↔ 40頁参照）．DNAに存在する遺伝情報は転写を介してメッセンジャーRNA（mRNA）にコピーされ，翻訳というプロセスを介して遺伝情報にもとづいたタンパクの生成がもたらされる．このように生成されたタンパクが様々な生理活性をもち，細胞レベルの変化を誘導する．この一連の遺伝子およびタンパク発現の段階を制御することにより，生物は様々な外界の環境の変化に対応している．

細胞レベルの構造変化との関連がよくわかっている遺伝子・タンパクの一つに，GAP-43（growth-associated protein-43）がある．このタンパクはmRNAからタンパクに翻訳された後軸索終末に輸送され（図2A），軸索終末で細胞骨格を形成するアクチンフィラメントの重合を制御することで，軸索の発芽を制御していると考えられている．この遺伝子の発現が，脳や脊髄の損傷後の回復過程において上昇することが知られており[12,13]，これが前述した軸索の発芽をもたらす遺伝子発現の一つになっていると考えられている．図2Bには，脊髄を損傷した個体の運動野では，健常個体と比べて運動出力を担うニューロンにおけるGAP-43 mRNAの発現が上昇した結果を示している．GAP-43 mRNAの発現は，損傷によって直接的な影響を受けていない損傷と同側半球の運動出力ニューロンでより顕著であった．大脳皮質からの運動出力の多くは延髄レベルで交差し，反対側の脊髄運動ニューロンへ至るが，一部の運動出力は同側の運動ニューロンに効果を及ぼすことが知られている．損傷と同側半球の運動出力ニューロンにおいてGAP-43 mRNAの発現が上昇したことから，脊髄損傷後に，同側半球から発する運動出力軸索においてGAP-43の関わる発芽が生じ，弱かった同側の運動出力経路が強化された可能性が考えられる（図2C）．GAP-43は活動依存的に発現する，すなわち神経活動が高まると遺伝子の発現量が上昇するという性質をもっている[14]．リハ訓練を行うと神経活動が高まりGAP-43遺伝子の発現が上がることで軸索の発芽がもたらされ，これが機能回復につながる可能性がある．

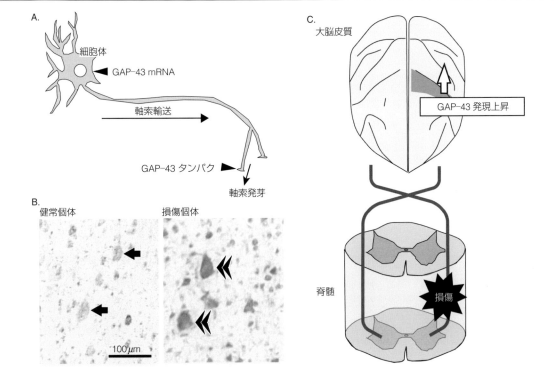

図2 軸索の発芽を制御するGAP-43の発現
脊髄を損傷した個体の運動野では，健常個体と比べて損傷によって直接影響を受けていない半球の運動出力ニューロンにおけるGAP-43 mRNAの発現が上昇した(文献12より改変).

　GAP-43以外にも，前述した細胞レベルの変化を誘導するような分子のレベル変化が知られている．脳由来神経栄養因子(brain-derived neurotrophic factor：BDNF)をはじめとした神経栄養因子と呼ばれる分子は神経突起の構造的な変化を誘導するが，その発現が脳損傷後のリハ訓練による機能回復にともなって上昇するという報告がある[10,15,16)]．さらに神経栄養因子を阻害すると回復の程度が減少することから，神経栄養因子と回復との因果関係が示されている．さらにSynapsin-1やPSD-95とよばれるシナプス膜の構成タンパクの発現が，脳損傷後の巧緻動作を用いたリハ訓練によって上昇することが知られている[17)]．このタンパクの発現上昇が，機能回復過程で生じるシナプスの形態変化や伝達効率上昇の分子レベルの基盤となっていると考えられる．

肥後範行
産業技術総合研究所人間情報研究部門

▶文献

1) Kaneko N, Sawamoto K : Adult neurogenesis and its alteration under pathological conditions. *Neurosci Res*, **63** : 155-164, 2009.
2) Yamashita T, Ninomiya M, et al : Subventricular zone-derived neuroblasts migrate and differentiate into mature neurons in the post-stroke adult striatum. *J Neurosci*, **26** : 6627-6636, 2006.
3) Komitova M, Mattsson B, et al : Enriched environment increases neural stem/progenitor cell proliferation and neurogenesis in the subventricular zone of stroke-lesioned adult rats. *Stroke*, **36** : 1278-1282, 2005.
4) Urakawa S, Hida H, et al : Environmental enrichment brings a beneficial effect on beam walking and enhances the migration of doublecortin-positive cells following striatal lesions in rats. *Neuroscience*, **144** : 920-933, 2007.
5) Kornack DR, Rakic P : Cell proliferation without neurogenesis in adult primate neocortex. *Science*, **294** : 2127-2130, 2001.
6) Biernaskie J, Corbett D : Enriched rehabilitative training promotes improved forelimb motor function and enhanced dendritic growth after focal ischemic injury. *J Neurosci*, **21** : 5272-5280, 2001.
7) Lindau NT, Banninger BJ, et al : Rewiring of the corticospinal tract in the adult rat after unilateral stroke and anti-Nogo-A therapy. *Brain*, **137** : 739-756, 2014.
8) Starkey ML, Bleul C, et al : Rehabilitative training following unilateral pyramidotomy in adult rats improves forelimb function in a non-task-specific way. *Exp Neurol*, **232** : 81-89, 2011.
9) Carmel JB, Martin JH : Motor cortex electrical stimulation augments sprouting of the corticospinal tract and promotes recovery of motor function. *Front Integr Neurosci*, **8** : 51, 2014.
10) Kleim JA, Jones TA, et al : Motor enrichment and the induction of plasticity before or after brain injury. *Neurochem Res*, **28** : 1757-1769, 2003.
11) Luke LM, Allred RP, et al : Unilateral ischemic sensorimotor cortical damage induces contralesional synaptogenesis and enhances skilled reaching with the ipsilateral forelimb in adult male rats. *Synapse*, **54** : 187-199, 2004.
12) Higo N, Nishimura Y, et al : Increased expression of the growth-associated protein 43 gene in the sensorimotor cortex of the macaque monkey after lesioning the lateral corticospinal tract. *J Comp Neurol*, **516** : 493-506, 2009.
13) Li Y, Jiang N, et al : Neuronal damage and plasticity identified by microtubule-associated protein 2, growth-associated protein 43, and cyclin D1 immunoreactivity after focal cerebral ischemia in rats. *Stroke*, **29** : 1972-1980 ; discussion 1980-1971, 1998.
14) Higo N, Oishi T, et al : Expression of GAP-43 and SCG10 mRNAs in lateral geniculate nucleus of normal and monocularly deprived macaque monkeys. *J Neurosci*, **20** : 6030-6038, 2000.
15) Gelfo F, Cutuli D, et al : Enriched environment improves motor function and increases neurotrophins in hemicerebellar lesioned rats. *Neurorehabil Neural Repair*, **25** : 243-252, 2011.
16) Ploughman M, Windle V, et al : Brain-derived neurotrophic factor contributes to recovery of skilled reaching after focal ischemia in rats. *Stroke*, **40** : 1490-1495, 2009.
17) Pagnussat AS, Simao F, et al : Effects of skilled and unskilled training on functional recovery and brain plasticity after focal ischemia in adult rats. *Brain research*, **1486** : 53-61, 2012.

③学習と再学習に関わる脳領域

②可塑性の実態

脊髄レベル

はじめに

中枢神経は，いったん障害を受けると回復しないと考えられてきたが，たとえば不全脊髄損傷の患者においては，しばしばリハビリテーション（以下，リハ）による症状の改善が認められる．その背景には，残存する神経経路の可塑的変化が想定されている（↔37頁参照）．近年，多くの脊髄損傷モデル動物を使った研究が行われ，皮質脊髄路（corticospinal tract：CST）に再組織化が起こることが示唆されている[1]．注意しなくてはならないのは，CSTと運動ニューロンの結合様式がモデル動物の種差によって異なり，その動物の精緻な運動能力を反映している点である[2,3]．ヒトに近い神経経路と体の構造をもつサルを脊髄損傷モデルとした研究から得られた知見は，リハや治療の発展に役立つと考えられている[4]．そのため，サルを脊髄損傷モデル動物とした筆者らのグループの研究を中心に紹介したい．

損傷後脊髄の可塑的変化

(1) 脊髄レベルでの検討

1968年にLawrenceとKuypersは，サルの両側錐体切断を行い，CSTを損傷させると手指の分離運動や精密把持が回復しないことを行動観察から示した[5]．サルなどの霊長類のCSTには，動物種間で手指機能の発達と平行して，介在ニューロンを介さずに運動ニューロンに直接投射する経路（図1A）の発達を認め，系統発生的に新しい直接経路が霊長類の手指巧緻性に重要であると考えられてきた[2,3]．一方，サルのCSTにも手指機能の十分発達していないネコと同様に，中部脊髄（C3-C4レベル）にある脊髄固有ニューロン（C3-C4 PNs）を介して，下部頸髄の運動ニューロンに投射する系統発生的に，古い間接経路を有することがAlstermarkらによって示された[6]（図1A）．そこでSasakiらは，この間接経路の機能を調べるために，頸髄でPNsの軸索が通る部位（側索腹側部と前索外側部）と外側CSTの通る部位（側索背側部）の違いを利用してCSTをC4/C5レベルで選択的に遮断した脊髄不全損傷モデルザルを作成し（図1A），行動学的，電気生理学的検討を行った[7]．先述の両側錐体切断を行ったサルは手指の分離運動が半永久的に回復しなかったが，C3-C4 PNsを介する経路が残存したC4/C5 CST損傷ザルは，術後1〜3カ月で手指機能の回復を認めた（図1B）．この回復に関わる神経機構を調べるため，延髄錐体を電気刺激し誘発された運動ニューロンの細胞内電位を損傷部位より尾側のC6-T1髄節で記録したところ，損傷前にはフィードフォワード抑制下にあったC3-C4 PNsを介する間接経路の脱抑制を認めた（図1C, D）．すなわち，運動指令がC3-C4 PNsを介してより伝達されるようになることで，回復が促された可能性が示唆された．脊髄の一部の下行性経路が損傷されても病変を迂回する残存経路の興奮性が変化することで機能的な代替経路となり，失われた経路の機能を代償するのではないかと考えられる．

---

keyword

皮質脊髄路，脊髄損傷，残存経路，可塑性

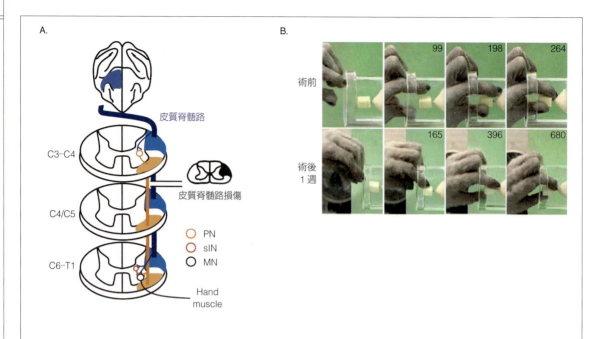
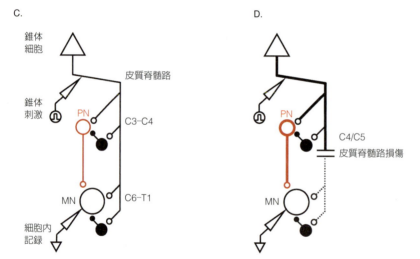

図1 脊髄損傷モデルザルの手指機能回復とその神経機構

A. 運動野から上肢運動ニューロン(MN)に至る下行性経路と損傷部位．直接結合する経路(青色)とともに脊髄内の介在ニューロン，特にC3–C4髄節の脊髄固有ニューロン(PN)を介して至る経路(黄色)と髄節内介在ニューロン(sIN)を介して結合する間接経路がある(文献10より改変)．C4/C5髄節のレベルで，外側CSTが通過する側索背側部を選択的に損傷した(右中央の図中の黒い部分)(文献7より改変)．
B. C4/C5 CST損傷前後の到達把持運動．このサルは術後1週で，円筒内のイモ片を示指と母指の指腹つまみで取ることができ，精密把持の回復を認める．写真右上に左のパネルからの時間間隔(ms)を示している(文献7より改変)
C. 健常ザルにおけるCST–上肢MN結合様式．黒丸は抑制性介在ニューロンを表す(文献11より改変)
D. C4/C5 CST損傷ザルにおけるCST–上肢MN結合様式(文献11より改変)

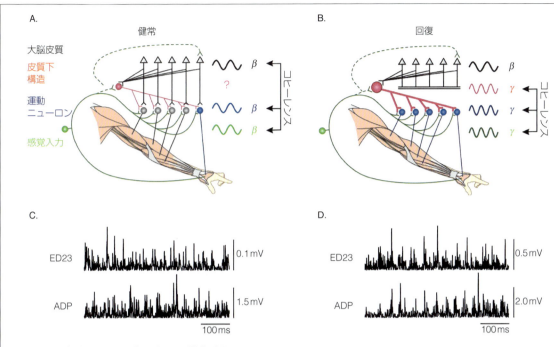

図2 脊髄損傷からの回復における機能連関 （文献9より改変）
A. 健常ザルの大脳皮質―筋間におけるβ帯域の同期的振動活動（コヒーレンス）の概略図
B. C4/C5 CST損傷ザルの回復後の大脳皮質―筋間におけるβ帯域のコヒーレンスの喪失，および筋―筋間におけるγ帯域のコヒーレンス出現の概略図
C. 健常ザルの精密把持タスク中の筋電図．ED23：第2,3指伸筋，ADP：母指内転筋
D. C4/C5 CST損傷ザルの術後3カ月での精密把持タスク中の筋電図

(2) 上位階層での検討

過去の研究でNishimuraら[8]は，脊髄損傷後にサルの運動関連皮質に手指巧緻性の回復時期に応じて活動の変化が起き，それらの活動が回復に寄与することを示した．しかし，これらの皮質活動がいかにして手指の運動を作り出す筋活動を駆動させるかについては明らかでなかった．そこで2009年にNishimuraら[9]は，先述のC4/C5 CST損傷ザルに精密把持を行わせ，大脳皮質と筋肉の振動性活動から回復機構の検討を行った．サルの精密把持中の大脳皮質運動野の局所電位と手の筋活動を同時記録し，その2つの機能連関を示すコヒーレンス解析を行った．CST損傷前では，大脳皮質-筋間に18Hzをピークにβ帯域での同期的振動活動（コヒーレンス）を認めたが（図2A），手の機能が完全に回復した術後3カ月でもこの同期的振動活動は認めなかった（図2B）．一方で，筋の振動活動をみると，術前にはあまり顕著でなかった律動活動を損傷後に低γ帯域（30-40 Hz）に認めるようになり，回復程度に依存して拮抗筋間に同期的振動活動が見られるようになった（図2C, D）．この背景には，CST損傷後に，脊髄のC3-C4 PNsあるいは網様体脊髄路のような残存する皮質下の神経回路網でγ帯域の律動活動が起こり，それに支配されている機能の異なる運動ニューロン群も同様にγ帯域での共通した律動活動を示すようになったというメカニズムが推定された．

代償的神経機構の戦略

脊髄損傷モデルザルを用いた研究から，運動機

能回復における中枢神経の代償的神経機構の戦略がみてとれる．それは，最終的な出力先である運動ニューロンに運動指令を伝達し合目的な運動を達成するために，並列して存在する下行性経路の中で損傷を免れた経路を優先して使い，失われた経路の機能を代償すべく新たなネットワークを再構築してその使命を果たす，というものではないだろうか．まさにこれは，損傷後脊髄の可塑性による機能代償メカニズムである．

おわりに

脊髄損傷モデル動物を使って運動機能回復の背景にある神経機構を探った研究から，残存経路の機能再編が神経回路レベルで明らかにされつつある．実際，ヒトに起きる脊髄損傷の多くは不全損傷であり，残存する神経経路をもつ．今後は，それらを効率的に駆動させて，機能回復をより促進させるようなリハや治療の発展が望まれる．

| 當山 峰道
自然科学研究機構生理学研究所発達生理学研究系　認知行動発達機構研究部門
慶應義塾大学医学部リハビリテーション医学教室

| 伊佐 正
自然科学研究機構生理学研究所発達生理学研究系　認知行動発達機構研究部門
総合研究大学院大学生命科学研究科

▶文献

1) Oudega M, Perez MA : Corticospinal reorganization after spinal cord injury. *J Physiol*, **15**(590) : 3647-3663, 2012.
2) Kuypers HG : A new look at the organization of the motor system. *Prog Brain Res*, **57** : 381-403, 1982.
3) Lemon RN : Descending pathways in motor control. *Annu Rev Neurosci*, **31** : 195-218, 2008.
4) Courtine G, Bunge MB, et al : Can experiments in nonhuman primates expedite the translation of treatments for spinal cord injury in humans? *Nat Med*, **13**(5) : 561-566, 2007.
5) Lawrence DG, Kuypers HG : The functional organization of the motor system in the monkey. I. The effect of bilateral pyramidal lesions. *Brain*, **91** : 1-14, 1968.
6) Alstermark B, Isa T, et al : Disynaptic pyramidal excitation in forelimb motoneurons mediated via C(3)-C(4) propriospinal neurons in the Macaca fuscata. *J Neurophysiol*, **82**(6) : 3580-3585, 1999.
7) Sasaki S, Isa T, et al : Dexterous finger movements in primate without monosynaptic corticomotoneuronal excitation. *J Neurophysiol*, **92**(5) : 3142-3147, 2004.
8) Nishimura Y, Onoe H, et al : Time-dependent central compensatory mechanisms of finger dexterity after spinal cord injury. *Science*, **318**(5853) : 1150-1155, 2007.
9) Nishimura Y, Morichika Y, et al : A subcortical oscillatory network contributes to recovery of hand dexterity after spinal cord injury. *Brain*, **132**(Pt 3) : 709-721, 2009.
10) Nishimura Y, Isa T : Compensatory changes at the cerebral cortical level after spinal cord injury. *Neuroscientist*, **15**(5) : 436-444, 2009.
11) Nishimura Y, Isa T : Neuronal mechanism of functional recovery of dexterous finger movements after lesion of the corticospinal tract--studies in a non-human primate model. *Brain Nerve*, **59**(5) : 511-520, 2007.

③ 学習と再学習に関わる脳領域

②可塑性の実態

大脳皮質レベル

はじめに

　運動機能の麻痺を呈する脊髄損傷・脳卒中などの中枢神経損傷後に，訓練によって，運動機能が回復することが経験的に知られている．この機能回復に対するリハビリテーション（以下，リハ）の効果を正しく評価し，より効果的なリハの方法を開発するためには，機能回復がどのようなメカニズムで起きるのかを知ることが重要である．本稿では，脊髄損傷後に起きる麻痺から手指の器用さを再獲得することに貢献する脳内メカニズムを大脳皮質と大脳辺縁系の２つの階層から議論する（↔２頁，49頁参照）．

皮質脊髄路の損傷後の機能回復

　脊髄損傷の運動麻痺の原因は，脊髄を支配している大脳皮質と筋肉を支配している脊髄運動ニューロンとを繋いでいる神経経路である皮質脊髄路が切断されてしまうことに起因する（↔50頁図1参照）．この皮質脊髄路を上位頸髄（C4とC5の境界）レベルで選択的に切断すると，その直後から指の運動が麻痺するが，リハにより指の運動は切断後約１週間で回復し始め，１カ月後には指の巧緻運動も切断前の状態にまで回復する[1-7]．このような，脊髄損傷後に一度失った機能を完全に回復する動物モデルは，機能回復に必要な神経機序を議論するうえで大変有用である．

keyword

一次運動野，運動前野，側坐核，大脳辺縁系，意欲，機能回復

大脳皮質レベルでの回復機構

　脊髄を含む中枢神経系は一度切断されると再生することは非常に難しい．脊髄損傷は脊髄の障害ではあるが，それに指令を送る大脳皮質は無傷である．脊髄損傷のリハは，この損傷されずに残存している大脳皮質をいかに呼び覚ますかが課題となる．

　機能回復する過程の活動はどのように変遷するのか？　健常時の上肢の視覚誘導性到達把持運動には，到達運動している腕の反対側の広域な大脳皮質に活動がみられ，一次運動野，体性感覚野，

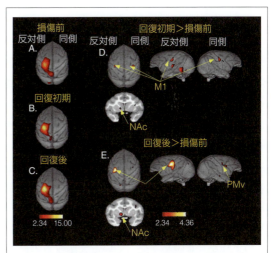

図１　皮質脊髄路損傷からの機能回復過程における脳活動の変化（文献10より引用）

精密把持時に活動する脳領域．手術前（A），回復初期（手術後約１カ月，B），完全回復後（手術後約３カ月，C）．D，E：脊髄損傷後に損傷前より活動増大がみられる脳領域．回復初期に損傷前より活動増大がみられる脳領域（D）．完全回復後に損傷前より活動増大がみられる脳領域（E）．
M1：一次運動野，PMv：腹側運動前野，NAc：側坐核．

頭頂葉で活動がみられる(図1A).この活動領域は,脊髄損傷の前後にかかわらず,あまり変わらないように見える(図1A〜C).健常時と損傷後の脳活動を比較すると,回復初期の損傷後1ヵ月目の時点では,本来よく使われている損傷反対側の一次運動野の手の領域で活動が増加しているのに加えて,損傷同側の一次運動野の活動も増加していた.また,二次体性感覚野,小脳での活動も同様に増大していた(図1D).回復の安定期に入ると同側の運動野の活動上昇は観察されなくなり,反対側一次運動野の活動がさらに増大しつつ活動領域が拡大していた.そして直接の運動制御というよりは運動の準備といったより高次な情報処理にかかわっているとされる運動前野腹側部が両側性に活動を上昇させることが明らかになった(図1E).このように機能回復の段階に応じて大脳皮質の運動関連領域の活動がダイナミックに変化する[2].

この機能回復時の活動の変化はどのような神経回路の変化が起きているのだろうか？ 神経細胞の突起の伸長に関与するとされるGAP-43の遺伝子は,機能回復過程において両側の一次運動野において増大することが明らかになった.さらに一次運動野の他に運動前野腹側部および一次体性感覚野においてもGAP-43発現が増大する(←**40頁参照**).これらの結果は,脳機能イメージングの結果と大変よく合致し,運動前野と一次運動野,一次体性感覚野をめぐる神経回路と一次運動野から脊髄などに下行する経路において突起の伸展を伴うような可塑的な変化が起きている[5].このような,脊髄を支配している大脳皮質の再組織化が運動機能回復を支えている.

機能回復過程を支える大脳辺縁系

鬱症状や倦怠感などの心理的にマイナスな要因は脳梗塞や脊髄損傷患者でしばしばみられ,それが運動機能の回復を妨げていることが問題となっている[5].また,リハの現場では経験的に機能回復を促進するには意欲が重要であることが認識されているが,それはどのような神経メカニズムによるものだろうか？ 脊髄損傷から機能回復したサルでは大脳皮質だけでなく,脳の深い場所にあり,意欲や報酬にかかわる側坐核(NAc,図1)の活動も機能回復中に増大する.腹側線条体は意欲や報酬にかかわる中枢とされる.さらに,この側坐核と大脳辺縁系を構成する前帯状回皮質(ACC),眼窩前頭皮質(OBF),腹側被蓋野(VTA)とが同期して活動するようになり,損傷前では見られなかった大脳辺縁系の機能的神経結合が強くなる(図2).さらに,興味深いことに,損傷前にはほとんどみられなかった運動野と側坐核を含む大脳辺縁系間の機能的神経結合が出現する(図2).これは,大脳辺縁系内部,さらに運動と大脳辺縁系間のシナプス結合の増強の結果ではないかと考えられ,この損傷前はほとんど機能していない運動野と大脳辺縁系との神経結合が,機能回復の過程で増強することは,意欲が一次運動野での運動学習を促すのであろう.このように,脊髄損傷後の機能回復中に運動を司る脳領域であ

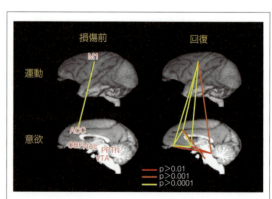

図2 運動機能回復を支える大脳辺縁系と大脳皮質運動野間の機能的神経結合(文献6より引用)

機能的神経結合の強さを色で示している.機能回復すると大脳辺縁系内と大脳辺縁系-運動野間の機能的神経結合が強化される.
M1:一次運動野,ACC:帯状回,OBF:眼窩皮質,NAc:側坐核,PPTN:脚橋被蓋核,VTA:腹側被蓋野.

るM1と意欲を司る大脳辺縁系との機能的神経結合が出現し，それが，機能回復過程を通じて，より強化されていく．このM1と大脳辺縁系間の神経ネットワークの可塑的変化が運動機能回復を支えているのではないかと思われる[6]（↔235頁参照）．

このように，脊髄損傷後などの運動機能回復には，大規模な神経回路の再編成が起こり，損傷している脊髄を支配している大脳皮質内および大脳皮質から脊髄への投射の神経回路の再組織化だけでなく，意欲にかかわる大脳辺縁系と運動関連領域間の神経回路においても再組織化が起こる．この結果は，心に響くような心理的なサポートも機能回復には重要であることを示唆しているのであろう．大脳辺縁系は，本能行動すなわち，喜怒哀楽などの情動にも関与する．楽しい，うれしい，頑張りたくなるリハプログラム作成など，心に訴えるリハの提供が運動麻痺患者の心と運動機能をともに改善させる可能性を秘めているであろう．

| 西村幸男

自然科学研究機構生理学研究所発達生理学研究系認知行動発達機構研究部門

▶文献

1) Sasaki S, Isa T, et al : Dexterous finger movements in primate without monosynaptic corticomotoneuronal excitation. *Neurophysiology*, **92** : 3142-3147, 2004.
2) Nishimura Y, Onoe H, et al : Time-depent central compensatory mechanisms of finger dexterity after spinal cord injury. *Science*, **318** : 1150-1155, 2007.
3) Nishimura Y, Isa T : Compensatory changes at the cerebral cortical level after spinal cord injury. *Neuroscientist*, **15**(5) : 436-444, 2009.
4) Nishimura Y, Morichika Y, et al : A subcortical oscillatory network contributes to recovery of hand dexterity after spinal cord injury. *Brain*, **132**(3) : 709-721, 2009.
5) Higo N, Nishimura Y, et al : Increased expression of the growth-associated protein 43 gene in the sensorimotor cortex of the macaque monkey after lesioning the lateral corticospinal tract. *J Comp Neurol*, **516**(6) : 493-506, 2009.
6) Nishimura Y, Onoe H, et al : Neural substrates for the motivational regulation of motor recovery after spinal-cord injury. *PLoS One*, **6**(9) : e24854, 2011. doi : 10.1371/journal.pone.0024854.
7) Osteråker AL, Levi R : Indicators of psychological distress in postacute spinal cord injured individuals. *Spinal Cord*, **43** : 223-229, 2005.

3 学習と再学習に関わる脳領域

②可塑性の実態

行動レベル

はじめに

　本稿では，行動の形成や再学習に重要な役割をはたすオペラント条件づけと古典的条件づけを取り上げる．これらの条件づけは個体の生涯にわたって機能し続ける行動メカニズムであり，極めて自由度の高い行動形成を可能にしている．条件づけはリハビリテーション（以下，リハ）のプログラムを開発するばかりでなく，プログラム遂行のための環境作りにも有用な技法を提供する．

オペラント条件づけ

　オペラント条件づけとは，行動とそれに後続する刺激との関係を操作することによって，行動の頻度を変化させる手続きである（図1）．一例として，実験箱でオウムが赤く点灯したボタンを押す行動の条件づけを考えよう．実験箱に入れられたオウムは様々な行動を示すが，偶然くちばしでボタンを押したところ，好物の餌が出てきたとする．すると，この後，オウムがボタンを押して餌を獲得する頻度は増加する（図1B）．このとき，オウムがボタンを押すという行動は，それに後続する餌の出現により強化されたという（↔31頁参照）．強化とは，ある後続刺激の出現によってその直前の行動の頻度が増加するような操作をいう．逆に，ボタンを押したらビリッと感電するようなことがあれば，ボタンを押す行動の頻度は減少する．この操作を罰（または弱化）とよぶ．このように，オペラント条件づけにより行動の生起頻度は変化し，行動はオペラント行動とよばれる（オペラントとは操作 operation に由来する）．

　オペラント条件づけでは行動とそれに後続（随伴）する刺激との間の関係が特に重要であり，強化随伴性とよばれる．後続刺激は行動の後即時に出現する必要があり，行動との間の遅延時間が長くなるほど条件づけが難しくなる．行動に先行して存在する刺激は先行刺激とよばれる．先行刺激─行動─後続刺激の3つはオペラント条件づけの単位であり，三項随伴性とよぶ（図1A）．オペラント条件づけにより獲得された行動は，後続刺激の出現を止めたり，別の行動を強化したりすることによって消去，あるいは著しく頻度を減少させることもできる．

　オペラント条件づけを実践する場合，課題分析を行い，目標とする行動を具体的に操作的に定義し，行動獲得までに必要な段階を細かく設定しなければならない．そして，逐次段階を習得させ，最終的に目標に近づけていく．この手続きをシェイピングといい，その際の方法を逐次的接近法とよぶ．失敗を少なくし多くの強化を受けられるため，段階の設定はできるだけ細かくしておくことが効果的である．

古典的条件づけ

　古典的条件づけとは刺激と刺激の間に新たな関係を形成する学習過程を指す（図2）．この条件づけの過程は，「パブロフのイヌ」としてよく知られている．まず，舌の上に食物が載せられるとイヌは唾液分泌をし，メトロノームの音を聞いた時

---

keyword

オペラント条件づけ，古典的条件づけ，シェイピング，強化，消去

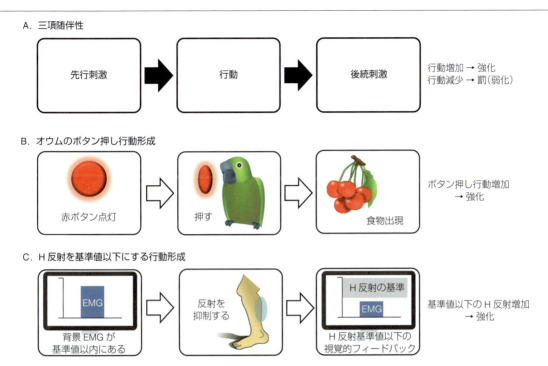

図1　オペラント条件づけの模式図
A. オペラント条件づけが成立するための要件は三項随伴性によって記述できる．三項とは行動に先行する先行刺激，行動，それに随伴する後続刺激である．行動が増加した場合の操作を強化，減少した場合は罰（弱化）と呼ぶ．
B. オウムのボタン押し行動の三項随伴性．ボタンが赤く点灯したとき，ボタンを押すと，食物が出現し，ボタン押し行動が強化され，増加する．
C. 麻痺のある患者のヒラメ筋のH反射抑制をオペラント条件づけした場合の三項随伴性．抑制された反射は，基準値を下回っていることを示すグラフが表示されることにより視覚的に強化される．

には唾液を分泌しないことを確認する．次に，メトロノームの音を一定時間聞かせ，音が鳴り終わる直前に舌の上に餌を入れる試行を繰り返す．その後ある試行で，食物は使わず，メトロノームの音だけを聞かせる．すると，イヌはメトロノームの音に対して唾液分泌をする（図2A）．ここで，食物が舌に触れたことに対する唾液分泌は生得的な反応であり，無条件刺激と無条件反応とよばれる．一方，メトロノームの音は元来唾液分泌とは関わりがないため，初めは中性刺激であったが，条件づけ手続きを通して，唾液分泌反応という条件反応を喚起する条件刺激となる．このように，無条件刺激に対する無条件反応の関係を利用しながら，中性刺激に対する機能を獲得させる手続きを古典的条件づけとよぶ．二つの刺激の提示は対提示とよばれる．対提示が繰り返される限り条件反応は生じ続けるが，メトロノームが鳴っても食物が提示されないことを繰り返し経験すると，イヌはしだいにメトロノームの音に対して唾液反応を示さなくなる．これを消去とよぶ．

古典的条件づけは，私たちの日常的行動にもよく見られる．たとえば，叱られ，恥ずかしい思いをした部屋は，嫌悪的な感情を喚起させる．威圧的な医者の足音を聞くだけで心拍数が上がる．好きな人の声を聞くと嬉しい気分になる，などがある．

条件づけとリハビリテーション

オペラント条件づけは，リハへの応用を目指し

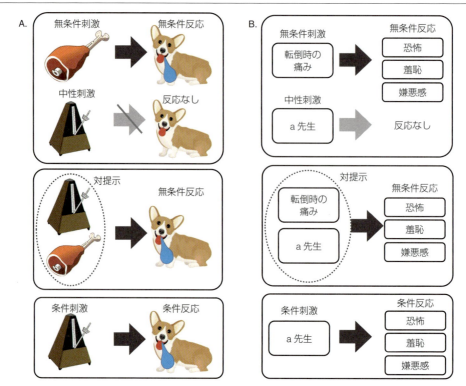

図2 古典的条件づけの模式図
上から順に条件づけ過程を示す．
A．食物（無条件刺激）はイヌの唾液分泌を生じさせるが（無条件反応），メトロノームの音（中性刺激）は唾液分泌を生じさせない．メトロノームの音と食物とを対提示することを繰り返した後，メトロノームの音だけを提示したとき，唾液分泌が起きる．このとき，メトロノームの音は条件刺激，それにより生じた反応は条件反応とよばれる．
B．リハビリテーション場面での古典的条件づけの例．患者が訓練中に転倒し，その痛み（無条件刺激）により恐怖，羞恥，嫌悪感のような感情が生じる（無条件反応）．a先生は元来特に感情を生じさせなかったが（中性刺激），a先生の目の前で転倒が繰り返されると，a先生（条件刺激）が恐怖，羞恥，嫌悪感（条件反応）を喚起するようになる．

た研究で古くから利用されてきている．一例ではH反射の条件づけがある．脊髄損傷により筋緊張亢進がある患者のヒラメ筋の筋電位を測定し，筋電位がある基準値内に収まっているとき膝窩の脛骨神経を刺激し，それによって生じるH反射を測定する．条件づけのための基準を設定し，反射の大きさが基準の範囲内にあるかどうかをグラフで視覚的にフィードバックする方法により，H反射を条件づけ前より増加あるいは減少させることができる（**図1C**）[1]．とりわけ，H反射をある基準以下に抑制することを条件づけると，座位，直立，歩行のような異なる動作に改善が見られるようになる[2]．この場合，グラフという視覚刺激は，患者にとっての情報となるだけでなく，機能の改善を明示的に確認させていることから，強化の機能を有すると考えられる．

脳梗塞や脊髄損傷などで四肢が一部麻痺した場合，麻痺側に損傷による影響を大きく上回る機能の低下が見られることがある．これは，「学習性の無使用 learned nonuse」という行動的に解決可能な問題として捉えられる[3]．つまり，麻痺のある手を使うと失敗をしたり，痛みを感じたりすることにより，その手を使った行動が罰を受け，頻度が減少する．並行してその手を使わない補償的な行動が出現し，それが成功することによって強化され，頻度が増加する．これが学習性の無使用

の発達過程である．このような場合，麻痺がないほうの手を拘束し，麻痺側の手による操作を強化し，シェイピングの手続きを使って機能を再学習させることが効果的である．

　動作の訓練において，失敗が起きないよう様々な方法で患者を支援する必要がある．具体的な言語的教示を行い，実際に同じ動作をして見せたり，動作の始めの部分を示したり，途中でも言語的に指示したり（プロンプト），手を添えて目標行動を遂行させ（身体的誘導），しだいに手を添えることを少なくしていく技法（フェイディング）などを用いる[4]．また，うまく出来たときの後続刺激として，褒め言葉だけでなく，患者が大好きな活動に従事させる，好きな飲み物を飲ませる，改善結果をグラフに表示するなど，様々なバリエーションを用意しておいたほうが，プログラムに参加するモチベーションを維持し続けることができる[5]．

　古典的条件づけは，訓練プログラムに参加する患者の感情やモチベーションをコントロールするうえで考慮すべきメカニズムである．訓練で転倒などの大失敗をした，回復が具体的に見えない，訓練の意義がわからない，などの理由により嫌悪的感情が生まれると，リハ場面自体が嫌悪的となっていく（図2B）．このようなことを避けるため，適切な課題分析と後続刺激の設定が重要となる．リハの多くは社会的場面で行われており，他者の言語的賞賛や身体的接触を強化に使うのは効果的なことも多いが，一方で他者の視線や訓練者との折り合いのような社会的要因が，リハ場面を嫌悪的なものとすることもあるため，注意が必要である．

　オペラント条件づけや古典的条件づけは私たちの行動の多くを説明する原理であるため，リハプログラムとして患者側の行動形成に利用する以外に，訓練者の側の行動を見直す際にも有用である．自分が患者の環境刺激の一部を成していることを自覚することができれば，より適切なプログラムを設計することができる．

山﨑由美子
慶應義塾大学先導研究センター
理化学研究所脳科学総合研究センター

入來篤史
理化学研究所脳科学総合研究センター

▶文献

1) Thompson AK, Chen XY, et al : Acquisition of a simple motor skill : Task-dependent adaptation plus long-term change in the human soleus H-reflex. *Neuroscience*, **29**(18) : 5784-5792, 2009.
2) Thompson AK, Wolpaw JR : Restoring walking after spinal cord injury : Operant conditioning of spinal reflexes can help. *Neuroscientist*, **21**(2) : 203-215, 2015.
3) Taub E, Crago JE, et al : An operant approach to rehabilitation medicine : Overcoming learned non-use by shaping. *J Exp Anal Behav*, **61**(2), 281-293, 1994.
4) 山崎裕司，山本淳一編：応用行動分析で運動療法とADL訓練は変わる．リハビリテーション効果を最大限に引き出すコツ，第2版，三輪書店，2012.
5) 山本淳一：「正の強化」が意欲を高める．OTジャーナル，**43**(11) : 1241, 2009.

4 運動学習理論

運動学習の潜在性

HM氏の症例

HM氏は神経科学の分野で最も著名な患者の一人であろう[1]．重篤なてんかん発作に悩まされていた彼は，治療のために側頭葉内側部を切除するという手術を受けた．幸い，てんかん発作は治まり，また知能的な問題も生じなかったが，物事を新たに覚えられなくなるという深刻な副作用が生じた．側頭葉内側部，とくに海馬が記憶の形成に重要であることが彼の症例から初めて明らかになったのである．

ところが，何も覚えられないというわけではなかった．彼に新奇な運動課題を行ってもらうと，成績は徐々に向上し，その学習効果は次の日にも残存していた．しかし，もちろん彼は，前日にこの運動課題を行ったこと，立ち会った研究者のことなどはまったく覚えていなかったのである．運動の記憶は海馬以外の部分で形成され，自分が覚えたという実感をもたなくとも進行するのである．

潜在的運動学習

健常者であっても，学習の自覚なし（潜在的）に運動学習が進行することは様々な実験によって明らかにされている．系列反応時間課題(Serial Reaction Time Task：SRTT)[2]では，画面上に次々と呈示されるキューの位置と対応するボタンを素早く押すことが求められる（図1）．この課題において，ある一定の順番で繰り返される系列を加えておくと，試行を繰り返すにつれて，その系列のキューが呈示されたときだけボタン押し反応時間の短縮が観察される．しかもこの反応時間の短縮は，この系列が繰り返されているという被験者の認識を必ずしも伴わない．

腕を使って画面上のカーソルを操作し，標的に到達させる到達運動を別の例としてあげる（この課題では自分の手や腕は直接見ることはできないものとする）．手を動かす方向と，カーソルが動く方向の間に人為的にずれを挟むと，初めはカーソルを標的にうまく到達させることはできないが，試行を繰り返すにつれて，ずれとは逆方向に手を動かすことを学んでいく（視覚運動回転課題，図2A）．一見すると，カーソルがずれた方向と逆

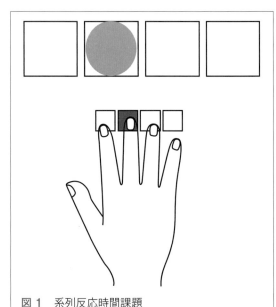

図1　系列反応時間課題
マス目に丸が呈示されたら，対応する位置のキーをできるだけ早く押すように求められる．

---

keyword

系列反応時間課題，視覚運動回転課題，運動学習の潜在的・顕在的要素

の方向に手を動かすだけのことのように見えるかもしれない．しかし，図2Bのように，被験者に気づかれないようにカーソルと手の動きのずれの量を試行ごとに徐々に大きくしても，手を動かす方向が与えたずれとは反対方向にシフトしていく[3]．すなわち，この学習が起こるとき，カーソルと手の動きにずれが存在していることや，自分が学習しているということを認識している必要はない．

潜在的に生じる学習能力の強さは以下のように反直感的な現象も生み出す．筆者らは，左右2つの標的を設け，右側の標的に到達運動をする場合にはカーソルに時計回りのずれを，左側の標的の場合には反時計回りのずれを加えるようにした（図3A）[4]．ずれの大きさを試行ごとに徐々に増やしていくと，被験者も気づかないまま，いずれの標的を狙う場合も手を動かす方向が徐々に前方方向にシフトしていき，最終的には常に前方になるよう収束した（図3B）．つまり，別々の標的への異なる運動計画が，物理的に同じ運動を導いたということになる．興味深いことに，被験者はこのような状況でも，別々の標的に到達運動しているという実感をもっているのである．

潜在的成分と顕在的成分の存在

運動学習は，以上のように潜在的なレベルで進行する一方，顕在的な要素も影響を与えうる．たとえば，SRTTにおいては，系列が繰り返されていることという情報が与えられていれば反応時間がより大きく短縮することはよく知られている[5]．到達運動を用いた運動学習課題においても，最近になってようやく顕在的な要素の影響が調べられるようになってきた．手とカーソルが動く方向のずれを被験者が十分認識できるくらい大きな場合を考える（図4A）．このようなずれを受けると，次の試行では被験者は手を動かす方向を時計回りに変えようとするが，この手を動かす方向の変化には，被験者が狙う方向（目標方向）の変化と，目標方向と実際に手が動く方向の間の変化の2つが含まれている（図4B）．

目標方向の変化は，反時計回りにカーソルがずれたので逆の時計回りに運動方向を変えよう，と

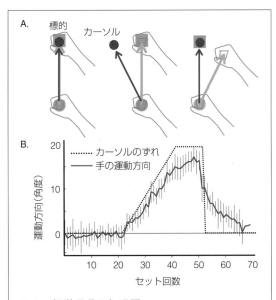

図2　視覚運動回転課題
A. カーソルと手が動く方向にずれを挟むと（中パネル），最終的には，手を動かす方向が逆方向にシフトし，カーソルが標的に到達するようになる（右パネル）．
B. カーソルと手のずれの大きさを漸増していくと，被験者はずれの存在に気がつかないが，手の方向は徐々にシフトしていく．

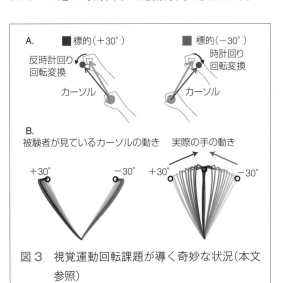

図3　視覚運動回転課題が導く奇妙な状況（本文参照）

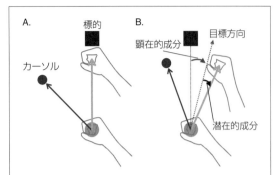

図4 視覚運動回転課題の学習における潜在的・顕在的成分
カーソルがずれた試行を経験すると(A),次の試行では,手を動かす方向が逆方向に修正される.この方向の修正には,手を動かそうとする目標方向の変化(顕在的学習成分)と,潜在的な学習成分の両方が含まれる(B).

いうような戦略的な反応であり,顕在的な学習の成分を表している.一方,目標方向と手の運動方向のずれは,すでに説明した潜在的な学習成分である.この運動課題において,各試行前にこれからどこを狙うかを明示的に宣言してもらうことにより,顕在的,潜在的両成分がどのように時間発展するかが調べられた[6].その結果,学習初期では顕在的成分の存在が運動誤差の減少に寄与するが,その後,徐々に潜在的成分の貢献が大きくなるというパターンの存在が示された.ただし,このように両成分が相互作用しながら運動学習が進むということの研究は端緒についたばかりである.今後,顕在的学習をどのように活用すれば運動学習を効果的・迅速に進めることができるのか,そもそも顕在学習パターンの決定因子は何か,などがしだいに明らかにされていくだろう.

| 野崎大地
| 東京大学大学院教育学研究科

▶文献

1) Corkin S : Permanent present tense : The unforgettable life of the amnestic patient, H.M.. Basic Books, 2013.
2) Robertson EM : The serial reaction time task : Implicit motor skill learning? J Neurosci, 27 : 10073-10075, 2007.
3) Honda T, Hirashima M, et al : Adaptation to visual feedback delay influences visuomotor learning. PLoS One, 7 : e37900, 2012.
4) Hirashima M, Nozaki D : Distinct motor plans form and retrieve distinct motor memories for physically identical movements. Curr Biol, 22 : 432-436, 2012.
5) Curran T, Keele SW : Attentional and nonattentioal forms of sequence learning. Cognition, 19 : 189-202, 1993.
6) Taylor JA, Krakauer JW, et al : Explicit and implicit contribution to learning in sensorimotor adaptation task. J Neurosci, 34 : 3023-3032, 2014.

④運動学習理論

教師あり学習と強化学習

はじめに

システムが適切な入出力変換を学習するスキームには，大別すると，①教師あり学習，②教師なし学習，③強化学習の3つがある[1]．このうち，運動の学習に関連が深いと思われる教師あり学習と強化学習について解説する（↔31頁参照）．

腕到達運動を例にとると，視覚的に捉えた標的位置という入力が，脊髄や筋に向かう運動指令に変換され，最終的に手を伸ばした到達位置として出力される．このとき，到達位置，標的位置や両者の相対位置などの視覚的情報が与えられていれば，その誤差の情報を用いてシステムをより正確なものに修正（学習）することができる．たとえば，手の位置を示すカーソルの運動方向が手の運動とずれるように設定する視覚運動回転課題では，カーソル到達点と標的位置の誤差を元に運動指令が試行毎に逐次修正され，最終的に標的にカーソルをうまく到達させることができるようになる．このように，システムからの出力について，外部から正解（教師信号とよぶ）が与えられているような場合の学習スキームを「教師あり学習」とよぶ（図1A）．

しかし，明示的な正解が与えられないこともある．到達運動時の自分の手の視覚的情報が一切与えられず，その試行が標的に到達したか否かという評価のみが与えられるような場合である．このとき，被験者はこの評価（報酬）のみを手がかりに，手を標的に到達させることを学習しなければならない．このように教師信号が明示的に与えられず，報酬にもとづいて行われる探索的な学習スキームを「強化学習」とよぶ（図1B）．

銅谷は，小脳皮質と大脳基底核の神経回路が，それぞれ教師あり学習と強化学習に対応した処理を行っているのではないかと考えた[1]．この仮説にもとづき，本項では，教師あり学習と小脳皮質，強化学習と大脳基底核の関連を議論する（↔5頁，33頁参照）．

教師あり学習と小脳皮質

小脳皮質からの唯一の出力細胞であるプルキンエ細胞は苔状線維から顆粒細胞-平行線維を介した神経入力を受けている（図2A）．この神経入力

keyword
教師あり学習，強化学習，小脳，大脳基底核，報酬予測誤差，use-dependent plasticity

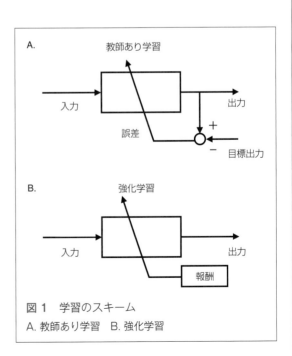

図1　学習のスキーム
A. 教師あり学習　B. 強化学習

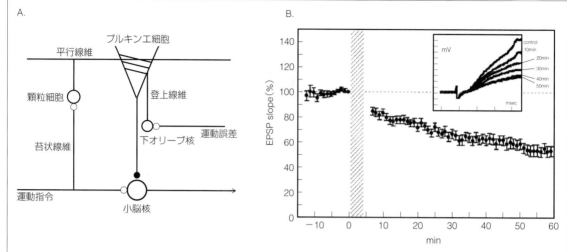

図2 小脳皮質の神経回路と長期抑圧
A. 神経回路．B. 平行線維刺激によるシナプス後電位の大きさの時間変化．登上線維を300回(1 Hz, 5分)刺激すると(網掛け部分)，シナプス後電位の大きさが減少する(文献3より引用)．

数は10万以上にも達するのとは対照的に，プルキンエ細胞は単一の登上線維からも入力を受ける(図2A)．それぞれの神経入力の違いは，発生する活動電位の形状によって判別できる．平行線維由来の活動電位は単純な形状(単純スパイク)をしているが，登上線維由来の活動電位は複数のピークをもつ複雑な形状(複雑スパイク)を有する．

さて，このような両者の入力数のコントラストに加え，登上線維の活動は動作の誤差に関連して活動する[2]ことから，小脳皮質は登上線維からの神経入力を教師信号とした教師あり学習を行っていると考えられていた[3]．実際，平行線維と登上線維を同時に刺激することを繰り返すと，平行線維刺激によってプルキンエ細胞に生じる興奮性シナプス後電位が減少する[3] (図2B)．すなわち，平行線維とプルキンエ細胞の間のシナプス結合の強さが，登上線維からの神経入力によって減弱する(長期抑圧，long-term depression : LTD)ことが見いだされた．苔状線維からプルキンエ細胞出力にいたる小脳皮質の入出力関係が，登上線維入力によって可塑的に変化しうるということになる．

もしこのような機構が実際の運動学習に影響を与えているのであれば，登上線維からの神経活動(複雑スパイク)の頻度が高くなると平行線維とプルキンエ細胞のシナプス伝達効率が低下し，結果的に単純スパイクの頻度が減少するはずである．眼球運動の学習中，2つの神経活動の頻度に相反的な関係があることはMedinaとLisbergerによって示された[4]．このような両入力のせめぎ合いは，登上線維からの入力がなくなる，すなわち運動誤差がなくなるまで続き，学習の完了を促すはずである．

強化学習と大脳基底核

大脳基底核は大脳皮質から入力を受けるとともに，視床を介して大脳皮質に出力するというループ構造を形成している(図3)．大脳基底核の入力部分である線条体の神経活動や接続するシナプスの伝達効率は，黒質緻密部のドーパミン作動性細胞による調節を受ける(図3)．ドーパミン作動性細胞は報酬に関与して活動するため，報酬の有無に応じて大脳皮質-線条体のループの活動レベルが影響を受け，行動が強化(あるいは弱化)される．

しかし，ドーパミン作動性細胞の活動は単純に報酬だけを符号化しているのではない．Schultz

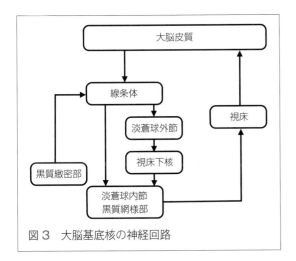

図3 大脳基底核の神経回路

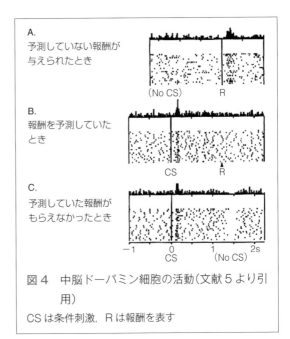

図4 中脳ドーパミン細胞の活動(文献5より引用)
CSは条件刺激, Rは報酬を表す

らの研究[5]によれば、確かにドーパミン細胞は報酬に対して活動する(図4A)が、条件刺激によって報酬が与えられることが十分に条件づけされると、報酬に対してではなく条件刺激に対して応答するようになる(図4B)(↔56頁参照).また、このような条件づけのあと、予測していた報酬がもらえなかった場合には、報酬を受けるべきタイミングで活動が低下する(図4C).

このことは、この神経細胞は、報酬そのものではなく、報酬予測誤差を符号化していることを示す.図4Aでは、報酬が予測なしに与えられたために、報酬が得られた時点で生じる報酬予測誤差に対して応答する.条件づけが成立したあとでは(図4B)、条件刺激を受けると報酬を期待する状態に変化し(つまり報酬予測誤差が生じ)応答が生じる.それ以降、報酬を受けるタイミングまでは報酬を期待しておらず、また実際に報酬も受けていないので報酬予測誤差は生じず応答も生じない.報酬を受けるタイミングでは報酬を予測するが、実際に報酬を受けるため、同じく報酬予測誤差はゼロであり応答が観察されないと解釈できる.このタイミングで、予測していた報酬が与えられない場合は、逆に活動が抑制されることも同様に解釈できる(図4C).

このような神経生理学的な実験結果とは独立して、機械学習の分野では、あるエージェントが環境内で得られる報酬を最大化するための行動方策を学習することを「強化学習」とよび、理論的な定式化および実践的な方法の提案が行われている[6].この枠組みでは、エージェントがある状態においてある行動を行い、その結果報酬信号を受け取ることを繰り返すことで、各状態が将来的にどのような報酬をもたらすかという価値と、報酬を最大にするための行動則を学習する.この学習における学習信号として用いられるのが、まさに前述の報酬予測誤差信号であり、強化学習の枠組みではTD誤差とよばれるものである.近年、TD誤差にもとづいた強化学習の見地から、大脳基底核の機能を解明しようという研究が精力的に進められている.

Use-dependent plasticity

以上のような新しい運動や行動を学習するという範疇からは外れるが、単にある動作を繰り返すことで運動系に可塑的な変化が生じることもよく知られている.Classenら[7]は経頭蓋磁気刺激(TMS)によって生じる親指の運動方向を記録し、その方向とは逆方向に指を動かすトレーニングを

1Hzの運動頻度で30分続けた．トレーニング後TMSによって生じる運動方向を調べてみると，トレーニングした方向に偏位していた．これは，同じ運動を繰り返し行うことにより，大脳皮質内の神経回路に可塑的変化が生じたことを示しており，use-dependent plasticity（使用依存的な可塑性）とよばれている（↔ 26頁参照）．前述した視覚運動回転課題で生じる学習は基本的に教師あり学習であるが，たとえば学習後に同じ動作を繰り返すことは使用依存的可塑性を引き起こす[8]こと，さらに動作を繰り返す際に報酬的な信号を与えればその動作が強化される[9]ことなど，複数の学習機序が同時進行的に機能しているということも近年指摘されている．

| 野崎大地
| 東京大学大学院教育学研究科

文献

1) Doya K : Complementary roles of basal ganglia and cerebellum in learning and motor control. *Curr Opin Neurobiol*, **10** : 732-739, 2000.
2) Kitazawa S, Kimura T, et al : Cerebellar complex spikes encode both destinations and errors in arm movements. *Nature*, **392** : 494-497, 1998.
3) Ito M : Cerebellar long-term depression : Characterization, signal transduction, and functional roles. *Physiol Rev*, **81** : 1143-1194, 2001.
4) Medina JF, Lisberger SG : Links from complex spikes to local plasticity and motor learning in the cerebellum of awake-behaving monkeys. *Nat Neurosci*, **11** : 1185-1192, 2008.
5) Schultz W, Dayan P, et al : A neural substrate of prediction and reward. *Science*, **275** : 1593-1599, 1997.
6) Sutton RS, Barto AG : Reinforcement Learning : An Introduction. MIT Press, 1998.
7) Classen J, Liepert J, et al : Rapid plasticity of human cortical movement representation induced by practice. *J Neurophysiol*, **79** : 1117-1123, 1998.
8) Huang VS, Haith A, et al : Rethinking motor learning and savings in adaptation paradigms : Model-free memory for successful actions combines with internal models. *Neuron*, **70** : 787-801, 2011.
9) Shmuelof L, Huang VS, et al : Overcoming motor "forgetting" through reinforcement of learned actions. *J Neurosci*, **32** : 14617-14621, 2012.

4 運動学習理論

臨床的視点からみた運動学習

はじめに

リハビリテーション(以下,リハ)医療では,生活に必要な行動を医学的見地から最適化(optimization)するための運動学習にもとづいた治療が必要になる.運動の仕方に関する知識の教示だけでは運動スキルの最適化を誘導することはできないので,運動課題を設定し,感覚フィードバック(以下,FB)を入力しながら運動を反復させることで,運動記憶として固定する手続きをふむ.運動制御系に何らかの問題がある患者に対する運動学習においては,機能的な代償(compensation)にもとづいた運動制御法の最適化が必須の手続き

keyword

運動学習,フィードバック,潜在学習,課題特異的効果

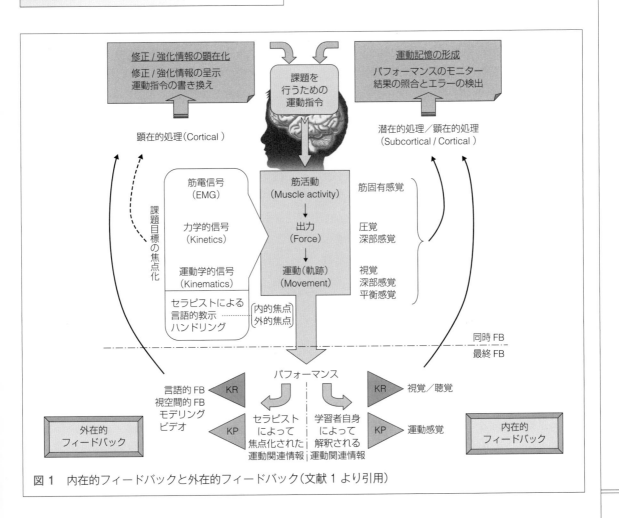

図1 内在的フィードバックと外在的フィードバック(文献1より引用)

となる．さらに，運動学習に必要な神経機構が障害されている場合には，運動学習方略の選定が重要となる（↔60頁，63頁参照）．

運動学習のための課題設定と練習方法

(1) フィードバック

FBは運動学習を推し進めるための情報である．課題を行うことで学習者自身が得る内在的（intrinsic）FBと，課題におけるパフォーマンスやその結果に関する情報を外部から教示する外在的（extrinsic）FB（図1）が，どのような形式で付与されるかによって運動学習効果は決定づけられる[1]．

(2) 内在的フィードバック

内在的FBには，運動課題を行っている最中に得られる感覚情報（同時FB：concurrent feedback）と，課題終了後に抽出された運動の記憶，すなわち，結果の知識「knowledge of results：KR」（例：前回より2秒速く歩けた）およびパフォーマンスの知識「knowledge of performance：KP」（例：足が引っかからなかった）についての感覚情報（最終FB：terminal feedback）が含まれる．運動課題を行った際にそのパフォーマンスを学習者自身がうまくできたと感じれば報酬となり，失敗したと感じればエラー情報となる．したがって，内在的FBの内容は運動課題の難易度や意識させる焦点に応じて変化する．

(3) 外在的フィードバック

外在的FBは，制御するべき学習対象を焦点化して学習課題の目標を変える力を有する．運動課題の試行中に同時FBとして付与される外在的FBには，運動制御にかかわる筋電信号，力学的信号，運動学的信号や，療法士の評価にもとづく言語的FB，ハンドリングなどがある．一方，運動課題の試行後に与えられる最終FBには，課題を行った結果がどうであったかを伝えるKRと，パフォーマンスの特徴を伝えるKPがある．同時FBは，課題における運動制御に強くかかわるのに対して，最終FBは課題を行うための運動計画に関与する．

フィードバックにもとづく運動学習

日常生活に関する運動スキルには，別のことを思考したり，異なる動作を実施したりしながら，パフォーマンスを再現できるような自動化が求められる．そのためには，運動課題を反復させてその運動スキルに関する種々のFBを処理させることで，潜在学習[*1]（implicit learning）を推し進めることが重要になる．

(1) 課題設定

目標とする運動スキルに必要な内在的FBを含む課題を設定し，学習者の能力に応じて成功率7割を目安に難度を決定する．たとえば，歩行練習において部分免荷トレッドミル訓練を用いれば，重度麻痺患者であっても歩行運動を再現し，両下肢のリズム運動に関する内在的FBを付与できる．一方で，実際の歩行に必要な下肢荷重感覚や移動に伴う視覚的FBは処理されない．これらに対して，立脚期における荷重受容器の刺激[2]や，トレッドミルの速度に応じたスピード感を外在的FBとして視覚的に付与[3]すれば，課題特異的効果（task-specific effects）が向上する可能性がある．

[*1] 潜在学習と顕在学習：運動学習が無意識的な認知過程において行われる場合が潜在学習，意識的に行われる場合が顕在学習であり，手続き知識（procedural knowledge）と宣言的知識（declarative knowledge）と同義的に扱われている．運動に関連する情報が作業記憶（working memory）に蓄えられることなく運動学習が行われる場合が潜在学習であり，したがって，誤りを起こさずに実施させる無誤学習（errorless learning），認知課題などを行いながら進める二重課題学習（dual task learning）が含まれる．一方，試行錯誤学習（trial and error learning）は顕在学習であり，観察学習（observational learning）には潜在学習と顕在学習の両方の要素が含まれる．

図2 フィードバック呈示法のデザイン（文献4より改変して引用）

コラム① KR付与のスケジュールの例

要約的KR（summary KR）：何試行かをまとめた練習ブロック終了時ごとにそのブロック内の各試行に対するKRを順番に連続的に与える．
平均的KR（averaged KR）：練習ブロック終了時ごとにそのブロック内の各試行に対するKRの平均値のみを知らせる．
KRの相対頻度削減（reduced relative frequency of KR）：何％かの試行においてのみKRを与える．
削減的KR（faded KR）：練習の後期に徐々にKRの相対頻度を削減する．
バンド幅KR（bandwidth KR）：目標となる運動の時間や軌跡に幅を設定し，運動反応の結果がそのバンド幅内の場合には成功，バンド幅を逸脱すれば失敗として，その成否のみを知らせる．

(2)外在的FB呈示法のデザイン

外在的FBは，運動反応の成果に関する判断を適正化し，エラーを減らして，習得段階のパフォーマンスを高める役割を担う．しかし，運動課題の特性や学習段階によってFB付与の効果は異なることに注意をはらう必要がある（図2）[4]．たとえば簡単な課題では，視覚的な最終FBや誤反応に対する聴覚的FB，エラー増幅によるFBが効果的だが，視覚的同時FBは無効である反面，複雑な課題では視覚的同時FBは有効である．重度障害患者にとっては通常の課題であっても難度は高くなるので，たとえば，運動軌道を誘導するロボットの「haptic guidance」のような潜在学習を促す同時FBの併用が効果的となる[5,6]．

一方，FBの頻度が過剰になると，依存性が助長され，処理すべき内在的FBへの不注意を招いて，保持テスト[*2]での学習効果を低下させてしまう．また，学習が進んで制御すべき真の誤差が小さくなった段階でFBが頻回に付与されると，運動スキルの習得段階に無関係な神経筋骨格系のノイズによる"ばらつき"の修正が強いられることとなり，逆に安定した反応を行うことができなくなる場合がある．したがって，運動学習におけるFB付与のデザインに共通の手続きはFBの相対頻度の削減である（ガイダンス仮説）．同時FBの頻度を徐々に減らしながら実施した歩行訓練[7]や，患者自身が能動的にKR付与を求めてきたときに呈示する自己制御FB[8]が，神経疾患での運動スキル習得においても効果的であることが確認されている（コラム①）．

(3)内的焦点と外的焦点

運動課題をどのように行うかを教示する際に，注意の焦点を身体の位置や動かし方などの身体内部に向けることを内的焦点，外部環境における対象物に向けることを外的焦点という．初めて行う運動については基本的な運動様式の教示が必要だが，一連の動作の習得段階において特定の身体部位の運動に焦点がおかれると，全体の運動におけ

[*2] 保持テストと転移テスト：FBを受けながら運動を反復する際のいわゆる学習曲線には，練習中にしか存在しない要因，すなわち，指導者からの助言や動機づけ，疲労などの影響を受けるため，習得段階（acquisition phase）と保持（retention）とを区別して学習成果を評価する必要がある．練習してきた課題を，KR等を付与せずに，練習終了後十数分程度の休止時間をおいて実施する短期保持テスト（retention test）と，24時間以上後に行う遅延保持テストを実施する．また，練習させた課題とは異なる課題へ及ぶ学習効果は，転移テスト（transfer test）によって評価する．

るプランニングとのずれが生じてパフォーマンスがかえって拙劣になりやすい(Constrained Action 仮説)[9]．外的焦点を設けた運動は，身体の部分を意識することなく，対象物との関係を効率化するために必要な運動スキルが潜在学習によって記憶される．したがって，パフォーマンスを統合し，運動記憶として固定していく過程においては，外的焦点を設定した運動学習が推奨される．

学習段階に応じた練習方法

運動学習の過程は，学習するべき課題を認知する段階(認知段階：cognitive stage)，運動スキルを磨く段階(連合段階：associative stage)，意識せずに運動スキルを再現する段階(自動化段階：autonomous stage)に区分される(表)．

(1)認知段階

認知段階では，運動スキル習得に向けた動機づけを行う．運動課題にどのように取り組むかを，学習者自身の経験による記憶と内的環境(学習前の運動スキルや麻痺などの身体的状況の変化など)，ならびに外的環境(動作環境や扱う道具)に関する情報をもとにし，運動戦略の方法などを意識的・言語的に思考させる[10]．情報収集・処理には，宣言的記憶やワーキングメモリ(working memory)が動員されて，顕在学習(explicit learning)が行われる．観察学習によって同様の身体症状をもった患者の動作を目標とさせると効果的である．

新たな運動スキルの学習は，課題に集中しやすい環境のもとで反復する一定練習(constant practice)から導入する．難度を下げるには，基準課

表　認知段階・連合段階・自動化段階における課題設定と練習法の概要

		学習者	運動課題 (療法士によるFBを含む)	環境(外的代償を含む)
認知段階	運動課題の設定と呈示	学習前に適応している運動戦略	運動課題の設定「何をするか？　what to do」の決定	
		身体・心身機能 学習能力 学習者のニーズ 学習課題の認知	運動課題の要素決定 (運動のサイズ，様式など) 難易度の設定 学習課題の焦点化 (目的の呈示，モデリング，注意すべき要素の言語化)	閉鎖スキル(コラム②) 環境刺激の除去 外的代償の適用
	運動課題の反復	リハーサル	エラーの管理	
		内在的・外在的FBの処理	同時FBの適用 (鏡利用，ハンドリングなど)	
		達成度(成功体験)	難易度調整・一定練習 感覚ノイズの除去	外的代償の調整
		疲労・覚醒度	分散練習 (休憩，練習時間の短縮)	
	課題試行後	運動記憶の符号化		
		KR，KPの言語化	KR，KPの呈示 (言語，ビデオFBなど)	
連合段階		リハーサル	どのように行うか　"how to do"を誘導	
		内在的FBの処理 手続き学習	保持テスト・転移テスト 外在的FBへの依存度を減らす 一定練習⇒多様練習	開放スキル(コラム②) 外的代償の調整
自動化段階		日常生活への汎化	いかに身に付けるか　"how to succeed"を誘導	
		運動スキルの実用化	二重課題学習 ランダム練習／差動練習(コラム③)	生活場面の設定 (アフォーダンス)(コラム④)

題(criterion task)を要素に分けて部分的に練習する方法や，実行しやすい類似課題を用いて練習し，運動スキルの転移(transfer)を図る方法を適用する．疲労や注意の持続に応じて，休憩や練習時間を短縮して行う(分散練習)．課題終了後には，学習者が自身の運動スキルをどのようにとらえているかを確認し，強化因子としての報酬，焦点を当てるべき運動制御に関するFBを与える．

(2)連合段階

連合段階は，身体の各部位間の協調，タイミングの調節や力量の制御によって，運動スキルに修正を加えながら，正確性やスピードを向上させる段階である．学習効果を確認しながら，外在的FBを調整して視覚FBへの依存度を減らし，固有感覚FBを増やす手続きをふむ．習得した運動スキルが様々な条件下で出力できるようにするために，多様練習(variable practice：速度や方向，距離などのパラメータをランダムに変えて課題を行わせることで，様々な条件下で特定の運動スキルを出力することができるようにする練習方法)を展開する．

(3)自動化段階

基準課題を再現できるようになったら，潜在学習による運動記憶の固定を推し進めるために，計算などの認知課題を付加した"dual task"での練習を検討する[11]．練習ブロックのなかで異なる運動プログラムに支配された課題をランダムな順序で配置するランダム練習(random practice)が有効である．運動スキルを実用化するためには，様々な状況下で必要なパフォーマンスが楽に再現できるように，生活場面の設定，代償手段の適用などの検討も重要になる．

疾患への対応

FB付与ならびに練習法の基本的原則にもとづいて，運動学習の効果を確認しながら学習段階に応じて(表)，課題設定や呈示するFBを調整する．

> **コラム③　差動練習(differential training)**
>
> 運動学習では反復練習を基本とするが，運動は課題，環境，個体の3つの制約にもとづいて起こる(動的システム理論：dynamical systems theory)ことから，課題や環境における条件を変えながら基本的に反復をせずに行う学習方法である．スポーツトレーニングで用いられているが，近年，姿勢制御の学習などにも応用されてきている[12]．

> **コラム②　閉鎖スキルと開放スキル**
>
> 課題が実行される環境の時間的・空間的状況によって，スキルは閉鎖スキルと開放スキルに分けられる．閉鎖スキルでは，環境からの影響を受けることなく，学習者は課題を自由に開始あるいは中止することができる．開放スキルでは，他者が投げるさまざまなボールを受け取るなど，外部からの情報をもとに課題を実施する必要があり，環境の変化に対応してスキルを発揮することが求められる．

> **コラム④　アフォーダンス**
>
> 環境は非常に強力な情報を有し，人を異なる動作へと誘導する(afford)．アフォーダンス(affordance)とは，環境と動物の相補性を表す概念を心理学者であるGibsonがaffordの名詞形として表現した造語であり，日常生活場面において学習したはずの運動スキルが適用されない原因の一つとなる．たとえば，「横になる」ための自室のベッドは，訓練室で学習した方法によってではなく，ゴロンと寝転がるように移る行動を誘導する．アフォーダンスによって導かれたパフォーマンスは，学習したものとは異なる運動記憶によって再生された運動スキルに依存する．裏を返せば，アフォーダンスを利用することで，好ましい運動スキルの自動化を誘導することが可能である．したがって，動機づけの過程，運動スキルの統合の段階においても環境要因を十分に考慮する必要がある．

運動制御系に障害を有する患者に対しては，運動学習によって習得を目指す運動スキルの目標設定と，その目標に向けた課題の難度設定が重要である．また，感覚制御系に問題がある場合には，利用できる感覚モダリティを用いた学習法を検討しなくてはならない．

運動学習能力が障害されている患者に対しては，運動学習方略の選定が重要である．注意障害や記憶障害等によって作業記憶による情報処理が困難な場合には，回復期においては運動学習自体がこれらの機能回復を促すこととなるので，エラーへの気づき（awareness）を誘導することが大切である．しかしながら，顕在学習が困難な記憶障害患者では，手続き学習を中心とした学習課題を設定する．小脳疾患ではエラーの大きさを患者が制御できる範囲に保って顕在記憶を併用した反復練習を行うこと，基底核疾患では視覚的指標や聴覚情報を適用して動作の要素を区切らせる手がかりを呈示することで，課題達成への誘導を試みるなどの対応が必要である．

| 長谷公隆
関西医科大学附属枚方病院リハビリテーション科

▶文献

1) 長谷公隆：運動学習理論に基づくリハビリテーションの実践．医歯薬出版，第2版，2008，pp2-58.
2) Nadeau S, Duclos C, et al：Guiding task-oriented gait training after stroke or spinal cord injury by means of a biomechanical gait analysis. *Prog Brain Res*, **192**：161-180, 2011.
3) Kang HK, Kim Y, et al：Effects of treadmill training with optic flow on balance and gait in individuals following stroke：randomized controlled trials. *Clin Rehabil*, **26**(3)：246-255, 2012.
4) Sigrist R, Rauter G, et al：Augmented visual, auditory, haptic, and multimodal feedback in motor learning：A review. *Psychon Bull Rev*, **20**(1)：21-53, 2013.
5) Subramanian SK, Massie CL, et al：Does provision of extrinsic feedback result in improved motor learning in the upper limb poststroke? A systematic review of the evidence. *Neurorehabil Neural Repair*, **24**(2)：113-124, 2010.
6) Mehrholz J, Elsner B, et al：Electromechanical-assisted training for walking after stroke. *Cochrane Database Syst Rev*, **25**(7)：CD006185, 2013.
7) Jonsdottir J, Cattaneo D, et al：Task-oriented biofeedback to improve gait in individuals with chronic stroke：motor learning approach. *Neurorehabil Neural Repair*, **24**(5)：478-485, 2010.
8) Chiviacowsky S, Wulf G, et al：Motor learning benefits of self-controlled practice in persons with Parkinson's disease. *Gait Posture*, **35**(4)：601-605, 2012.
9) Wulf G, McNevin N, et al：The automaticity of complex motor skill learning as a function of attentional focus. *Q J Exp Psychol A*, **54**(4)：1143-1154, 2001.
10) Liu KP, Chan CC, et al：A randomized controlled trial of mental imagery augment generalization of learning in acute poststroke patients. *Stroke*, **40**(6)：2222-2225, 2009.
11) Kleynen M, Braun SM, et al：Using a Delphi technique to seek consensus regarding definitions, descriptions and classification of terms related to implicit and explicit forms of motor learning. *PLoS One*, **9**(6)：e100227, 2014.
12) James EG：Short-term differential training decreases postural sway. *Gait Posture*, **39**(1)：172-176, 2014.

2章 病態・機能の評価

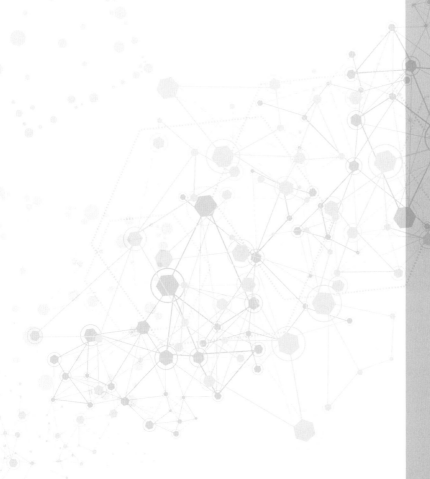

各種検査法・評価法の使い分け

1 検査法・評価法の使い分け

新しい治療方法とその有効性の検証

従来では難しいとされてきた,脳卒中などの中枢神経疾患による機能障害などに対して,リハビリテーション(以下,リハ)医学では様々な治療機器の開発や訓練方法が考案され,その有効性が示されてきている(↔3章参照).

上肢機能障害に対しては,Constraint-induced movement therapy(CI),Integrated Volitional controlled Electrical Stimulation(IVES),Hybrid Assistive Neuromuscular Dynamic Stimulation(HANDS),Robotic therapy,促通反復療法などの新しい訓練法の有効性が報告されている.また経頭蓋反復磁気刺激(repetitive transcranial magnetic stimulation:rTMS)や経頭蓋直流電流刺激(transcranial direct current stimulation:tDCS)により,病巣側半球運動野の興奮性を上昇させ,上肢機能障害の改善が得られることも報告されている.さらにこれらを作業療法などと併用することで,さらなる機能回復が得られることが近年報告されている.

歩行障害などに対しては,Body weight supported treadmill training,治療的電気刺激,機能的電気刺激,歩行訓練ロボットなどの訓練が注目される.また装具にも工学的な側面からの制御機能をもつものが普及してきており,その治療効果も示されている.最近,痙縮に対するボツリヌス療法が認可され,上記の訓練法などとともに脳卒中片麻痺痙縮患者に用いることによる機能改善効果も報告されている.

一方,従来の医療では,厳密な証拠にもとづく意思決定よりも経験にもとづく意思決定が主流であったが,近年EBM(Evidence based Medicine)が提唱され,わが国でも急速に広まった.EBMとは「根拠にもとづく医療」のことである.リハ医学・医療においても,リハの有効性を示す臨床研究が必要であり,その成果がどのようなメカニズムでもたらされたのか? どの訓練がより効果的であったのか? またどの部位に作用し,有効な結果をもたらしたのか? これらを解明することが次の治療法の開発につながるはずである.前述した様々な方法の治療メカニズムはどのような機序によるものであろうか?

これらのことを研究するため,動物やヒトでの研究が行われるようになってきている.それは,ヒトにおいても非侵襲的に,脳機能や脊髄機能などを検索する方法が開発されてきたためである(↔1章参照).

神経生理学的方法(筋電図,反射),磁気刺激,脳波,脳磁図(Magnetoencephalography:MEG)や機能的核磁気共鳴画像(functional MRI),ポジトロン断層法(positron emission tomography:PET),拡散テンソル画像(diffusion tensor image:DTI),近赤外線分光法(near-infrared spectroscopy:NIRS)など機器や方法の進歩によってヒトにおける脳機能の解明,つまり随意運動における各々の皮質,基底核や小脳の機能役割や脳損傷後の機能回復,言語などの高次脳機能,その損傷後の回復について検索されてきたためである.つまり,ヒトにおいても,脳の機能局在や機

---

keyword

検査法,評価法,治療方法,神経生理学的方法,機能画像,動作分析

能回復に関する検討，可塑性の研究が可能になり，経験的に施行されてきたリハ医学の治療手技が理論的に裏づけられることが期待されている．訓練方法の有効性を示し，そのメカニズムを探ることは，今後リハ医学に求められている一つの重要な課題である．

各評価方法の目的と解明できること

神経生理学的方法は主に神経などの部位同士の結合やその部位内での抑制や興奮性シナプスの変化，シナプス結合の変化をみるのに役立つ．脳波やMEGなどは脳活動の時間変化を計測する目的でも用いられる．以上のように神経生理学的方法は時間分解能が高い（↔2章2①参照）．

機能画像は，脳の血流や酸素化の程度と神経活動には密接な関係があることが知られていることから，用いられている．神経細胞が活動するとき，局所の毛細血管の赤血球のヘモグロビンによって運ばれた酸素が消費される．酸素利用の局所の反応に伴い血流増加（血液量と血流量）が起きることが知られているためで，脳活動の全体を見渡すには良い方法である（↔2章2②参照）．

動作解析は，人の動作がどのように行われているのかを詳細に分析するものであり，疾患によって障害されたものがリハによってどのように変化したのかが詳細に分析できる．動作の遂行能力を把握し，基本動作訓練に応用することや個々の検査結果を総合的に解釈し，実際の動作を比較すること，その改善度を把握することもできる．さらには，その動作に適した筋群の協調性あるいは身体の平衡を保つための支持基底面と重心および身体のアライメントの関係を把握することができる（↔2章2③参照）．

脳卒中などにより神経細胞そのものやそれらのネットワークに障害をきたすものの，リハはそれらに対して可塑性を促進するものと考えられる．新しいリハの方法あるいは手段は，いずれも中枢神経系の可塑性を高めたうえで，さらに積極的に十分な訓練量を実施するのが特徴である．今後も神経修復の観点からのリハ研究や新しい治療・訓練機器等の開発を進める必要がある．そのうえで，これらの評価，検査機器は，臨床研究を支える基礎的研究方法として不可欠といえる．

正門由久
東海大学医学部専門診療学系リハビリテーション科学

▶文献

1) 正門由久：脳卒中のリハビリテーション．リハビリテーション医学白書（公益社団法人 日本リハビリテーション医学会編），医歯薬出版，2013，pp162-170．
2) 正門由久：再生医学とリハビリテーション医学．医学のあゆみ，**203**：747-751, 2002．
3) 正門由久：NIRS．臨床検査技師に必要な生理検査機器の常識（富田豊，正門由久・他編），丸善，2009，pp165-168．

2 神経機能・構造の評価法

①電気生理学的評価

筋電図

はじめに

リハビリテーション（以下，リハ）医学の扱う領域は，神経・筋・骨格系の障害全般にわたり，さらに認知，高次脳機能障害にまで広がっている．これらの神経機能の評価には電気生理学的評価が必須であり，診断，評価ならびに治療においてなくてはならない存在である．臨床筋電図検査は神経伝導検査と針筋電図からなり，前角細胞以下の末梢神経，筋肉の障害の診断に有用であるが，表面電極による動作解析やジストニアなどの病態診断，F波，H波などの後期応答により痙縮などの評価も可能である．また針筋電図により運動単位の発火様式を検討することによるモーターコントロールの評価が可能である．

表面筋電図

リハ領域において表面筋電図は麻痺，共同運動，連合反応，不随意運動の評価のみならず，動作時の筋電を評価することで，歩行や上肢運動の評価が可能であり，臨床的には非常に有用である．表面筋電図は，筋肉の広い範囲から多くの運動単位の活動を記録することができ，かつ非侵襲的であるため，リハ医学においても臨床と研究の両面において運動，動作解析に頻用されている[1,2]．特に歩行，立ち上がりなど動作時の筋活動パターンを評価することは，病態の評価とともに，治療方針の決定および効果判定を行うためにも重要な手段である．

（1）電極および導出法

2個の円板電極を筋腹中央に貼付する双極導出により記録される．電極配置は筋線維に沿って平行におく．電極間距離は2－3cmが一般的である．電極間距離を広くすれば，より遠くの電位を拾うことになり，電位は大きくなるが，近傍筋からの筋活動の混入（クロストーク）をより拾ってしまい，特異性がなくなる．なお電極位置はmotor point（最も弱い電気刺激で筋に収縮を起こす部位）と付着腱との中央あたり（motor pointのやや遠位）におくのが好ましいとされている[3]．

動作解析の場合に特に問題となるアーチファクトの影響を少なくするためには，低周波帯域の設定を＞20－30 Hzにすることが必要である．

（2）正規化

歩行などの一定の動作時の筋活動パターンを評価するためには，その動作を構成するphaseを合わせて加算平均を行う．加算される各歩行周期の長さを揃えるためには，一周期を100％として，その間にサンプリングする数を定めて正規化する方法がある．また筋電図の振幅の正規化については，一般的には最大随意収縮時の筋電位，ないしはその50％というような一定の筋力を発生した時の筋電位に対する比として正規化する方法が用いられる[4]．

神経伝導検査

神経伝導検査とは，末梢神経に電気刺激を加え

---

keyword

表面筋電図，神経伝導検査，針筋電図，H波，相反性抑制

ることにより，刺激可能なすべての神経線維を同時に興奮させ，その伝導状態の評価を行う検査法である．

神経伝導検査には運動神経伝導検査，感覚神経伝導検査(順行性，逆行性)がある．神経伝導検査で着目する変数は，①伝導速度：伝導速度，潜時と，②波形：振幅，持続時間，波形，である．末梢神経障害の病態診断においては，脱髄病変(demyelination)か軸索変性(axonal degeneration)かを区別することが重要である．したがって，神経伝導検査では脱髄による伝導速度遅延および潜時の延長，ならびに temporal dispersion(時間的分散)などの波形変化，または伝導ブロックによる活動電位振幅の低下，そして軸索変性による活動電位振幅の低下が重要な所見となる．

(1)伝導速度低下，潜時の延長

脱髄，伝導速度の速い最大径線維の消失，再生線維が伝導速度低下および潜時の延長をきたす原因としてあげられる[3]．一般的には脱髄性病変による場合に遅延が著明となる．軸索変性により伝導速度の速い線維が消失した場合にも伝導速度の低下は認められるが，その程度は軽く，活動電位振幅が正常の40〜50%に低下すると伝導速度の低下が起こるとされている．また神経損傷後の軸索が細く，髄鞘化が不完全で未熟な再生線維でも伝導速度は著しい低下をきたす．

(2)波形変化，振幅低下

活動電位振幅の低下が起こるのは，軸索変性と伝導ブロックによるものが多い．両者の区別は，障害部位より遠位部での刺激で導出される振幅によってなされる．軸索変性では障害後 Waller 変性が末梢部に及び，興奮性を消失させるので，遠位部刺激でも振幅が低下しているのに対し，伝導ブロックでは遠位部での興奮性は維持されているので，遠位部刺激では振幅は保たれ，近位部刺激で得られた振幅より大きい．また活動電位の振幅は各神経線維によって形成される電位の総和を表すので，病的に伝導速度のばらつきが大きくなる場合には複合筋活動電位(compound muscle action potential：CMAP)においても duration dependent phase cancellation が生じ，活動電位の振幅の低下を認める．

末梢神経障害では，筋力とその筋のCMAP振幅はきわめて密接な関係にあり，その予後を判定するうえでも振幅の評価は重要である．末梢神経障害による筋力低下がある場合には，軸索の障害か伝導ブロックが必ず存在しCMAP振幅は低下する．逆にCMAP振幅が正常なのに筋力低下が著しい場合は，中枢神経障害あるいは刺激部位より近位に高度な伝導ブロックの存在を考える必要がある．

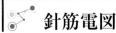
針筋電図

針筋電図検査[5,6]は運動単位(motor unit)の異常の有無を，筋細胞膜に生ずる電位変化により測定する検査である．運動単位とは，前角細胞，軸索，運動神経線維，神経終板，およびその前角細胞の支配筋線維より構成される生理学的単位である．一つの運動ニューロンの発火は，その運動単位に属するすべての筋線維の発火，収縮を惹起し，筋張力を発生させる．筋収縮力の増加は，運動単位の発射頻度の増加と動員される運動単位の増加によりもたらされる．針筋電図では，個々の運動単位活動電位(motor unit action potential：MUAP)を振幅，持続時間，相などの各パラメータで評価し，複数のMUAPの出現状況を干渉波として評価している．

H波

H波はH反射ともよばれるが，筋の伸張反射である単シナプス反射を，電気刺激により引き起こし記録したものである．脛骨神経を膝窩部で電気刺激して，ヒラメ筋よりH波を導出する方法が一般に用いられている．電気刺激により求心性

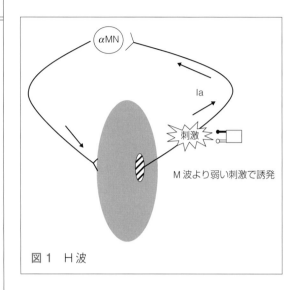

図1 H波

のIa線維が興奮し,このインパルスが脊髄へ上行しα運動線維を興奮させ,結果として筋肉の収縮が起こるのがH波出現のメカニズムである(図1).ヒラメ筋のH波の潜時は,正常の場合約30 msである.α線維の逆行性の刺激伝導が起こるとH波は消失してしまうので,刺激強度は最大下刺激を用いる.最大M波振幅(Mmax)はその筋肉を支配する運動ニューロンのすべてが発火しているのに対して,H波の最大振幅(Hmax)はIa刺激により反応した運動ニューロンの数を表しているといえる.すなわちHmax/Mmax比は反射性に活動した運動ニューロンの全運動ニューロンに対する比を示しており,おおまかに運動ニューロンプールの興奮性を示す指標として用いられている.運動ニューロンプールの興奮性が高い状態では,Hmax/Mmax比は高くなる.H波は通常,下肢では脛骨神経刺激によりヒラメ筋,上肢では正中神経刺激により橈側手根屈筋より得られる.

相反性抑制

総腓骨神経刺激を条件刺激として,ある一定間隔で脛骨神経刺激に先行して行うことにより,脛骨神経刺激により得られるH波の振幅が,条件刺激なしの脛骨刺激のみで得られたH波振幅より減少する.同様の減少は橈側手根屈筋においても,橈骨神経に条件刺激を加えることにより得られる.つまり拮抗筋へのIa刺激により,ヒラメ筋または橈側手根屈筋のα運動ニューロンが相反性抑制(reciprocal inhibition)を受けていると考えられる.

Dayら[7]は橈側手根屈筋H波における相反性抑制を橈骨神経刺激を条件刺激に用いて検討している.その結果,刺激間隔-0.5~0.5 ms,10~20 ms,75~100 msにおいてH波の相反性抑制を認めた.なかでも最大の抑制を認めたのは条件刺激を試験刺激と同時に刺激した時であった.典型例では,H波は50%程度まで抑制される(図2).最初の抑制は条件刺激の強度が0.75×MT(運動閾値)より認められることより,Ia求心線維群を介していると考えられる.また条件刺激の中枢での遅延時間を考えると約1 msほどの遅れがあり,2シナプス性Ia抑制経路を介していると考えられる.また2番目の抑制相は主動筋のIa終末によるシナプス前抑制と考えられている.下肢での検討では,条件刺激の総腓骨神経刺激と試験刺激である脛骨神経刺激との刺激間隔2~4 msにおいて最大の相反性抑制が認めている.

Dystoniaや書痙の患者では相反性抑制の異常が認められ,特に刺激間隔10 ms付近での第2相での相反性抑制が減少していると報告されている[8].脳卒中患者では,上肢において,第1相と第2相での相反性抑制が減少もしくは消失していることが多い.Fujiwaraら[9]はHybrid Assistive Neuromuscular Dynamic Stimulation(HANDS)therapyによる痙縮の改善にともない,第1相,第2相のみならず,第3相における相反性抑制も改善を認めていることを報告し,上肢痙縮における,拮抗筋の同時収縮の改善が相反性抑制の改善にもとづいていることを示している.

| 藤原俊之
東海大学医学部専門診療学系リハビリテーション科学

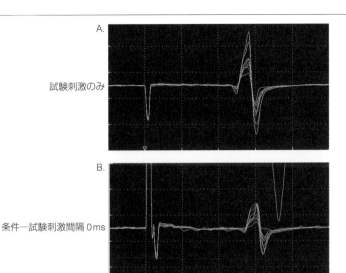

図2　H波を用いた相反性抑制評価
A．試験刺激のみで得られたH波
B．条件刺激と試験刺激を同時に与えた場合のH波
相反性抑制によりH波振幅は低下を認める

文献

1) 木村彰男：表面筋電図とリハビリテーション医学．総合リハ，**27**：1001-1003, 1999.
2) 問川博之，木村彰男：電気生理学における最近の知見．総合リハ，**28**：541-548, 2000.
3) 才藤栄一：リハビリテーション医学における電気神経生理学入門．リハ医学，**32**：571-578, 1995.
4) 長谷公隆：歩行時の運動制御の解析．総合リハ，**27**：1029-1036, 1999.
5) 赤星和人：針筋電図における運動活動電位(MUAP)の生理と臨床．リハ医学，**36**：669-677, 1999.
6) 園生雅弘：筋電図と筋病理．病理と臨床，**11**：1256-1261, 1993.
7) Day BL, Marsden CD, et al：Reciprocal inhibition between the muscles of the human forearm. *J Physiol*, **349**：519-534, 1984.
8) Nakashima K, Rothwell JC, et al：Reciprocal inhibition between forearm muscles in patients with writer's cramp and other occupational cramps, symptomatic hemidystonia and hemiparesis due to stroke. *Brain*, **112**：681-697, 1989.
9) Fujiwara T, Kasashima Y, et al：Motor improvement and corticospinal mudulation induced by Hybrid Assistive Neuromuscular Dynamic Stimulation (HANDS) therapy in patients with chronic stroke. *Neuroreha Neural Repair*, **23**：125-132, 2009.

2 神経機能・構造の評価法

①電気生理学的評価

磁気刺激

はじめに

　針筋電図や神経伝導検査は末梢神経，筋疾患の診断および評価に用いられるが，経頭蓋磁気刺激（TMS）の開発により，電気生理学的評価は末梢神経と中枢神経を総合的に評価する手段としてその範囲を広げつつある．特に，中枢神経評価における電気生理学検査は時間的分解能にすぐれ，直接的に神経機構の生理学的機能を評価することが可能であり，そのリハビリテーション（以下，リハ）における有用性は非常に大きいものと言える．TMS は非侵襲的に脳を刺激することが可能であり，運動機能や皮質内抑制・促通機構，皮質間抑制などの評価に広く用いられている．近年，脳卒中のリハにおいても，いわゆる機能障害の改善を目指し，中枢神経の可塑性に働きかける治療が注目を集めている．その場合の脳の可塑的変化の評価において TMS による皮質内抑制，半球間抑制等の評価は非常に重要な意義をもっている．

磁気刺激法の原理

　コイルに大きなパルス電流を流して周囲に変動磁場を生じさせ，2次的に生体内に渦電流を発生させる．よってコイル内電流の向きとは反対方向の電場が皮質内に誘導される．よって皮質表面に対して平行に走行する皮質介在ニューロンの軸索のほうが皮質脊髄路細胞より脱分極されやすいとされている．硬膜外電極により，TMS による下行性インパルスを記録すると，1−2 ms 間隔で複数の波が記録される．最初の波は D（direct の意）波，続く複数の波を I（indirect の意）波とよび，潜時の早いものから I1，I2，I3 と番号が付けられる．すなわち D 波は皮質脊髄路細胞体付近の軸索が直接興奮することにより生じた下行性インパルスであり，I 波は介在ニューロンを介した興奮によるものと考えられている[1]．

TMS による脳可塑性評価

　TMS による大脳皮質興奮性の評価は，大きく分けると皮質脊髄路（cortico-spinal tract：CST）の興奮性の変化，皮質内抑制系ニューロンの活動の評価の2つに分類される．CST 興奮性の評価には運動誘発電位（motor evoked potential：MEP）振幅や運動閾値（motor threshold：MT）が用いられている．皮質内抑制系ニューロンの活動の評価には cortical silent period（CSP），short intracortical inhibition（SICI），long intracortical inhibition（LICI），半球間抑制（interhemispheric inhibition：IHI）が用いられている．

(1) 運動閾値 (Motor threshold：MT)

　IFCN の推奨する方法[1]では，10回の刺激でその半数以上で50 μV 以上の振幅の MEP が誘発される最小の刺激強度を運動閾値（MT）としている．MT は安静時（resting MT）と微少収縮時（active MT）で計測される．TMS の刺激強度は，MT を基準に示されることが多い．また MT の測定は運動野の興奮性を評価する簡便な指標でもある．

---

keyword

TMS，運動閾値（MT），運動誘発電位（MEP），Silent period，皮質内抑制（ICI），皮質内促進（ICF），半球間抑制（IHI）

(2) 運動誘発電位(MEP)

MEP振幅は個人差が大きく，変動しやすいので，その評価には注意が必要である．そこで，MEPを評価する際には末梢での電気刺激により得られたM波との振幅比(MEP/M波振幅比)を用いることが多い[2]．Fujiwaraら[2]は脳卒中片麻痺患者の体幹機能は非損傷半球刺激により得られた同側体幹筋MEPと神経根磁気刺激で得られたM波振幅の比と相関し，体幹機能の予後を予測するうえでも有用であると報告している．同様にHamdyら[3]は，一側大脳半球損傷患者での非損傷半球刺激により得られた咽頭筋MEP振幅は嚥下障害をよく反映していると報告している．

(3) Silent period

随意収縮時に運動野磁気刺激を行うと，MEPが生じた直後から一時的(～300 ms)に随意収縮による筋活動電位が全く消失する silent period(SP)が観察される．SPの前半～50 msは脊髄の抑制機構によるものと考えられ，75 ms以降のSPは皮質由来であると考えられている．皮質由来のSPの持続時間は$GABA_B$作動性皮質内抑制機構を反映していると考えられている．

(4) 皮質内抑制(intracortical inhibition：ICI)，皮質内促通(intracortical facilitation：ICF)

ICIおよびICFを観察する方法として"Kujirai paradigm"がある．Kujiraiら[4]は運動野を同一のコイルで連続2発刺激(paired-pulse stimulation)を行うことによりICI，ICFを評価している．第1発は運動閾値下の条件刺激で，第2発は閾値上の試験刺激として，刺激強度としては第1背側骨間筋などでは1 mV程度のMEPが安定して得られる刺激強度を用いる．条件刺激と試験刺激の刺激間隔(ISI)が1～6 msでは試験刺激で生じるMEP振幅が低下し(図1)，10～15 msでは増大する．この抑制と促通は条件刺激に電気刺激を用いた場合や，試験刺激に電気刺激を用いた場合には認められず，またH波振幅には変化を認めなかった．以上より，ここで得られた抑制や促通は皮質内の現象であると考えられ，皮質介在ニューロンによるICIおよびICFであると考えられた．また条件刺激に閾値上の刺激を用いた場合，刺激間隔100～200 msで抑制が認められる．これは1-6 msでの抑制を short ICI(SICI)とよぶのに対して，long ICI(LICI)と呼ばれる．ICIのメカニズムとしては，GABA作動性 interneuroneが介在していると考えられている[2]．SICIは$GABA_A$受容体を介する皮質内抑制機構を反映し，LICIは$GABA_B$受容体を介するものと考えられている．

脳卒中患者では，損傷半球では急性期においてSICIの脱抑制が認められ，皮質領域に病変をもつ患者では，非損傷半球でもSICIの脱抑制が認められている．損傷半球におけるSICIと運動機能，発症後期間には有意な相関を認め，麻痺が重度な患者，発症後期間が短い患者ほど損傷半球における皮質内抑制が低下しており，脱抑制の状態であった[5]．麻痺の回復過程における皮質興奮性の増加ならびに mappingの変化を含めた可塑的変化には，皮質内抑制の脱抑制が生じることが必要である．そのため，発症早期や麻痺が重度な症例では皮質内抑制の脱抑制が生じているものと考えられる．

(5) 半球間抑制(Interhemispheric inhibition：IHI)

Ferbertら[6]は，2台の磁気刺激装置を用いて，反対側の運動野に閾値上の条件刺激を与えた後に一側の運動野に試験刺激を加えると，刺激間隔6～15 msで試験刺激によるMEP振幅が抑制されることを報告している(図2)．この抑制効果は脳梁を介する抑制と考えられ，半球間抑制(IHI)または脳梁間抑制とよばれる．

脳卒中の回復過程においても近年，この半球間抑制の変化が注目されている．すなわち，一側の半球損傷により損傷半球より非損傷半球への抑制がとれて，非損傷半球の興奮性が上がり，今度は

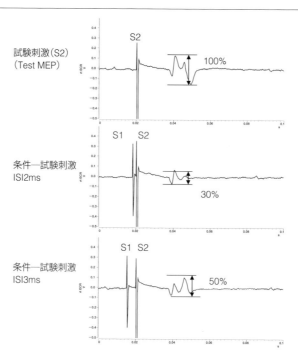

図1 Short intracortical inhibition (SICI)
安静時運動閾値の120%程度の試験刺激(S2)と随意収縮時運動閾値の80%の条件刺激(S1)を用いて，条件—試験刺激間隔(ISI)2 ms，3 ms におけるMEP(中，下段)と試験刺激のみのMEP(上段)を示す．
ISI 2 ms, 3 ms で S1 に続いて S2 刺激を行った場合，MEP 振幅は S2 刺激のみに比較して減少を認める．

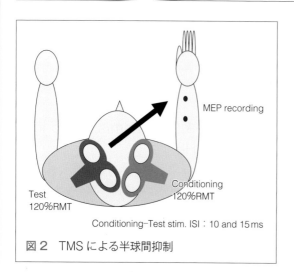

図2 TMS による半球間抑制

逆に非損傷半球から損傷半球への半球間抑制が強まり，損傷半球の活動を抑制してしまう可能性が示唆されている．よって近年，非損傷半球の興奮性をrTMSまたは経頭蓋直流電気刺激(Transcranial Direct current Stimulation：tDCS)によって抑制することにより，損傷半球の興奮性を上げる試みがなされ，麻痺側上肢の機能改善が報告されている．しかしながら，一方では健常人でも同側手指の運動により対側半球の興奮性の増加が認められ[7]，脳卒中患者においても非麻痺側上肢の使用により，損傷半球の興奮性が増加することも報告されており[8]，今後まだ検討が必要である．麻痺が軽度の患者の場合，非損傷半球の興奮性が上がっていると麻痺側上肢機能を邪魔する傾向にあり，麻痺が重度の患者では，非損傷半球の興奮性の増大はある程度回復に関与している可能性があるのではないかと考えられる．また体幹[2]，嚥下機能[3]に関しては非損傷半球による代償が重要な働きをしていることより，一概に非損傷半球を抑制する手法がすべての症例に当てはまるとは考えにくい．それぞれの症例において，半球間抑制や皮質内抑制などの抑制機構を詳細に評価して検

討する必要があると思われる．

まとめ

TMSによる皮質内抑制，半球間抑制は機能障害の回復に関わる機序を明らかにするとともに，脳の可塑的変化を評価するのに有用な検査であると考える．非侵襲的脳刺激のリハへの応用も近年注目されており，それらの効果ならびに適応を評価するうえでも個々の患者における皮質内抑制，半球間抑制を評価することは非常に重要な意義があると考えられる．

今後ますますTMSを用いた，運動野を含めた中枢神経の機能的評価が，リハにおいても積極的に使用されることを期待する．

藤原俊之
東海大学医学部専門診療学系リハビリテーション科学

補永　薫
慶應義塾大学医学部リハビリテーション医学教室

文献

1) Rossini PM, Barker AT, et al：Non-invasive electrical and magnetic stimulation of the brain, spinal cord and roots：basic principles and procedures for routine clinical application. Report of an IFCN committee. *Electroencephalogr clin Neurophysiol*, **91**：79-92, 1994.
2) Fujiwara T, Sonoda S, et al：The relationships between trunk function and the findings of transcranial magnetic stimulation among stroke patients. *J Rehabil Med*, **33**：249-255, 2001.
3) Hamdy S, Aziz Q, et al：Explaining oropharyngeal dysphagia after unilateral hemispheric stroke. *Lancet*, **350**：686-692, 1997.
4) Kujirai T, et al：Corticocortical inhibition in human motor cortex. *J Physiol*, **471**：501-509, 1993.
5) Liepert J, et al：Motor cortex disinhibition in acute stroke. *Clin Neurophysiol*, **111**：671-676, 2000.
5) Honaga K, Fujiwara T, et al：State of intracortical inhibitory interneuron activity in patients with chronic stroke. *Clin Neurophysiol*, **124**：364-370, 2013.
6) Ferbert A, et al：Interhemispheric inhibition of the human motor cortex. *J Physiol*, **453**：525-546, 1992.
7) Ziemann U, Hallett M：Hemispheric asymmetry of ipsilateral motor cortex activation during unimanual motor task：further evidence for motor dominance. *Clin Neurophysiol*, **112**：107-113, 2001.
8) Woldag H, et al：Enhanced motor cortex excitability during ipsilateral voluntary hand activation in healthy subjects and stroke patients. *Stroke*, **35**：2556-2559, 2004.

2 神経機能・構造の評価法

①電気生理学的評価

脳波

はじめに

　脳波は，頭皮上に置いた電極から脳の電気活動を記録するものである．一般に脳波計測には銀・塩化銀の皿電極が用いられ，関心脳領域近傍の頭皮上に置いた2つの電極の電位差（双極誘導），もしくは頭皮上の1つの電極と頭皮外（一般には耳朶が用いられる）の基準電極との電位差（単極誘導）を生体アンプによって増幅し，検出する．脳波が検出する「脳の電気活動」とは，主に大脳皮質大型錐体細胞の尖頂樹上突起に生じる興奮性シナプス後電位を指し，活動電位そのものは反映されないものと考えられている[1]．いうまでもなく，頭皮上からの脳波検査では，単一の神経細胞の活動を記録することはできず，電極近傍の直径3～5cmの脳領域に存在する多数の神経細胞群の活動の総和を観察している[2,3]．

　ここまでの前提からすると，頭皮脳波計測は表面筋電図計測と大差がないように見受けられる．しかし，筋電図などの電気生理学的計測にある程度の経験を有していても，脳波初学者の誰もが「脳波は難しい」と口にする．それはいったいなぜだろうか？

　第一に，安静ならば信号ゼロ，発揮筋力に比例して振幅が大きくなる筋電図とは異なり，脳波信号は安静時も運動実行時も常に揺らいでいる．厳密にはその周波数成分や振幅は異なるものの，目視による直感的理解は非常にしづらい．よく，脳波信号が正方向に大きく振れれば，電極直下の脳領域の興奮性が高まった（それだけ多くの神経細胞が活動した）と誤解しがちだが，脳波はあくまでも神経細胞群の活動の「同期性」を評価しているに過ぎない[1]．したがって，多くの神経細胞が活動していても，それらが非同期的に振る舞っていれば，振幅は小さくなる．

　第二に，脳は非常に入りくんだ構造をしているため，電極と電位発生源の対応関係（距離や方向性）はよく吟味しなければならない[3]．たとえば同じ数の神経細胞が同期的に活動していたとしても，脳の深部の活動ほど頭皮脳波には反映されづらい．また，電極に対して神経細胞が垂直に配列しているか，平行に配列しているかによっても得られる信号は大きく異なる．さらには，電極下の神経細胞が一定方向にまとまった配列をしているとも限らず，していない場合には，頭皮上からまとまった電気信号を検出することは困難になる．したがって，関心脳領域の解剖学的構造に関する確かな理解が必要になる．

　第三に，ノイズに対して細心の注意を払う必要がある．数百 μV（マイクロボルト）～数mV（ミリボルト）オーダーの信号が得られる筋電図に比べ，脳波信号は数～数十 μV オーダーと非常に微弱である．これは，電極と神経細胞との間に存在する何層もの脳組織や骨組織（頭蓋骨）によって，信号が減衰とフィルタの作用を大きく受けるからである．こうした信号の微弱さゆえに，脳波は計測環境（エアコンや蛍光灯など）に由来するノイズの影響を多分に受ける．また，まばたきや歯噛みによって顔部や頸部の筋の活動が起きれば，たちまちアーチファクトが混入し，脳波信号はノイズに埋

---

keyword

運動皮質，錐体細胞，興奮性シナプス後電位，同期性，局在性

もれてしまう．したがって，入念な環境の整備や計測準備（頭皮の角質除去など），患者や被験者への教示（脳波計測を阻害する所作の抑制）も非常に重要になってくる．

このように，計測上様々な制約を受ける脳波は，臨床の現場では一般に安静時の脳活動の測定に用いられ，てんかん発作，睡眠障害，意識状態の確認，脳死判定などに役立っている．その一方で，前述の事項に十分に留意して計測を行えば，身体運動の制御則を理解するためのツールとしても有効に利用できる．なぜならば，筋電図との同時記録によって，自然行動下での脳と身体の相互作用を観察することができるからである．以下では，本書のテーマである「運動」に関連する電気生理学的事例のなかから，脳波と筋電図の同時記録によって見出される「運動関連脳電位」「皮質-筋コヒーレンス」について述べる．

運動関連脳電位

運動関連脳電位（movement-related cortical potential：MRCP）とは，随意運動の開始前後（運動準備期・運動実行期）に頭皮上（運動関連領域近傍）から記録される陰性の脳電位のことである[4]．図1に示す通り，安静から運動への状態変化に伴う脳波の振幅変化は極めて微弱であるため，単一の随意筋収縮データからMRCPを読み取ることは難しい．しかし，何十試行も同一の課題を行

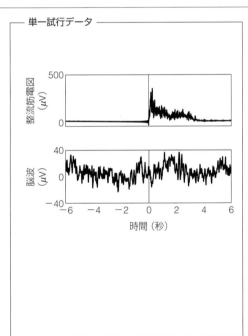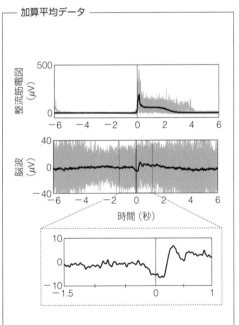

図1　等尺性随意筋収縮中の運動関連脳電位の典型例
左には最大随意収縮力の20％の強度で右手指伸展運動を一試行実施した際の総指伸筋の整流筋電図ならびに頭頂部（単極誘導，Cz）の脳波を示す．筋電図の立ち上がり時刻を「0」としてプロットしているが，背景脳波やノイズに埋もれ，運動開始前後に顕著な脳波の変化をみてとることはできない．右には，同一試行を90回繰り返したのち，整流筋電図・脳波を加算平均した波形を示す．図中の黒色の線が加算平均波形，灰色の線は各試行の波形を重ね描きしたものである．加算平均処理を施すと，運動開始の数100ミリ秒前から筋放電がピークに達する程度の時刻まで，顕著な陰性電位が観察される．なお，本データは，自身のペースにて手指の伸展運動を繰り返すという課題時に得られた健常者データの一例だが，被験者や課題によって，陰性電位はより手前（筋電図の立ち上がりの1～2秒前）から観察される場合もある．（図の提供：慶應義塾大学大学院理工学研究科修士課程　重倉桃子氏）．

わせ,運動の開始時刻を基準に毎試行のデータを平均すると,刺激に同期して起こる電位は強調され,刺激に無関係な自発電位やアーチファクトは平滑化される.このような加算平均処理の結果,運動準備期から実行期にかけた顕著な陰性電位が観察できる.

MRCPは,潜時ごとに細かく成分が区別され,個々の成分の局在性(どの脳領域近傍にもっとも顕著に観察されるか)などから,運動発現における脳内情報処理過程が広く論じられてきた.その一方で,運動障害を伴う脳・神経疾患における検査も試みられており,ジストニア[5]や書痙[6],脳卒中片麻痺[7]などにおけるMRCPの振幅や局在性の異常が報告されている.しかし,何十もの試行の繰り返しを要するMRCP検査は,患者への負担も大きく,また再現性の高い運動の発現は患者にとっては極めて困難である.したがって,臨床応用の範囲は比較的限定されていると言ってよいだろう.

皮質-筋コヒーレンス

皮質-筋コヒーレンス(corticomuscular coherence:CMC)とは,随意筋収縮中の脳波と筋電図の周波数領域上での相関性を分析する手法である[8].コヒーレンス関数は,二信号の振幅関係と位相関係が共通ならば「1」,互いが無相関ならば「0」となるように規格化して,その線形相関性を定量評価する.図2に示すように,我々が日常レベルで使うような低強度の等尺性随意筋収縮中,収縮筋の筋電図とこの筋の支配領域(対側一次体性感覚運動野)近傍の脳波には,ベータ律動とよばれる約20Hzのよく似たパターンの律動的な活動が観察され,両波形に対してコヒーレンス解析

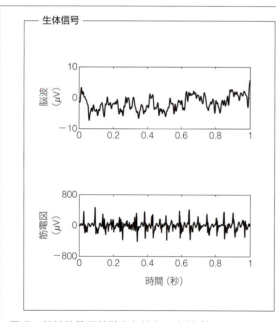
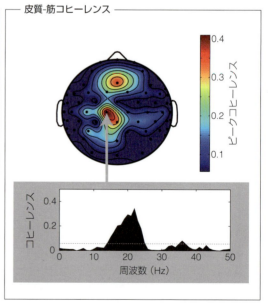

図2 持続的等尺性随意収縮中の皮質-筋コヒーレンスの典型例
左には最大随意収縮力の30％の強度で足関節背屈運動を実施した頭頂部近傍(双極誘導,Cz-C1)の脳波および前脛骨筋の表面筋電図の生波形を示す.脳波と筋電図のベータ律動は,目視によっても十分に確認できる.右下には運動皮質近傍の脳波と全波整流した筋電図から得られたコヒーレンススペクトルを示す.コヒーレンススペクトル上の灰色の破線は分割セグメント数から計算されたコヒーレンスの95％信頼区間を示しており,この線を上回った周波数帯域において二信号は有意に相関している,と判断される.右上には皮質-筋コヒーレンスのトポグラフィマップを示す.本計測は前脛骨筋の随意収縮中のデータであるため,下肢筋群の支配領域(運動皮質)近傍の頭頂部に最大値を示す.

を施すと，CMC は 15～35 Hz のベータ帯に最大値をとる[9,10]．

何十もの試行のデータを加算平均することで初めて顕在化する MRCP と異なり，持続的な等尺性随意筋収縮（60秒程度）を一試行行えば，その相関性を評価できる点に CMC の臨床応用上のメリットがある．実際に過去にも，パーキンソン病[11]やジストニア[12]，脳卒中片麻痺患者[13-15]に対する CMC 評価は行われており，コヒーレンス強度や周波数，局在性というパラメーターの変化が運動障害の一因となっていると示唆されている．とくに近年報告された，慢性期の脳卒中片麻痺患者における，健側（同側）運動野と麻痺手の間の CMC の上昇の事例は興味深い[14,15]．麻痺手の運動機能の改善のためには，患側皮質の再構成を促すべきか？ 健側皮質との結合を強めるべきか？ 回復過程における CMC のパターンから患者の予後予測は可能か？ CMC を利用した臨床データの集積によって，今後の脳・神経疾患へのニューロリハビリテーションの流れは大きく変化するのではないだろうか．

牛山潤一
慶應義塾大学環境情報学部

▶文献

1) Fell J, Axmacher N : The role of phase synchronization in memory processes. *Nat Rev Neurosci*, **12** : 105-118, 2011.
2) Leuthardt EC, Schalk G, et al : The emerging world of motor neuroprosthetics : a neurosurgical perspective. *Neurosurgery*, **59** : 1-14 ; discussion 11-14, 2006.
3) Buzsaki G, Anastassiou CA, et al : The origin of extracellular fields and currents-EEG, ECoG, LFP and spikes. *Nat Rev Neurosci*, **13** : 407-420, 2012.
4) Shibasaki H, Hallett M : What is the Bereitschaftspotential? *Clin Neurophysiol*, **117** : 2341-2356, 2006.
5) Yazawa S, Ikeda A, et al : Abnormal cortical processing of voluntary muscle relaxation in patients with focal hand dystonia studied by movement-related potentials. *Brain*, **122** : 1357-1366, 1999.
6) Deuschl G, Toro C, et al : Movement-related cortical potentials in writer's cramp. *Ann Neurol*, **38** : 862-868, 1995.
7) Honda M, Nagamine T, et al : Movement-related cortical potentials and regional cerebral blood flow change in patients with stroke after motor recovery. *J Neurol Sci*, **146** : 117-126, 1997.
8) Mima T, Hallett M : Electroencephalographic analysis of cortico-muscular coherence : reference effect, volume conduction and generator mechanism. *Clin Neurophysiol*, **110** : 1892-1899, 1999.
9) Conway BA, Halliday DM, et al : Synchronization between motor cortex and spinal motoneuronal pool during the performance of a maintained motor task in man. *J Physiol*, **489** : 917-924, 1995.
10) Ushiyama J, Suzuki T, et al : Between-subject variance in the magnitude of corticomuscular coherence during tonic isometric contraction of the tibialis anterior muscle in healthy young adults. *J Neurophysiol*, **106** : 1379-1388, 2011.
11) Salenius S, Avikainen S, et al : Defective cortical drive to muscle in Parkinson's disease and its improvement with levodopa. *Brain*, **125** : 491-500, 2002.
12) Tecchio F, Melgari JM, et al : Sensorimotor integration in focal task-specific hand dystonia : a magnetoencephalographic assessment. *Neuroscience*, **154** : 563-571, 2008.
13) von Carlowitz-Ghori K, Bayraktaroglu Z, et al : Corticomuscular coherence in acute and chronic stroke. *Clin Neurophysiol*, **125** : 1182-1189, 2013.
14) Rossiter HE, Eaves C, et al : Changes in the location of cortico-muscular coherence following stroke. *NeuroImage : Clinical*, **2** : 50-55, 2012.
15) Graziadio S, Tomasevic L, et al : The myth of the 'unaffected' side after unilateral stroke : Is reorganisation of the non-infarcted corticospinal system to re-establish balance the price for recovery? *Exp Neurol*, **238** : 168-175, 2012.

②神経機能・構造の評価法

①電気生理学的評価

ECoG

はじめに

皮質脳波(Electrocorticogram：ECoG)は皿状電極を脳表面に直接置いて計測される脳波である．開頭手術が必要となるが，頭皮脳波に比較してノイズが少なく，空間分解能が高く，高周波帯域まで計測できるという特徴がある．これまで主に難治性てんかんを外科的に治療するために，てんかん焦点を正確に同定する目的で用いられてきたが，最近は脳機能局在検査への応用も実用化されつつある[1,2]．また Brain Machine Interface (BMI)の脳信号としても期待されている[3]．本稿では主にECoGを用いた運動機能評価に関して概説する．

運動時の皮質電位と脳律動変化

運動に伴い大脳皮質電位が変化することが知られており，運動関連皮質電位(movement-related cortical potential：MRCP)とよばれる．MRCPは運動開始前より出現し，動作前1500〜800 msに始まる緩徐な陰性電位は準備電位(readiness potential：RP)，動作前500〜400 msから運動の反対側に優勢に出現する急峻な陰性電位は対側急峻陰性電位(negative slope potential：NS)，運動電位(motor potential：MP)，さらに動作後に出現する運動誘発電位(motor evoked potential：MEP)の成分からなる(図1B)[4]．

---

keyword

運動関連皮質電位，脳律動変化，γ帯域活動，Brain Machine Interface, cross-frequency coupling

---

一方，8〜10Hzで安静時に頭頂部を中心に見られるα波など律動性をもった脳波は脳律動とよばれる．また脳賦活に伴い特定の周波数帯域で局所的に脳律動の強度が変化することが知られており，信号強度の増加は事象関連同期(event-related synchronization：ERS)，減少は事象関連脱同期(event-related desynchronization：ERD)とよばれる．たとえば手指の把握運動を行った場合，運動野の手の領域を中心として対側優位に両側性に α (8〜13 Hz)〜β (13〜25 Hz)帯域でERDが把握開始前500〜1000 msより生じ，運動開始後にpeakとなる．また γ 帯域(50Hz以上)では運動の直前数百msからERSが生じ，運動開始後にpeakとなる(図1B, C)[5,6]．こうした律動変化は運動関連脳律動変化とよばれる．脳律動変化は運動時のみならず，体性感覚処理，言語活動時にもみられる．

運動関連脳律動変化やMRCPは，運動に伴う大脳皮質のマクロな電気活動を異なる観点から捉えたものであり，お互いに密接な関係をもっている．

γ帯域活動を用いた脳機能マッピングへの応用

α〜β 帯域のERDが広汎な分布を示すのに対して，γ 帯域のERSは局所的な分布を示し，大脳皮質電気刺激による脳機能マッピングの結果とよく一致した分布を示すため(図2)，新しい脳機能マッピング方法として期待されている[1]．現在，脳機能マッピングに用いられている大脳皮質電気刺激法はけいれん発作を誘発する危険性があり，かつ電気刺激強度を徐々に上げていって誘発される症状から，一点一点機能局在を同定するため，長時間を必要とする．これに対してγERSによる

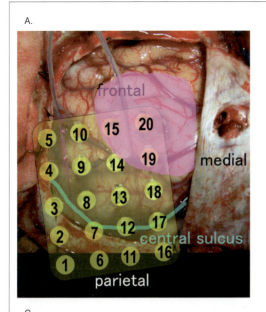
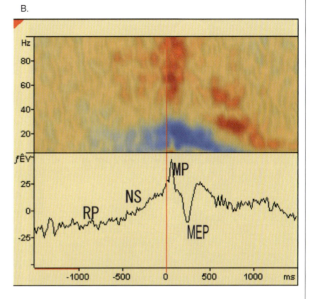
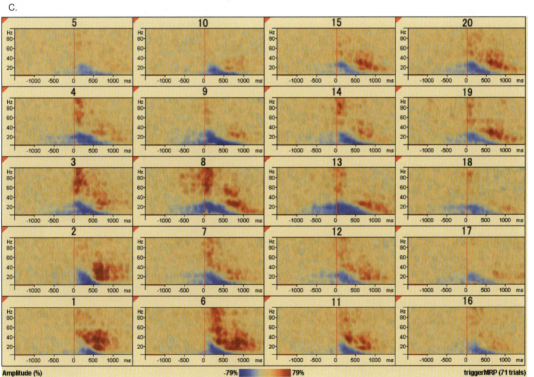

図1 左前頭葉脳腫瘍の症例における手指把握時の皮質電位・脳律動変化
A. 運動野近傍に脳腫瘍があり(ピンク色の領域), 脳機能マッピングのために20極グリッド型脳表電極(黄色の電極)が留置された. 9→8の電気刺激で手の筋収縮を認めたことから, 9-8間に手の運動機能が局在していると同定された.
B. 電極8における脳律動変化(上段)と運動関連皮質電位(下段). 運動開始時を時間0 ms(横軸)として表示.
C. 各電極における時間周波数変化. β帯域の広汎なERDと, γ帯域のより限局したERSを認めた. 青色がERD, 赤色がERSを示す.

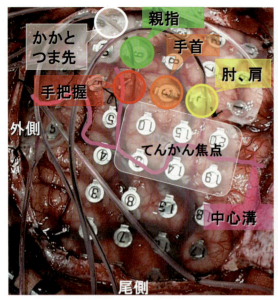
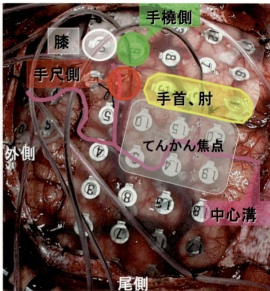

γERSによるマッピング　　　　　　　　　電気刺激によるマッピング

図2　γ帯域ERSを用いた脳機能マッピングと大脳電気刺激を用いた脳機能マッピングの比較
γ帯域ERSを用いた脳機能マッピングは，大脳電気刺激を用いた脳機能マッピングに局在がよく一致している．

脳機能マッピングはけいれん発作の危険性もなく，10分程度の脳賦活課題施行で機能局在が判定できるという長所がある．

ECoGを用いたBMIへの応用

ECoGのγ帯域活動を用いると性能の高いBMIを構築することができる．γ帯域のERSは局在性が高く，かつECoGからは加算平均などの脳活動の蓄積なしで，一回一回の運動からγ帯域活動を検出することができる．この運動内容の違いによるγ帯域活動の局在の違いを，一回一回の運動毎にコンピュータで瞬時に識別・推定することにより，ロボットアームをリアルタイムに制御することができる（図3）[7]．

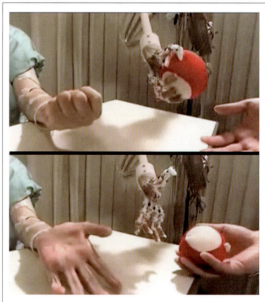

図3　ECoGを用いたBMIによるロボットアームのリアルタイム制御（文献7より引用）

Cross-frequency coupling

異なる周波数帯域の活動が互いに同期性をもっており，脳機能発現に重要な役割を果たしていることが明らかになりつつある．運動野ではγ帯域活動の信号強度がα帯域活動の位相に運動前は

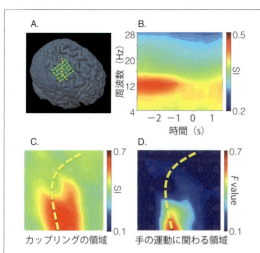

図4 運動野におけるγ帯域活動の強度とα帯域活動の位相のcross-frequency coupling(文献8より引用)
A. 電極を留置した位置.
B. 運動開始前にα帯域(12 Hz)でカップリングを認めたが,手の把握運動開始時(0 s)の約1秒前からcouplingが減少した.カップリングの強さはsynchronization index(SI)という指標を用いて評価した.
カップリングを認めた領域(C)は手の運動の機能局在に関わる領域(D:握る,開くで脳活動が異なる領域)を包含する広い領域で認められた.

同期しているが,運動開始直前に同期性が減弱する(図4)[8]. また,このγ帯域活動の信号強度とα帯域活動の位相のcross-frequency couplingは当該運動の機能局在を包含する広い領域で生じている.これらのことから,この同期現象は運動の開始制御に深く関わっているものと推測される.

平田雅之
大阪大学大学院脳神経外科学

文献

1) Ogawa H, Kamada K, et al : Rapid and minimum invasive functional brain mapping by real-time visualization of high gamma activity during awake craniotomy. World neurosurgery, **82** : 912 e911-912 e910, 2014.

2) Miller KJ, denNijs M, et al : Real-time functional brain mapping using electrocorticography. Neuroimage, **37** : 504-507, 2007.

3) Yanagisawa T, Hirata M, et al : Electrocorticographic control of a prosthetic arm in paralyzed patients. Ann Neurol, **71** : 353-361, 2012.

4) Shibasaki H and Hallett M : What is the Bereitschaftspotential? Clin Neurophysiol, **117** : 2341-2356, 2006.

5) Crone NE, et al : Functional mapping of human sensorimotor cortex with electrocorticographic spectral analysis. I. Alpha and beta event-related desynchronization. Brain, **121** (Pt 12) : 2271-2299, 1998.

6) Crone NE, Miglioretti D, et al : Functional mapping of human sensorimotor cortex with electrocorticographic spectral analysis. II. Event-related synchronization in the gamma band. Brain, **121** (Pt 12) : 2301-2315, 1998.

7) Yanagisawa T, Hirata M, et al : Real-time control of a prosthetic hand using human electrocorticography signals. J Neurosurg, **114** : 1715-1722, 2011.

8) Yanagisawa T, Yamashita O, et al : Regulation of motor representation by phase-amplitude coupling in the sensorimotor cortex. J Neurosci, **32** : 15467-15475, 2012.

②神経機能・構造の評価法

①電気生理学的評価

MEG

はじめに

大脳皮質には神経細胞が一定の方向性をもって配列しており，それらの細胞群が一斉に発火することによって生じる細胞内電流の総和が右ねじの法則に従って磁界を発生する．しかし，その大きさは 10^{-14}〜10^{-12} テスラと極めて微弱であり，地磁気の約10億分の1，市街地の磁気ノイズの約100万分の1程度である（図1）．脳磁図（Magnetoencephalography：MEG）は，超伝導素子（SQUID）センサーを用いることにより 10^{-11} テスラレベルの感度と1ms以下の時間分解能で神経磁気活動を直接計測することができる．電気の伝導率は皮膚，骨，脳など生体組織により一定しないが，磁気の伝導率は生体組織ではほぼ均一なので，比較的単純な頭部の伝導モデルを用いて，MEGは脳波に比較して正確に神経活動の電流源を推定できる．この正確さを利用して，MEGはてんかん焦点や脳機能局在の検査に用いられている．本稿では，主に運動機能評価におけるMEGの有用性について概説する．

keyword
運動関連誘発磁界，運動関連脳律動変化，運動内容推定

運動時の誘発磁界と脳律動変化

前項で述べたECoGと同様，運動に伴い脳磁界が変化することが知られており，運動関連誘発磁界（movement-related cortical magnetic field：MRCF）とよばれる．MRCFはECoGと同様に，

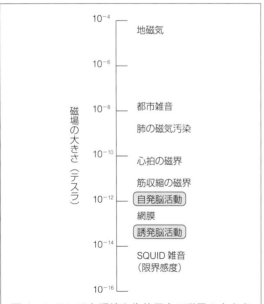

図1　いろいろな環境や生体反応の磁界の大きさ
脳磁界は地磁気の10億分の1，都市雑音の100万分の1と極めて弱く，電磁遮蔽性能の良いシールドルームとSQUIDセンサーを用いてはじめて計測することが可能となる．

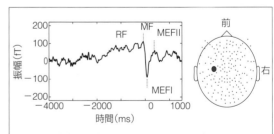

図2　手指の把握運動による運動関連誘発磁界
（文献1より引用）

50回程度のタッピング運動の加算平均波形（左）．右図の太丸印の位置のセンサーの波形を示す．動作前約2,000msから緩徐な磁界強度の変化（RF）を認め，動作直前にMF，さらに動作後にMEFⅠ，MEFⅡの出現を認める．

準備磁界(readiness field：RF)，運動磁界(motor field：MF)，運動誘発磁界(motor evoked field：MEF)の成分からなる(図2)[1]．

運動関連脳律動変化もECoGと同様，MEGでも観察できる．ただし，高周波帯域の感度がECoGに劣るため，たとえば手指の把握運動においてはα(8～13 Hz)～β(13～25 Hz)帯域のERDは観察できるが(図3)[2]，γ帯域(50 Hz以上)のERSを安定して検出することは通常困難である．

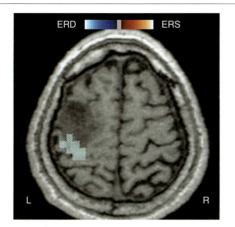

図3　手指の把握運動時の運動関連脱同期
（文献2より引用）

ビームフォーマー法で運動関連脱同期を求めた．症例は左前頭葉の脳腫瘍の患者．右手の把握運動により脳腫瘍に接してその後方にERDを認めた．この結果から，運動野は脳腫瘍の後方に隣接すると術前に推定できた．

MEGを用いた運動内容推定

MEGを用いると一回一回の手の運動内容を脳磁界から推定することが可能となる．手の握る，開くの2種類の運動について，MRCFのパワーを特徴量としてサポートベクターマシンという推定アルゴリズムを用いて一回毎の運動内容推定を行ったところ，MF，MEFⅠ，MEFⅡの成分の潜時に一致して推定精度が有意に上昇し，さらに各成分の強度と推定精度との間に正の相関が認められた(図4)[3]．牛場らは脳波を用いたBMIリハビリテーションにより，完全麻痺患者に筋電反応が出るまで回復したことを報告し，BMIが機能回復訓練に応用できる可能性を示しているが[4]，この結果は脳磁図を用いた精密なニューロリハビリテーションの可能性を期待させる．

| 平田雅之
大阪大学大学院脳神経外科学

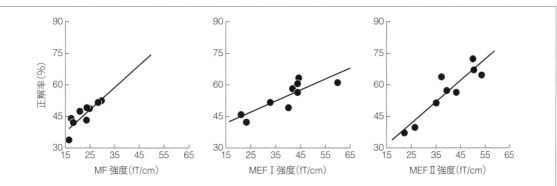

図4　MEGを用いた運動内容の推定(文献3より引用)
開く，握るの2種の運動の識別をサポートベクターマシンを用いて行った．MF，MEFⅠ，MEFⅡの成分の強度と推定精度との間に正の相関が認められた．

▶文献

1) Shibasaki H, Hallett M : What is the Bereitschafts-potential? *Clin Neurophysiol*, **117** : 2341-2356, 2006.
2) Taniguchi M, Kato A, et al : Movement-related desynchronization of the cerebral cortex studied with spatially filtered magnetoencephalography. *NeuroImage*, **12** : 298-306, 2000.
3) Sugata H, Goto T, et al : Movement-related neuromagnetic fields and performances of single trial classifications. *Neuroreport*, **23** : 16-20, 2012.
4) Shindo K, Kawashima K, et al : Effects of neurofeedback training with an electroencephalogram-based brain-computer interface for hand paralysis in patients with chronic stroke : a preliminary case series study. *J Rehabil Med*, **43** : 951-957, 2011.

2 神経機能・構造の評価法

②神経イメージング

MRIと脳形態・容積測定

磁気共鳴画像とは

磁気共鳴画像(magnetic resonance imaging：MRI)は，脳や脊髄を含め，あらゆる身体部位の構造や血流など多彩な生体情報を任意の断面で計測し，画像として表示できる現代において最も有用な医用画像技術である．病変部位(梗塞や腫瘍)は健常組織と異なるMRI信号値を示すことが多く，診断に極めて有用である．では，MRIはどのような生体情報を画像化しているのだろうか？

現在，臨床的に用いられているMRIはほぼすべて，水素原子核(プロトン)に由来する信号を測定し画像化していると考えて間違いない．水や脂質を始めとする生体の構成物質には，プロトンが大量に含まれている．送信コイルからプロトン共鳴周波数(3テスラだと128MHz)の電磁波を照射すると，核磁気共鳴現象により，生体のプロトンを「励起」することができる．「励起」とは，プロトンなどの核がとりうるエネルギー状態のうち，高いエネルギー状態へ遷移させることである．電磁波の照射を停止すると，プロトンに緩和現象(「励起」現象の逆)が生じるが，プロトンは励起の際に吸収したエネルギーを電磁波として放出する．この電磁波は受信コイルで検出することができる．

MRIの撮像の単位はボクセル(voxel)[*1]とよばれる3次元の構造(通常，直方体か立方体)である．たとえば，後に述べるvoxel-based morphometry(VBM)に使用されるMRI画像には$1×1×1mm^3$の立方体ボクセルがよく用いられる．ボクセル内には多数のプロトンが含まれており，MRI内のボクセル位置によって異なる周波数や位相をもつ電磁波を放出するように，傾斜磁場などを使ってあらかじめ情報を付与(エンコーディング)する．受信した電磁波を二次元または三次元フーリエ変換を用いて解析することで，ボクセルごとの信号強度を測定できる．ボクセルの信号値(ボクセル内部のすべての構造物の信号の平均値となる)を平面に投射したものが，病院で普段目にするMRIの画像である．信号値の表示にはグレースケールが用いられることが多い．

MRIの信号強度は，励起後にプロトンがどのように緩和し信号が減衰するか，減衰の生じ方を操作するためにどのような電磁波を与えるかによって決まる．前者の例としてボクセル内の組織構成や磁場均一性，後者の例としてプロトン励起パルス(RFパルス)の繰り返し時間(TR)やプロトン集団からの信号が揃うエコー時間(TE)や各種の飽和パルス[*2]がある．プロトンの緩和パラメ

[*1] ボクセル：デジタル処理される二次元画像の単位がpixel(ピクセル)とよばれることは，デジタルカメラや液晶画面の表示としてよくご存知と思う．これはpicture elementに由来する造語である．一方voxel(ボクセル)は三次元画像の単位でvolume(容積)とpixelを合成してできた言葉であり，MRIの撮像単位が必ずスライス厚をもつことに対応する．

[*2] 飽和パルス：データ収集のタイミングで，水や脂肪など特定の組織成分からの信号を減らすためにデザインされた電磁波．たとえば，あるスライスに脳組織由来の信号を消すパルスを与え，組織由来の信号を消し去れば，得られる信号はその部位に流入してくる血流に由来するはずである．MRIを用いて脳血流を測定する手法であるarterial spin labeling(ASL)法の一部は，このような原理にもとづいている．

---

keyword

ボクセルベーストモルフォメトリー(VBM)，白質灰白質セグメンテーション，標準脳，空間的正規化，脳構造可塑的変化

ーターとしてT1緩和(縦緩和)とT2緩和(横緩和)はよく知られており,MRI信号に対してそれぞれのパラメーターの影響を強調するようにデザインされたT1強調画像やT2強調画像はよく使用されるMRI画像である.撮像単位内の組織構成を反映するそれぞれの緩和時間の意味を知りたい方は成書を参考にされたい[1]).

脳形態解析に用いられるMRI画像

VBMなど最近の脳形態解析に最も広く使用されているのは,三次元撮像によるT1強調画像である.たとえば,MPRAGE(Magnetization-Prepared RApid Gradient-Echo)法やfast SPGR(fast SPoiled Gradient Recalled)法がよく用いられる.三次元撮像T1強調画像では,大脳皮質など灰白質(Gray Matter:GM)が白質(White Matter:WM)よりもやや低信号域,そして脳脊髄液(CerebroSpinal Fluid:CSF)などの水に近い生体成分はGMよりもさらに低信号域の領域として描出される.リハビリテーション(以下,リハ)亜急性期から慢性期に相当する脳梗塞病変はGMやWMなど周囲の健全な領域よりも低信号の領域として描出される.一方,T2強調画像では,亜急性期から慢性期の脳梗塞は高信号域として描出される.T2強調画像ではCSFも高信号域となるため,病変部位とのコントラストを付けて判別を行いやすくするために水の抑制パルスを付加した撮像方法が,FLAIR(FLuid-Attenuated Inversion Recovery)法である.FLAIR撮像では,亜急性期から慢性期の脳梗塞はT2強調画像と同様に高信号域として描出されるが,CSFは低信号となる.

MRIを用いた脳形態解析

MRI解析技術の進歩により,MRIで測定した脳の形態と人の行動や能力の相関解析を通じて,行動や能力の神経基盤を明らかにする研究が盛んに行われるようになった.主な解析の対象は,GM濃度・容積あるいは大脳皮質の厚さなどである.かつては,視覚的・用手的に関心領域を設定して解析していたが,近年ではVBMに代表される半自動的な手法が中心になっている[2]).

VBMは,個人の脳構造画像をGMやWMに

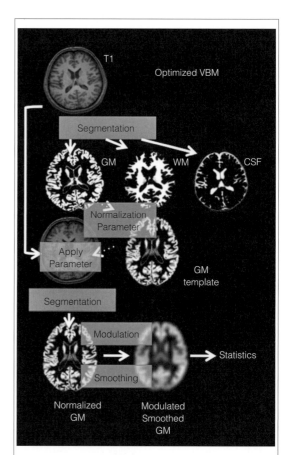

図 Optimized VBMのフロー
3次元撮像T1強調画像を灰白質(GM),白質(WM),脳脊髄液(CSF)に分離(segmentation).GMの標準テンプレートを用いて分離したGM画像を空間的標準化(normalization)するための変換行列を計算.変換行列を元のT1画像に適応して空間的標準化.空間的標準化した画像を,GM,WM,CSFに分離し,空間的標準化されたGM画像(normalized GM)を,空間的標準化の際に各ボクセルの容積がどのように変化したかの情報(Jacobian determinant)を用いて修飾し(この操作を行うと容積の解析,行わないと濃度の解析),空間的平滑化(smoothing)を行った画像を統計解析にかける.

分離したあと，画像を標準空間に正規化し，多数の被験者に由来するGMやWMの濃度や容積を全脳のボクセルごとに自動的に統計比較する手法である(図)．MRI画像上の脳を，信号値およびGM，WMやCSFの分布確率にもとづき，自動的に分割する手法はセグメンテーション(segmentation)とよばれる．セグメンテーションが成功するためには，GMとWMの信号値の差が大きい(コントラストが良好な)画像を取得することが肝要である．標準(standard) VBM では，次いでT1画像を Montreal Neurological Institute (MNI) space などの標準空間内のテンプレート画像(多数の健常被験者から計算された標準画像)に一致させる空間的正規化(normalization)を行う．空間的正規化で補正できない脳回パターンの個人差を吸収するために(ほかにも理由はあるが)，統計解析前には空間的平滑化(smoothing)を行う．最後に，ボクセル信号値を健常者と患者の二群で比較したり，麻痺の程度とボクセル信号値の相関解析を行ったりして，得られた統計値(t値など)を標準脳に投射して表示する．最適化された(optimized) VBM では，GMの空間的正規化を正確に行うための段階をふむ(図)．さらに，ボクセル信号値は，前処理の程度(モジュレーション過程の有無)によってGM濃度あるいは容積のいずれかを反映する．なお，脳卒中の回復過程の評価などで縦断研究を行うためには，予備処理の段階で同一被験者の画像を別の撮像空間(たとえば2回目の撮像)に登録するコレジストレーション(coregistration)を行うことなども必要になる．

VBM以外にも，TBM (Tensor-Based Morphometry)法やSBM (Surface-Based Morphometry)などが提案されている．簡単に言えば，TBM法はコレジストレーションや標準空間に対する空間的正規化の際に，ボクセルの体積がどのように変形されたかについての情報を用いて形態解析を行う手法である．SBMは大脳皮質の表面を引き延ばして標準化してから構造解析を行う手法である．SBMを応用すると大脳皮質の厚さを測定することができる．

リハビリテーション医学への応用

VBMを用いることで，健常者の運動・認知能力とGM容積など脳構造の特徴量を相関づけることができる(横断研究)．同様の手法は，これからリハを受ける患者の事前の画像から予後を予測することなどに役立つ．たとえば，Gauthierら[5]は様々なリハを受ける慢性期脳卒中後患者において，一次運動・体性感覚野のGM量が減少している患者の回復が乏しいことを報告している．

さらに最近，VBMを用いて運動，言語や認知学習に伴う脳構造の可塑的変化を描出する縦断研究が増えている[3,4]．対照群を設定した縦断研究は，学習と脳構造指標の変化を特異的に対応づける強力な研究手法である．縦断研究は，リハの効果と神経可塑的変化を関連づけて理解したり，異なるリハ介入により誘導される神経可塑的変化を比較したりすることに役立つと考えられる．Gauthierら[6]は，慢性期脳卒中後患者を10週間のconstrained-induced (CI)療法を受ける群と通常リハを受ける群に無作為に分け，臨床的改善とGMの変化を比較した．CI群では臨床的改善が大きく，平行して両側運動・体性感覚野のGM増加がみられた．同様の変化は小児(先天性片麻痺)でも報告されている[7]．Abelaら[8]は，一次運動・体性感覚野を含む亜急性期脳梗塞後の巧緻運動の回復過程にかかわる脳領域を，TBM法を用いて調べた．結果，回復期には同側の運動前野など病変周囲の大脳皮質に加え，大脳基底核や反対側の小脳のGM容積の増大がみられた．ただ，回復の早さを基準に患者を分類すると，回復の早いグループほど病変周囲の大脳皮質の変化が大きく，逆に回復の遅いグループでは皮質下の変化が大きかった．また，VBMはリハが神経変成疾患にもたらす代償機転の解明にも有用である．たとえば，脊髄小脳変性症患者が2週間の姿勢リハを受けると，バランス能力の向上と並行し，運動前野の

GM容積が可塑的に増加することが示されている[9].

このように，VBM法などの構造画像の定量的解析，特に縦断研究による神経可塑性の評価はニューロリハの背景となる神経メカニズム理解のためのトレンドとなりつつある．

| 花川 隆
| 国立精神・神経医療研究センター脳病態統合イメージセンター先進脳画像研究部

▶文献

1) アレン D. エルスター，ジョナサン H・他著，荒木 力（監訳）：MRI「超」講義―Q&Aで学ぶ原理と臨床応用：メディカルサイエンスインターナショナル，2003.
2) Richard SJ, Frackowiak KJ, et al：Human Brain Function, Second Edition, Academic Press, 2004.
3) Draganski B, Gaser C, et al：Neuroplasticity：changes in grey matter induced by training. *Nature*, **427**(6972)：311-312, 2004.
4) Hosoda C, Tanaka K, et al：Dynamic neural network reorganization associated with second language vocabulary acquisition：a multimodal imaging study. *J Neurosci*, **33**(34)：13663-13672, 2013.
5) Gauthier LV, Taub E, et al：Atrophy of spared gray matter tissue predicts poorer motor recovery and rehabilitation response in chronic stroke. *Stroke*, **43**(2)：453-457, 2012.
6) Gauthier LV, Taub E, et al：Remodeling the brain：plastic structural brain changes produced by different motor therapies after stroke. *Stroke*, **39**(5)：1520-1525. 2008.
7) Sterling C, Taub E, et al：Structural neuroplastic change after constraint-induced movement therapy in children with cerebral palsy. *Pediatrics*, **131**(5)：e1664-e1669, 2013.
8) Abela E, Seiler A, et al：Grey matter volumetric changes related to recovery from hand paresis after cortical sensorimotor stroke. *Brain Struct Funct*, 2014 [Epub ahead of print].
9) Burciu RG, Fritsche N, et al：Brain changes associated with postural training in patients with cerebellar degeneration：a voxel-based morphometry study. *J Neurosci*, **33**(10)：4594-4604, 2013.

②神経機能・構造の評価法

②神経イメージング

拡散 MRI とトラクトグラフィー

脳内水分子の拡散

水分子は熱運動により不規則に衝突し合うことで常にランダムに移動している(ブラウン運動).この現象を,拡散方程式として初めて数学的に記述したのはアインシュタインである.脳脊髄液を湛える脳室内では(脳室壁の近傍を除き)水は制限なく自由に拡散できる.このように拡散に制限のない条件では,ある一点から拡散し始めた水分子が短い一定時間後に存在する位置の確率は球で表され,このような自由な拡散の性質を等方性(isotropy)とよぶ.一方,皮質の錐体細胞から出る軸索は皮質に垂直あるいは平行方向に伸びるなど,脳内には水を自由に通さない細胞膜による構造が存在している.大脳白質には,皮質脊髄路(錐体路)や脳梁を通過する左右大脳半球の交連線維など多くの繊維状の構造が存在している.したがって,脳実質内においては水分子の動きは解剖的構築により制限され,拡散の方向に偏りのある異方性(anisotropy)を示す.特に,白質線維近傍では水分子の拡散は線維に沿った方向に大きく,線維を横切る方向には制限されることから,線維走行に平行な方向に拡散の大きい強い異方性を示す.また拡散は,様々な病的状態で変化する.よく知られているのは虚血後の細胞性浮腫による拡散の低下である.虚血による拡散の低下は,他のMRI撮像法ではほとんど異常が検出できない発症から30分程度の超急性期においても捉えられることがあり,臨床的な有用性が高い.

拡散 MRI とは

前述の理由で,ある生体部位における水分子の拡散を知ることは病理変化や解剖構築を知ることにつながる.そこに,MRIを用いて水分子に由来するプロトンの拡散の程度を画像化する拡散MRIの有用性がある.プロトンの拡散の程度や向きに鋭敏なMRI信号を測定するためには,大きさが同じで方向は反対の2つの傾斜磁場パルス(motion probing gradient:MPG)を用いる.まず,ある方向にMPGを短時間印加し,一定時間後に反対向きのMPGを印加する.その結果としてMPGの方向に移動するプロトンに由来する信号が減弱する(詳細については文献1を参照).撮像が拡散に対してどのくらい鋭敏かはb値[*1]によって決まる.高ければ高いほど,拡散に鋭敏であることを意味するが,傾斜磁場を発生するコイルの性能による制約などから,現在の臨床用MRIでは1000程度のb値を用いた拡散MRIが主流である.ベースには種々の撮像法が使用可能であるが,ほとんどのMRI装置が撮像時間を短縮するためにスピンエコー(spin-echo)系のエコープラナー(EPI)撮像を用いている.

虚血など病態の評価のためには,脳部位によっ

[*1] b値は以下の式によって記述され,単位は s/mm^2.

$$b = \gamma^2 G^2 \delta^2 \left(\Delta - \frac{\delta}{3}\right)$$

γは磁気回転比(gyromagnetic ratio)で核種によって決まる定数,Gは傾斜磁場の強さ,δはMPGを印加する時間,Δは2つのMPGパルスの時間間隔である.

---

keyword

拡散強調 MRI,テンソル,白質線維,異方性,皮質脊髄路

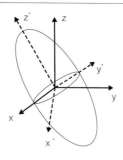

① $D = \begin{pmatrix} D_{xx} & D_{yx} & D_{zx} \\ D_{xy} & D_{yy} & D_{zy} \\ D_{xz} & D_{yz} & D_{zz} \end{pmatrix}$

② $|\lambda E - D| = \begin{vmatrix} \lambda - D_{xx} & -D_{yx} & -D_{zx} \\ -D_{xy} & \lambda - D_{yy} & -D_{zy} \\ -D_{xz} & -D_{yz} & \lambda - D_{zz} \end{vmatrix}$

③ $Tr(D) = D_{xx} + D_{yy} + D_{zz} = I_1$

④ $MD = \dfrac{I_1}{3} = \dfrac{\lambda_1 + \lambda_2 + \lambda_3}{3}$

⑤ $FA = \sqrt{\dfrac{3}{2}} * \sqrt{\dfrac{(\lambda_1 - I_1/3)^2 + (\lambda_2 - I_1/3)^2 + (\lambda_3 - I_1/3)^2}{\lambda_1^2 + \lambda_2^2 + \lambda_3^2}}$

図1 ボクセル内の水の拡散をモデル化する回転楕円体の模式図と拡散テンソルMRIの理解に重要ないくつかの数式

MPGはMRI直交座標系(x, y, z)にもとづき計算される．MRI直交座標系は，回転楕円体の座標系とは一致しないため，拡散MRIの測定からボクセル内の水の拡散を計算するためには，MRI直交座標系を回転楕円体の座標系(x', y', z')に変換するテンソル(D)を知ることが必要になる(①)．Dの各成分は添字の方向にMPGを印加した際のADCに相当する．Dは空間的に対称であると仮定して差し支えないため，$D_{xy} = D_{yx}$，$D_{yz} = D_{zy}$，$D_{xz} = D_{zx}$として，残りの6つの未知数が計算できれば，水拡散のモデルが得られる．得られたDに対角化を施すと固有値λと単位行列(E)を用いて固有方程式(|λE−D|)が書ける(②)．固有値を大きい順にλ_1, λ_2, λ_3とするとλ_1は回転楕円体上で拡散が最も大きな方向(主軸)への拡散の大きさを表現する．行列DのトレースTr(D)(③)からMD(mean diffusivity)が得られる(④)．これらの値から拡散異方性指標の代表であるfractional anisotropy (FA)が計算できる(⑤)．

て違う異方性の影響を排除しておくことが望ましい．そのためには，直交する3方向にMPGを印加し，3つの撮像を加算した拡散強調MRIを評価のため用いることが多い．拡散MRIのトレース画像を用いると，発症数時間後の超急性期の脳梗塞を高信号域(虚血部位では拡散が低下しているためMPGによる信号減衰が生じにくい)として捉えることができる．ただし，拡散強調MRIはベースとなる画像の影響(スピンエコー・エコープラナー撮像であればT2)を受けるため，純粋に拡散の程度を反映するわけではない．そのため，2種類以上のb値を用いた拡散MRIの測定から回帰により拡散係数を計算し，ADC(apparent diffusion coefficient)[*2]画像を作成することで，より純粋に拡散の評価を行うことができる．ADC画像では，超急性期の脳梗塞は拡散の低下

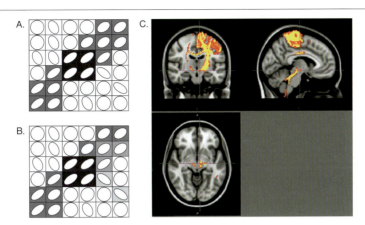

図2　トラクトグラフィーの基本原理
A．水の拡散が大きい方向が白質線維走行に一致するとの仮定にもとづき，拡散テンソル画像の回転楕円体モデルによる拡散の推定を応用したトラクトグラフィーの模式図．中央の黒領域を関心領域(シードとよばれる)として，周囲のボクセルを異方性の大きさや，主軸の向きが関心領域のボクセルの主軸の向きと大きく違わないなどの基準を設け，基準を満たすボクセルを選択していくと(灰色)，MRI上に白質線維走行の推定(決定論的トラクトグラフィー)を図示することができる．ただし，拡散の測定にはエラーが含まれており，モデルも決して完璧ではない．
B．この問題を解決するため，各ボクセルで最も確からしい拡散の向きと大きさを確率分布関数として推定する確率論的トラクトグラフィーが用いられる．たとえば，あるボクセルから次のボクセルにつなげるシミュレーションを5,000回繰り返し，あるボクセルにつながった回数が4,000回であり，別のボクセルにつながった回数が1,000回という結果が得られたとする．この方法では決定論的トラクトグラフィーでは見過ごされる経路(黒の領域から右下に伸びる薄灰色の経路)を抽出することが可能になる．
C．確率論的トラクトグラフィーを用いて作成した皮質脊髄路．

を反映して低信号域となる．

拡散テンソルMRIとは

　テンソル(tensor)とは，ある規則の元に座標変換を行う際に使用する，数の配列あるいは関数である．拡散MRIの場合，ボクセル内の水の拡散を回転楕円体としてモデル化し(図1)，テンソルの概念を用いてMRI装置が規定する三次元直交座標から回転楕円体が規定する三次元直交座標系へ変換して行う．三次元空間内で，直行座標系を別の直交座標系に変換するテンソルは3行3列の対称行列(D)で表される．3行3列対称行列の未知数は6つ(図1)なので，最低6方向のMPGによる測定を行えば，各ボクセルの水の拡散モデルが得られる．回転楕円体の固有ベクトル(e_1, e_2, e_3)と固有値(λ_1, λ_2, λ_3)が，ボクセル内の水の拡散の方向と大きさを特徴づける．

　このようにボクセルごとの水の拡散がモデルできると，その値をスカラー値として表示することでADC画像やFA画像などの拡散を反映する画像を作ることができる．さらに，拡散テンソル画像の解析により各ボクセルに回転楕円体の軸情報を割り振って表示することも可能である．例としては，拡散テンソルの固有値を大きさとして固有ベクトルの方向をもつ線をボクセルに表示したり，軸方向をカラーマップ表示したりする方法がある．

トラクトグラフィーとは

　水の拡散が大きい方向が白質線維走行に一致す

[*2] apparent diffusion coefficient (ADC)とは"みかけの"拡散係数という意味．なぜ"みかけの"という言葉がつくかというと，生体では血液の灌流や頭部のわずかな動きによる影響が排除できないため，純粋な拡散係数の測定は不可能だからである．

るとの仮定にもとづき，ある領域内のボクセルを始点とし，基準を設けて周囲のボクセルを探索していくと，当該領域のボクセルと連続性があると推測されるボクセルを選択することができる．このボクセル選択を数珠つなぎ式に延長していくことがトラクトグラフィーの基本原理である（図2）．さらに，別領域を通過したり，あるいは別領域に終止したりという基準を加えることで，解剖学的知識にもとづいたトラクトグラフィー画像を作成することができる．さらに，1つのボクセルに1つの回転楕円体モデルを仮定するだけだと，1ボクセル内で線維が交叉したり，あるボクセルで線維が分岐したりする場合に的確にモデルすることができない．そこで，1つのボクセルに複数の回転楕円体をモデルして推定の精度を上げることが行われる．さらに，拡散パラメーター（方向や大きさ）の推定の確からしさを推定したうえで，コンピューターシミュレーションを応用したトラクトグラフィーを行う，計測やモデルの不完全さを補う確率論的トラクトグラフィーの導入により，より詳細なトラクトグラフィーが確度の情報とともに得られるようになった[2]．

リハビリテーションへの応用

拡散MRIを用いて脳卒中患者の運動回復過程を評価した研究は，皮質脊髄路（corticospinal tract）（図2C）の統合性が，最終的な運動回復の程度と相関することを示している[3,4]．統合性の指標としては，FA値が用いられることが多いが，確率論的トラクトグラフィーにおいて線維結合が存在する確率や，トラクトグラフィーと病変の重なりを指標として用いることもある．さらにStinearら[5]は拡散MRIから得られたFAの左右差と経頭蓋磁気刺激で得られた運動誘発電位（MEP）による評価を組み合わせた脳卒中後の運動回復の予後予測アルゴリズムを提案している．

運動回復以外では，前頭葉と頭頂側頭部の言語野を結ぶ弓状束（arcuate fasciculus）の統合性が失語症の予後と相関することも示されている[6]．

花川 隆

国立精神・神経医療研究センター脳病態統合イメージセンター先進脳画像研究部

文献

1) 青木茂樹，増谷佳孝・他：これでわかる拡散MRI．第3版，学研メディカル秀潤社，2013．
2) Behrens TE, Woolrich MW, et al : Characterization and propagation of uncertainty in diffusion-weighted MR imaging. *Magn Reson Med*, 50(5) : 1077-1088, 2003.
3) Sterr A, Dean PJ, et al : Corticospinal tract integrity and lesion volume play different roles in chronic hemiparesis and its improvement through motor practice. *Neurorehabil Neural Repair*, 28(4) : 335-343, 2014.
4) Koyama T, Marumoto K, et al : Relationship between diffusion tensor fractional anisotropy and long-term motor outcome in patients with hemiparesis after middle cerebral artery infarction. *J Stroke Cerebrovasc Dis*, 23(9) : 2397-2404, 2014.
5) Stinear CM, Barber PA, et al : Functional potential in chronic stroke patients depends on corticospinal tract integrity. *Brain*, 130 : 170-180, 2007.
6) Kim SH, Jang SH : Prediction of aphasia outcome using diffusion tensor tractography for arcuate fasciculus in stroke. *AJNR Am J Neuroradiol*, 34(4) : 785-790, 2013.

②神経機能・構造の評価法

②神経イメージング

fMRI

はじめに

　機能的MRI(functional magnetic resonance imaging:fMRI)は，MRIを用いて，ヒトや動物の脳や脊髄活動に関連した血流動態反応を視覚化する方法の一つである．神経活動が起こると，その局所脳血流は約30〜50％増加するが，酸素消費量の増加は約5％と小さくなり，酸化型ヘモグロビンが還元型ヘモグロビン(常磁性体)の量に比べて相対的に増加する．その結果，MRIの信号強度は上昇し，これはBOLD (blood oxygenation level dependent)効果とよばれる．fMRIの基礎となっている．

　fMRIは，安静時と課題時を比較して，どの脳領域が課題時に関連しているかを検討するTask-related BOLD fMRIが基本的な方法となるが，近年，①安静時fMRI(resting state fMRI)を用いたfunctional connectivity (FC)，②fMRIを用いたeffective connectivity (EC)により，脳をネットワークとして捉える解析方法に注目が高まっている[1]．これにより，たとえば脳卒中後の脳内ネットワークの変化が推測され，さらには，機能予後や機能回復訓練との関連が報告されるようになってきた．

keyword
BOLD, Functional connectivity, HRF, Effective connectivity

Task-related BOLD fMRI

　単一刺激に対する血行動態反応のモデルである血行動態反応関数(Hemodynamic Response Function:HRF，図1A)を仮定し，刺激パラダイムにこのモデルを当てはめて得られた時系列変化(図1B)に相関してMRI信号が変化する領域を，刺激に関連する脳賦活領域と推定する．

　実験デザインには二つあり，一つは，特定の条件の繰り返しによる刺激の期間，および安静期間を1セットとして，交互に実施されるブロックデザインである．たとえば，20秒間の左指タッピング課題と，20秒間の安静を交互に実施した場合，安静時に比べて右一次運動感覚野が賦活していることが示される(図1C)．もう一つの実験デザインは，Event-relatedデザインとよばれ，個々の刺激について安静状態からの比較的短い脳活性化刺激を計測する手法で，刺激の提示順序のランダマイズが可能であるため，同一条件の連続提示による脳活動の馴化の影響が低減されるが，検出された信号が統計的に有意になりにくい．Task-related BOLD fMRIでは，仮定した血行動態変化に合致しない領域，あるいは血行動態変化を予測できない脳活動は，脳活動領域として検出できない．

Functional connectivity (FC)とは

　脳は，解剖学的に離れ，特化した領域を組織化し，認知，運動や感覚のような機能を担うネットワークを形成している．たとえば，何も行動していないアイドリング状態にある脳においても，ネットワーク(default mode network:DMN)が存

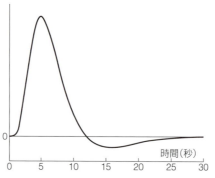

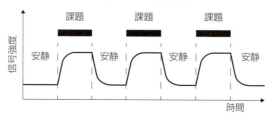

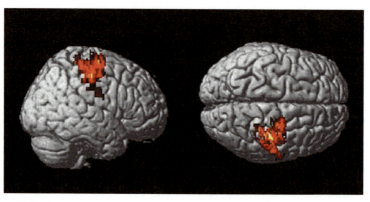

図1 Task-related BOLD fMRI

在することが明らかになっている．

　FCは，ある脳領域の活動が，他の(離れた)脳領域の活動とどの程度関連しているかを算出した指標である．FCの概念では，もし2つあるいはそれ以上の領域の活動がお互いに時系列的に相関するならば，それらの領域は同じ機能的ネットワークに属していると推測する．FCを算出するアプローチには大きく2つあり，一つは狭義のFC，もう一つはECである[2]．

　狭義のFCは，2つあるいはそれ以上の領域間の活動パターンの時間的な相関を表すが，お互いに，どのような影響(促通または抑制)を及ぼすか

まではわからない．狭義のFCを求められる脳機能画像の一つは安静時fMRIで，課題を行う必要がない利点がある．たとえば，一次運動野（M1）は運動課題を行っていないときにも，低頻度（0.1Hz未満）で脳血流量は変動しており，その脳血流量は，対側のM1，対側小脳，両側一次感覚野，運動前野（premortor cortex：PMC），および補足運動野（supplementary motor area：SMA）の血流量と時間的に相関する[3]．一方，ECはある領域間の相互作用がどのような因果関係をもつかを検証する解析方法である．あらかじめ関心領域を選定し，それら領域間のモデルを作成し，各領域間にどの程度の関連性および方向性があるかを算出する．この解析手法を用いると，たとえば非損傷半球M1と損傷半球のM1との間で，どの程度お互いに促通，抑制しているかを知ることができる．

脳卒中後のFCやECの変化と機能予後，機能回復訓練との関係

脳卒中発症後に，安静時fMRIによるFCを検討した報告をまとめると，大きく二つのパターンがある[2]．一つのパターンは，皮質運動領域の半球間でFCが減少しており，しかもその減少は，運動障害の重症度と相関することである（図2）．Connectivityが運動障害の重症度と関連したことから，脳卒中後の運動障害は，一つの障害部位から起こるというよりも，ネットワーク全体の変化から生じるとも推察されている[4]．運動機能だけではなく，頭頂葉の半球間FCと注意障害[5]，失語症と上側頭葉の半球間FCと失語症との関連も報告されている[6]．重要なことは，運動障害と注意関連領域の半球間FCは関連がなかったように，FCは脳機能ネットワークと密に関連していることである．もう一つのパターンは，脳卒中発症後には，局所的なconnectivityがより重要となるが，回復にしたがって，損傷半球M1や非損傷側小脳が脳ネットワークでの重要な役割を再び担っていくパターンである[7]．なお，多くの研究が皮質下脳卒中患者を対象とし，皮質下病変であるにもかかわらず，皮質間のconnectivityが変化していたことは，注目すべきことである．

脳卒中発症後早期のFCやECと，発症数カ月後の機能障害との関連が報告されている．FCに関しては，損傷半球M1と非損傷半球視床，SMAおよび中前頭回とのFCが，6カ月後の麻痺側上肢機能と正の相関をしたという[8]．また，脳卒中患者に機能回復訓練を行い，FCがどのように変化するかを検証した報告が散見される．これは，機能回復訓練の効果を示す客観的な評価となるだけでなく，機能回復にかかわる神経メカニズムの解明に役立つ．失語症患者における呼称訓練の効果は，介入前の右中側頭回のFCと関連し，介入後の左中側頭回や縁上回のFCと関連していた[9]．このことは，呼称訓練が言語ネットワークに影響し，呼称を改善したことを裏付ける．一方，ミラーセラピーが，損傷半球の一次感覚運動野内のネットワークを賦活し，特に運動機能の低い患者で賦活が大きかったという[10]．

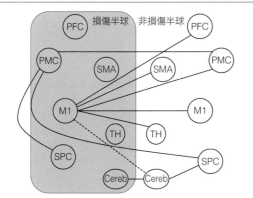

図2 脳卒中患者のFunctional connectivity (FC)とEffective connectivity (EC)
（文献2より引用改変）
図には，運動障害と正の相関をしていた結合（実線）と解剖学的な断裂と関連していた結合（破線）を示す．前頭前野（PFC），視床（TH），上頭頂葉（SPC），小脳（Cereb）．

おわりに

　脳機能画像の進歩に伴い，脳卒中後に起きる各領域間のconnectivityの変化について評価することが可能となった．このことは，症候と関連した脳機能の解明だけでなく，患者個々にオーダーメイドした機能回復アプローチを選択するうえでも，重要な根拠を与えることが期待される．

　最後に，NeurosynthというWEBサイト（http://neurosynth.org/）を紹介する．このサイトは，9,000を超えるfMRIを用いた報告から，3,000を超えるmeta-analysisの結果や，15万を超える各脳領域のFCをデータベース化し公開している．たとえば，ワーキングメモリーや報酬系に関連する脳領域を知ることができるし，一次運動野とFCをもつ脳領域を表示することができるため，利用価値が高い．fMRIに興味があるならば，一度，アクセスしてみることをお勧めする．

| 新藤恵一郎
| 東京都リハビリテーション病院リハビリテーション科

文献

1) 新藤恵一郎，里宇明元・他：脳のfunctional connectivity network：リハビリテーションの立場から．神経内科，**81**：196-203，2014.
2) Rehme AK, Grefkes C, et al：Cerebral network disorders after stroke：evidence from imaging-based connectivity analyses of active and resting brain states in humans. *J Physiol*, **591**：17-31, 2013.
3) Rehme AK, Eickhoff SB, et al：State-dependent differences between functional and effective connectivity of the human cortical motor system. *Neuroimage*, **67**：237-246, 2013.
4) Lemon RN：Descending pathways in motor control. *Annu Rev Neurosci*, **31**：195-218, 2008.
5) Carter AR, Astafiev SV, et al：Resting interhemispheric functional magnetic resonance imaging connectivity predicts performance after stroke. *Ann Neurol*, **67**：365-375, 2010.
6) Warren JE, Crinion JT, et al：Anterior temporal lobe connectivity correlates with functional outcome after aphasic stroke. *Brain*, **132**：3428-3442, 2009.
7) Wang L, Yu C, et al：Dynamic functional reorganization of the motor execution network after stroke. *Brain*, **133**：1224-1238, 2010.
8) Park CH, Chang WH, et al：Longitudinal changes of resting-state functional connectivity during motor recovery after stroke. *Stroke*, **42**：1357-1362, 2011.
9) Van Hees S, McMahon K, et al：A functional MRI study of the relationship between naming treatment outcomes and resting state functional connectivity in post-stroke aphasia. *Hum Brain Mapp*, **35**：3919-3931, 2014.
10) Saleh S, Adamovich SV, et al：Mirrored feedback in chronic stroke：recruitment and effective connectivity of ipsilesional sensorimotor networks. *Neurorehabil Neural Repair*, **28**：344-354, 2014.

②神経イメージング

PET

PETとは

PETはpositron emission tomographyの略である。^{15}O（2分）、^{11}C（20分）、^{18}F（109分）〔（ ）内は半減期〕などの陽電子（positron）を放出する核種を用いる。半減期が短い核種を作り出すには院内にサイクロトロンを設置する必要があるが、現時点において、[^{18}F] fluorodeoxyglucose（FDG）だけはサイクロトロンがなくても製薬会社から買うことができる。これらの核種を化合物に標識したものが放射性薬剤であり、その性質により得られる情報が異なる。陽電子が電子と出会うと対消滅し、511keVの2つの消滅放射線が発生する。その消滅放射線を検出し、画像にするのがPETの原理である。

keyword

positron emission tomography（PET），
脳血流（cerebral blood flow），
single photon emission computed tomography

今となってはPETといえば[^{18}F] FDGによる悪性腫瘍の検査と思う人も多いかもしれないが、1980年代はPETといえば、[^{15}O] H$_2$Oによるactivation studyが一般的であった。

PETは、single photon emission computed tomography（SPECT）よりも空間分解能、時間分解能ともに優れている。PETとSPECTは核種により使い分ける（図1）。脳波（EEG，ERP）（↔84頁、88頁参照）、MEG（↔81頁参照）はミリ秒レベル、NIRS（↔111頁参照）においても秒レベルの時間分解能があるが、PETはせいぜい分レベルの時間分解能しかない。しかしながら、空間分解能は4mm程度あり（機器の性能と核種のpositron飛程による）、fMRI（↔103頁参照）ほどではないが非侵襲的と考えられる検査のなかではかなりよく、MEGのようにdipoleを推定するモデルに依存するようなことはない（図2）。

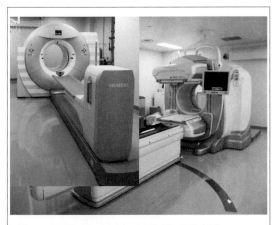

図1　PET/CT（左）とSPECT/CT（右）

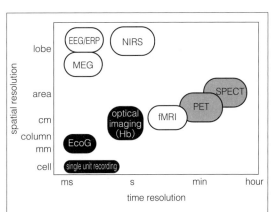

図2　様々な脳科学の手法の空間解像度・時間解像度の比較
色は侵襲性を示し、侵襲性が低いものは白、（動物実験を含む）高いものは黒、PETは軽度の被曝があるので薄い灰色としている。

脳血流分布，脳糖代謝分布

脳血流が機能を反映するという考えは古く，前々世紀のRoyとSherringtonの報告[1]まで遡る．脳血流（cerebral blood flow：CBF）も脳糖代謝（cerebral metabolic rate for glucose：CMR_{glc}）も，神経活動を反映している．CBFもCMR_{glc}もおおむね似たような画像ではあるが，若干の違いもある．CMR_{glc}は小脳・海馬領域でやや低く[2]，後頭葉でやや高い傾向にある．

運動をしたりなど脳の機能を賦活する場合には，その部位の血流はそれに応じて増える．糖代謝も脳血流と同様に50%程度の上昇を示すが，酸素代謝（cerebral metabolic rate for oxygen：CMR_{O_2}）は，5%程度しか上昇を示さない[3]．一時的な脳活動は，嫌気的な代謝で対応している可能性がある．そのため，deoxy Hbの濃度が下がり，これがfMRIやoptical imaging，NIRSの原理となっている．

CBFはほとんどの場合，脳機能を反映したものになるが，例外として以下の2つがある．どちらも脳血管障害に関係したものである．逆にいえば，脳血管障害以外の場合には，脳血流と脳機能は密接につながっていると考えてよい．

1. 内頚動脈や中大脳動脈などの狭窄や閉塞があり，CBFが低下する場合，低下した脳血流から，酸素摂取率（OEF）を上昇させてCMR_{O_2}を維持しようとする．OEFが上昇した状態を貧困灌流（misery perfusion）といい，脳の活動に比べてCBFが低い状態である．
2. 脳梗塞を起こしたあと，再開通が起こると，必要以上の血流が流れる．これを贅沢灌流（luxury perfusion）といい，酸素により組織へのダメージが起こる原因ともなり得る．同様に，内頚動脈の内膜剥離術（CEA）を行った直後も過灌流を起こすことがあり，post-ischemic hyperemiaとよばれる．

fMRIとの比較

かつては隆盛を誇っていた[^{15}O] H_2Oによるactivation studyであるが，fMRIには空間分解能も時間分解能もかなわないことから，かなり廃れてしまった．1回のtrialではfMRIよりもS/Nがよいが，放射線被曝のないfMRIは加算回数を多くできるため，結局のところfMRIのほうが高い検出力をもつことになる．[^{15}O] H_2O PETとfMRIを比較してみる．

① fMRIはbaselineとの差分をとらなければならない．fMRIは1回の撮像で差分をとることから，同じ患者のリハビリテーション（以下，リハ）前後の変化をみるのはその差分の変化である．PETでは，脳血流画像でも糖代謝画像でも前後で直接比較できる．
② PETもfMRIも動きに弱いが，fMRIのほうがより動きに脆弱である．どちらも大きな動きは，transmission scan（PET）シミング（MRI）とのずれを引き起こすので難しいが，小さな動きであればsoftwareで修正可能である．その際，PETの画像は，隣のpixelも脳血流であるが，fMRIはT_2^*の像にわずかなBOLD信号が乗っているので1pixel以下のずれでも致命的なエラーとなる．動きを伴うものはPETのほうがやりやすい[4]．
③ PETは中心部よりも表面のほうが消滅放射線の減弱が少なく得意であるが，MRIは空気と接する部位はsusceptibility artifactが大きくなり比較的不得意である．
④ BOLD信号は非常に弱く何度も加算しなければならない．加算回数を多くできない稀な事象を扱うには，PETのほうがよい可能性もある．
⑤ BOLD信号は，SPM上ではt値で表される．確かに，signalが大きければt値も大きくなるはずであるが，この統計量はそのまま脳からのsignalを示しているわけではない．その点，脳血流量ははっきりとした生体シグナルである．定量的なことを言いたい場合にはPETのほう

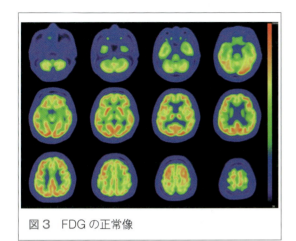

図3 FDGの正常像

表 代表的なPET製剤

核種	放射性薬剤	説明
[15O]	CO_2	脳血流 CBF
[15O]	O_2	酸素代謝 CMR_{O_2}
[15O]	CO	血液量 CBV
[18F]	FDG	糖代謝 CMR_{glc}
[15O]	H_2O	脳血流 CBF
[18F]	ドーパ	ドーパミン細胞
[11C]	N-メチルスピペロン	ドーパミン受容体
[11C]	ラクロプライド	ドーパミン D_2 受容体
[11C]	WAY100635	5-HT1A 受容体
[11C]	フルマゼニル	$GABA_A$ receptor 細胞密度
[11C]	PiB	アミロイド β
[18F]	flutemetamol	アミロイド β
[18F]	flobetapir	アミロイド β
[18F]	florbetaben	アミロイド β
[11C]	PBB3	タウ

＊[15O]ガスPETは1996年に，FDGは2002年に保険適用になっている．

が優れている．

近年，MRIでも arterial spin labeling（ASL）を応用した perfusion MRI が実用に近づきつつある．perfusion MRI を使えば，差分のこと（①）はPETと同等であるが，現時点の perfusion MRI は，空気と接する部位の susceptability artifact（③）はまだ大きいと思われる．

また，FDGを使って脳機能を研究することもできる（図3）．糖代謝は脳血流と同様に脳機能を反映しているが，取り込みに時間がかかるために，瞬時の activation study にはむかない．しかしながら，[18F]の positron 飛程が短く，画質に優れる．また，FDGは日常的に使われていることから，研究もしやすい．①のようにリハ前後の脳機能の違いを研究したり，またあるグループを正常データベースと比較するようなことも可能である（統計画像とよばれる）．

ligand imaging

放射性薬剤によって見るべきものを変えることができるのがPETの長所である．サイクロトロンと合成装置，そして化学者がいれば新しい薬剤を作り出すこともできるかもしれない．受容体のイメージングなどは，現時点では核医学の手法以外ではできず，貴重な情報を得ることができる．

[18F] Dopa を皮切りに，特定の神経伝達物質や受容体のイメージングが行われてきている（表）．ドーパミン受容体については，[11C] N メチルスピペロン（NMSP）および [11C] ラクロプライド（raclopride）が成熟製剤として使われている．NMSPは D_2 受容体へ結合すると離れないのに対し，ラクロプライドは D_2 受容体への選択性が強く，受容体への結合が弱く内因性のドーパミンにより外れてしまう．ラクロプライドのその性質を利用して，binding potential を計算することにより内因性のドーパミンの放出量を測ることもできる．PETでの成功を受け，ドーパミンの presynaptic neuron にあるドーパミン・トランスポーターを画像化するSPECT製剤 [123I] ioflupane（FP-CIT：DaT-SCAN®）が開発され，わが国でも2014年よりパーキンソン病を含むパーキンソン症候群および dementia with Lewy body（DLB）に保険適用になっている．

$GABA_A$ receptor ベンゾジアゼピン結合部位のイメージング，細胞密度の評価に，[11C] flumazenil（図4）が使われる．flumazenil の成功を受けて，SPECT製剤 [123I] iomazenil（ベンゾダイン®）

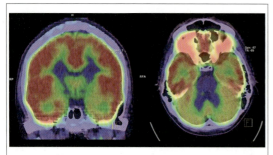

図4 [¹¹C] flumazenil の画像

が開発され，日本においても2002年より難治性てんかんの発作焦点を決めるために保険適用になっている．

また，[¹¹C]PiB などのアミロイドイメージング，[¹¹C] PBB3 のタウイメージングと病理学的なアプローチもされてきている．

おわりに

PET は放射性薬剤により糖代謝や神経伝達物質のイメージングやアミロイドイメージングなど，様々なものを視覚化することができる．これからも，PET 核医学の可能性は広がっていくであろう．

亀山征史　村上康二
慶應義塾大学医学部放射線診断学核医学部門

文献

1) Roy C, Sherrington C : On the regulation of the blood supply of the brain. *J Physiol*, **11** : 85-108, 1890.
2) Sakamoto S, Ishii K : Low cerebral glucose extraction rates in the human medial temporal cortex and cerebellum. *J Neurol Sci*, **172** : 41-48, 2000.
3) Fox PT, Raichle ME, et al : Nonoxidative glucose consumption during focal physiologic neural activity. *Science*, **241** : 462-464, 1988.
4) Momose T, Nishikawa J, et al : Effect of mastication on regional cerebral blood flow in humans examined by positron-emission tomography with ¹⁵O-labelled water and magnetic resonance imaging. *Arch Oral Biol*, **42** : 57-61, 1997.

②神経イメージング

NIRS

NIRSとは

近赤外線スペクトロスコピー(Near-InfraRed Spectroscopy：NIRS)は，近赤外光により，非侵襲で脳活動を計測する装置である．近赤外光が比較的高い生体透過性を有し，血液中の酸素化ヘモグロビンと脱酸素化ヘモグロビンが近赤外領域で異なる光学特性をもつことを利用し，脳内血液の酸素状態の変化を捉える．脳神経活動と脳血流変化とのカップリング原理にもとづくと，脳内血液の酸素状態の計測は，脳の賦活状態を計測していることになる．

> **keyword**
> 近赤外分光法，脳機能画像法，脳血流，機能的再構成

NIRSによる計測と特徴

NIRSの計測方法を説明する．ホルダを用いて3cm程度の間隔で格子状に複数の光ファイバを頭部に装着する．装置本体にある光源から送光用ファイバを介して，近赤外光を頭表より脳内に照射する．大脳皮質で吸収・散乱を起こした近赤外光を3cm離れた位置の受光用ファイバで受光し，装置本体にある光検出器で信号を検出する．

NIRSは頭表から信号を取り出すので，外科手術などの侵襲的な手法を必要とせず，非侵襲であり，安全面において優れている．ほかの非侵襲の脳活動計測装置である機能的磁気共鳴画像法(fMRI)，脳磁図(MEG)，ポジトロン断層法(PET)など，他の非侵襲脳活動計測装置と比較して，NIRSは，シールドルームなどの特殊な検査室を必要とせず，装置本体は小型で，比較的簡単に移動し，場所の制限なく計測することができる．被

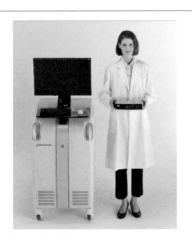

図1 島津製作所製NIRS
左：可搬タイプ(SMARTNIRS)，右：ポータブルタイプ(SPEEDNIRS)

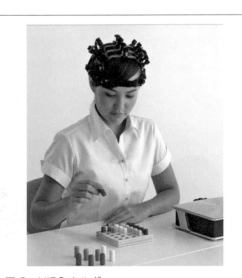

図2 NIRSホルダ

験者を寝台に固定する必要がなく，計測中の身体的な制約が少ないため，リハビリテーション（以下，リハ）への応用に適していると考えられる．最近では，従来の可搬タイプのNIRSに加え，計測範囲に制限はあるが，さらに小型のポータブルタイプのNIRSが開発され，リハへの応用がさらに進むことが期待される（図1，図2）．

リハビリテーション分野への応用

NIRSのリハ分野への応用として，以下の2つの方法が考えられる．
(1) リハに伴う中枢神経系の機能的再構成の評価
(2) 治療装置としてのNIRSの応用

(1) リハビリテーションに伴う中枢神経系の機能的再構成の評価

急性期を過ぎた脳損傷後の機能回復過程においては，損傷により喪失した機能を残存する脳領域や神経ネットワークが代償することで機能の回復が可能になることが知られており，「機能的再構成」とよばれている．ヒトの脳損傷後の機能的再構成は，fMRIやNIRSなどの非侵襲的な脳活動計測装置によって評価が可能であり，とくに装置が比較的小さく，ベッドサイドなどでの計測が可能である点や，計測中の身体的な制約が少なく，ほかの脳活動計測技術では計測が難しい歩行やバランス課題といった日常生活動作に直接関わる動作における脳活動を計測できる点などからリハ臨床現場でのNIRSの有用性は高いと考えられる．

具体的な例として，リハに伴うバランス能力の改善と脳活動変化を観察した検討を紹介する[1]．回復期リハ病棟に入院中の脳卒中後患者20名（平均発症後日数112日）に対して平均41.5日間のリハ（最大180分/日）を行った前後で姿勢維持に伴う脳活動を計測したところ，リハ前後で非病変側優位に両側の補足運動野の活動が亢進し，バランス能力の改善と補足運動野活動の変化量との間に正の相関が認められた（図3）[1]．これらの結果はリハによる機能的再構成によって補足運動野を中心とした代償的な神経ネットワークが賦活されたことが，脳卒中後のバランス能力改善につながった可能性を示唆する所見と考えられる．これらの知見をはじめとして，NIRSを用いた機能的再構成の評価はリハにおける客観的なバイオマーカーとしても有用であると考えられる．

(2) 治療装置としてのNIRSの応用

上記のような計測機器としての応用のほか，NIRSを用いた治療的な応用についても研究が進められている．具体的な手法としては，NIRSを用いて計測した脳活動を被検者にリアルタイムで感覚情報（視覚・聴覚など）として提示することにより，被検者自身が脳活動をコントロールする方法を学習するニューロフィードバックとよばれる方法が試みられている．

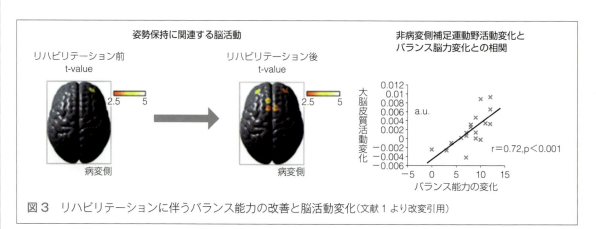

図3　リハビリテーションに伴うバランス能力の改善と脳活動変化（文献1より改変引用）

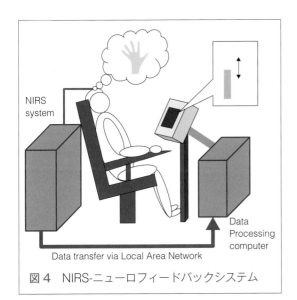

図4 NIRS-ニューロフィードバックシステム

筆者らは，NIRSを用いて課題に伴う局所脳活動をリアルタイムで推定し，棒グラフの高さとして被検者に提示するシステムを開発し（図4），健常者における運動想像中の脳活動を変化させることができることを明らかにした[2]．さらに，このNIRS-ニューロフィードバックシステムを用いて，脳卒中後の上肢麻痺患者に対して，麻痺側上肢運動想像とニューロフィードバックを組み合わせた治療を行うことで，上肢麻痺の改善効果が向上することも報告している[3]．今後，これらの手法が簡便なリハ補助治療としてより広く普及することによって，慢性期を含めた多くの患者の機能改善につながることが期待される．

| 井上芳浩
(株)島津製作所応用機器事業部技術部

| 三原雅史
大阪大学大学院医学系研究科神経内科学

▶文献

1) Fujimoto H, Mihara M, et al : Cortical changes underlying balance recovery in patients with hemiplegic stroke. *Neuroimage*, **85** : 547-554, 2014.
2) Mihara M, Miyai I, et al : Neurofeedback Using Real-Time Near-Infrared Spectroscopy Enhances Motor Imagery Related Cortical Activation. *PLoS ONE*, **7**(3) : e32234, 2012.
3) Mihara M, Hattori N, et al : Near-infrared Spectroscopy-mediated Neurofeedback Enhances Efficacy of Motor Imagery-based Training in Poststroke Victims : A Pilot Study. *Stroke*, **44**(4) : 1091-1098, 2013.

2 神経機能・構造の評価法

②神経イメージング

統合イメージング

はじめに

20世紀最後の20年から21世紀初頭にかけて脳イメージングは飛躍的な進歩を遂げ，基礎・臨床神経科学領域で広く用いられるようになった．しかしながら，現時点において，ヒトの神経・シナプス活動をミリ秒オーダーの高時間解像度とサブミリメートルオーダーの高空間解像度で測定できる脳イメージング技術は存在しない．機能的磁気共鳴画像（fMRI）は数ミリメートルの高空間解像度で脳深部にいたるまで全脳から信号を検出できるが血液動態を介する信号の時間解像度に制約があり，脳磁図は高い時間解像度と空間解像度を有するが脳深部の信号検出は難しい．そこで，複数のイメージング手法を統合し，お互いの欠点を補いつつ，新しい切り口から脳機能の解明を目指す統合イメージング法の開発が進められている．本稿では，そのような研究の潮流の例として，脳波とfMRI同時計測および脳刺激とfMRI同時計測を取り上げる（↔84頁，88頁，103頁参照）．

各イメージング手法の特徴

Blood-oxygenation level-dependent（BOLD）信号を用いたfMRIは，単独の手法として現状で最もバランスがとれており，機器の普及とあいまって脳機能局在の解明に最も広く応用されている脳イメージング技術である．fMRIは全脳の神経活動を時系列として計測可能であるが，時間分解能に関しては制約がある．BOLD信号は，ミリ秒オーダーの神経・シナプス活動の変動後，ピークに達するまで5〜6秒，基線に復するまで10秒以上かかる時定数の大きな応答である．さらに，fMRIに用いられるエコープラナー像（EPI）は，原理的に最も速い撮像法であるものの，現在の技術で全脳をサンプリングするためには2〜4秒の繰り返し時間（TR）が必要である．したがって，fMRIの時間分解能は，BOLDの時定数とサンプリング速度の双方から制限を受ける．そこで，ミリ秒オーダーの時間分解能をもつ脳波とfMRIを組み合わせる技術が広まっている．この方法では，短時間に生じる神経・シナプス活動変化を脳波で捉え，随伴して起こるBOLD信号変化の空間分布をfMRIで捉えることができる．

fMRIや脳波は，行動と神経現象の相関を検出する技術であり，脳活動が行動を生んでいることの因果性を問うことはできない．因果関係を知るためには，経頭蓋磁気刺激（TMS）などの脳刺激法により神経活動に介入し，結果として生じる行動変化を測定することが行われる．TMSは，変動磁場を用いて大脳皮質に渦電流を誘導し，神経活動を非侵襲的に促進あるいは抑制する方法であり，高磁場を発生するMRI内での実施には技術的困難がある．しかし，TMSとfMRIの同時計測技術により，神経活動と行動の間の「必要条件」と「十分条件」を同時に明らかにすることができると期待されており，開発が進められている．

---

keyword

マルチモーダルイメージング，MRI，脳波，経頭蓋磁気刺激，同時計測

脳波とfMRIの同時計測技術

脳波（EEG）とfMRIの同時計測は技術的ハードルがある．まず，通常の脳波計や脳波キャップは，強磁性体を使用していることが多く，MRI内への持ち込みは危険である．そこで，MRI対応の脳波アンプや脳波キャップなどのハードウェアを用意する必要がある（海外の数社から市販されている）．さらに，ハードウェアを揃えたとしてもfMRIと同時計測することで，脳波データにはMRI外では見られない2種類のアーチファクトが混入する．

脳波はμVオーダーの微弱な生体信号である．MRI撮像には200 mT/m/msという強い傾斜磁場の時間変動が生じることから，電磁誘導により脳波導線などに誘導電流が発生する（傾斜磁場アーチファクト）．その大きさはmVオーダーであり，傾斜磁場アーチファクトが重畳したままでは脳波は評価できない（図1）．そこで，撮像時に脳波データ上のMRI撮像アーチファクトをできるだけ低減させる工夫をしたうえで，残存するアーチファクトは信号処理で除去する必要がある．傾斜磁場アーチファクトは規則正しく出現するため，撮像アーチファクトの平均波形テンプレートを作成し，計測された脳波データとの差分をデータとして用いる方法が広く用いられている．

傾斜磁場アーチファクトを除去したあとの脳波データは，一見脳波として妥当な信号のように思えるが，実はまだ脈波由来のアーチファクト（ballistocardiogram：BCG）が残存している（図1）．BCGは，心臓や血管の拍動により，電極や導線がかすかに動くことによる誘導電流と考えられている．BCGアーチファクト補正のためには，脳波と心電図の同時計測により検出したR波をトリガーとしてBCGの平均波形テンプレートを作成し，脳波信号から取り除く方法が最も広く用いられている．しかしBCGは生理現象に由来するため変動があり，機械的に生じる傾斜磁場アーチファクトよりも処理が難しい．そのため，ICA

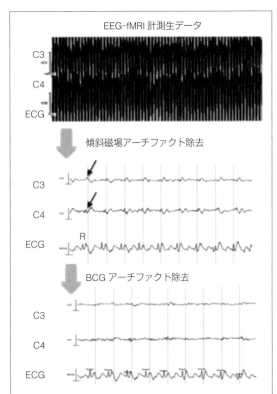

図1 EEG-fMRI同時計測に伴うEEGアーチファクト

EEG-fMRI同時計測のEEG生データには，mVオーダーの傾斜磁場アーチファクトが重畳している．傾斜磁場アーチファクトは規則正しく出現するため，撮像アーチファクトの平均波形テンプレートを作成し，計測された脳波データとの差分をデータとして用いる方法が広く用いられている．傾斜磁場アーチファクト除去後のデータには，心拍に同期する脈波由来のアーチファクト（BCG）が残存しており，脳波の評価のためには除去が必要である．心電図の同時計測により検出したR波をトリガーとしてBCGの平均波形テンプレートを作成し，脳波信号から取り除く方法が広く用いられている．

(independent component analysis)などによる，さらに高度なアーチファクト除去法が提案されている．

TMSとfMRIの同時計測技術

TMS刺激は，刺激パラメータに依存して，脳機能を促進する場合と抑制する場合がある．リハ

ビリテーション（以下，リハ）医学研究においては，脳血管障害による上肢運動機能障害に対する改善効果が多く報告されている[1]．しかし，これらの作用機序については不明な点も多い．TMSとfMRIの同時計測は，TMSが脳にどのように作用し，運動機能障害の改善など行動上の変化をもたらすのかを解明するためにも用いることができる．これまでのTMS-fMRI同時計測研究によりTMSがコイル直下の脳部位だけではなく，大脳皮質や皮質下の遠隔領域にも影響を与えていることが示されており[2]，TMSがコイル直下の脳領域のみに影響して行動を変化させるという従来の考えに変革を迫りつつある（↔80頁，103頁参照）．

TMSとfMRIの同時計測では，強い磁場環境に強力な磁場を発生させるTMSを持ちこむことによる技術的ハードルがある．MRI対応のTMSコイルは市販されているが，TMS刺激装置の本体はMRIのシールド外に設置する．TMSコイルを頭皮に接して設置するため，強磁場内ではコイルの振動が大きくなり，被験者が痛みを感じる場合がある．振動を最小限にするための固定具（図2）によりコイルを強固に固定したうえで，できるだけ低い刺激強度を用いることが推奨される．また，同じ理由で刺激音も大きくなるため，通常のfMRI実験以上に厳重な聴覚保護（耳栓など）を行って聴力への影響を防止する．また，MRI撮像のRFパルスや傾斜磁場の印加とTMS刺激が時間的に重なるとMRI測定に問題が生じるため，MRI装置とTMS装置の同期をとって刺激タイミングをデザインする必要がある．運動野刺激の場合，刺激強度並びに筋収縮に伴う感覚入力の正確な評価のため，運動誘発電位を同時に記録することが望ましい[3]．

TMS刺激によって誘発されるBOLD信号変化が通常のfMRI計測でBOLD信号のモデルとして使用される標準血液動態関数（hemodynamic response function：HRF）に従うか否かは明らかでなかったが，直接TMS刺激を受ける運動野においても遠隔領域においても，随意運動や末梢神経刺激に由来するMRI信号変化と同じ信号変化が検出されていることから[4]，TMS-fMRI同時計測においても標準HRFを仮定したfMRI解析を行うことは妥当と考えられる．

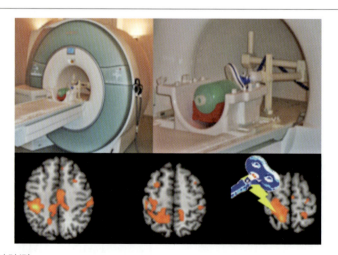

図2　TMS-fMRI同時計測
MRI対応のTMSコイルが開発されており，非磁性体の固定具を作成することでTMS-fMRIの同時計測が可能になっている．一次運動野にTMS刺激を与えると，刺激直下ばかりでなく，刺激部位から離れた領域にも活動が誘発される．

統合イメージングの応用

本稿で主に紹介した脳波とfMRIやTMSとfMRIの同時計測のような高度な計測技術は，まだリハ医学に応用されるまでは普及していない．脳波とfMRI同時計測は，てんかん発作間欠期に生じる異常放電の発生と同期して信号が変化する脳領域を同定するために臨床応用されている．ほかに，α波やβ波のような律動脳波活動の変化と相関してBOLD信号が変化する領域を解析することができる[5]．中心部に発生するα波はμ波とよばれ，運動実行，運動想像や運動企図の際に脱同期現象が生じることから，Brain Machine Interface(BMI)など最新の神経リハ技術と関係が深い．実際，脳波とfMRI同時計測をμ波の変動に関わる神経機構の解明や，BMI操作に用いるμ波の変動とBOLD信号の関係の研究が進みつつある．また，同時計測ではないもののTMSとDTIの統合的研究[6]の脳卒中予後予測への応用や，fMRIと拡散MRIの統合的研究[7]などの脳卒中患者への報告から，リハ医学領域においても統合イメージングの利点が認識されつつある．今後の進展が期待される．

| 花川　隆
国立精神・神経医療研究センター脳病態統合イメージセンター先進脳画像研究部

文献

1) Hummel FC, Cohen LG : Non-invasive brain stimulation : a new strategy to improve neurorehabilitation after stroke? *Lancet Neurol*, **5** : 708-712, 2006.
2) Hanakawa T, Mima T, et al : Stimulus-response profile during single-pulse transcranial magnetic stimulation to the primary motor cortex. *Cereb Cortex*, **19** : 2605-2615, 2009.
3) Shitara H, Shinozaki, et al : Representations of movement and sensory afferents in motor areas as revealed by simultaneous neuroimaging and brain-/nerve-stimulation. *Front Hum Neurosci*, **7** : 554, 2013.
4) Shitara H, Shinozaki T, et al : Time course and spatial distribution of fMRI signal changes during single-pulse transcranial magnetic stimulation to the primary motor cortex. *Neuroimage*, **56**(3) : 1469-1479, 2011.
5) Omata K, Hanakawa T, et al : Spontaneous slow fluctuation of EEG alpha rhythm reflects activity in deep brain structures : A simultaneous EEG-fMRI study. *PLos One*, **8**(6) : e66869, 2013.
6) Stinear CM, Barber PA, et al : Functional potential in chronic stroke patients depends on corticospinal tract integrity. *Brain*, **130** : 170-180, 2007.
7) Wei W, Bai L, et al : A longitudinal study of hand motor recovery after sub-acute stroke : a study combined FMRI with diffusion tensor imaging. *PLoS One*, **8**(5) : e64154, 2013.

2 神経機能・構造の評価法
③動作解析
動作解析の基本

はじめに

　動作解析とは，感覚-運動統合にもとづいた神経・筋の運動制御の結果を客観的，体系的に評価する手段である．動作解析は，運動を身体各部の時間的・空間的変位として同定する運動学(kinematics)，身体に作用している力の大きさと方向を同定する運動力学(kinetics)，そして運動制御に関わる神経筋活動の分析によって行われる．

動作解析の対象

　動作解析の対象となる運動は，リーチ動作や立ち上がり動作のように運動の開始と終わりが明確である離散運動(discrete movement)と，立位制御や歩行のような連続運動(continuous movement)に大別される(表)．生活動作においては，複数の運動要素を組み合わせて行う複合運動が多く，運動速度や範囲が外部環境との関わりのなかで調整されている．これらの運動様式を反映した基準課題(criterion task)を設けて，運動の特徴を抽出する作業が動作解析である．課題設定に際しては，運動を記録する時間と空間を定める必要がある．離散運動では，運動開始を視覚的あるいは聴覚的な感覚入力で行うことが多いのに対して，連続運動では，定常状態での運動を計測するために運動開始時と終了時の記録が解析から削除される．歩行などの複合運動による周期的運動については，運動要素が切り替わる変換点を同定する作業が必要となる．

keyword
動作解析(motion analysis)，運動学(kinematics)，運動力学(kinetics)，筋電図(electromyogram)

動作解析の手法

　動作解析は，①運動課題の設定，②計測パラメータの決定，③運動の計測，④データ解析の手順で行う．

(1)運動学的解析
【定性的解析】
　運動の視覚的特徴は，観察によって定性的に評価することが可能であり，ビデオ撮影を併用すれば精度を高めることができる．標準課題を設けて運動様式や時間的・空間的特徴をスコア化する種々の評価尺度が，病態やパフォーマンスの定性的評価に用いられている．帰結評価指標として利用するには，基本的特性(心理測定特性：psychometric properties)として，信頼性(reliability)，妥当性(validity)，応答性(responsiveness)ならびに容認性(acceptability)が求められる[1]．

【定量的解析】
① 光学的手法
　身体各部に取り付けた反射式マーカを半導体カメラで撮影し，空間における運動の軌跡をコンピュータ処理によって解析する．そのデータは，"stick picture"として視覚的に再現でき，関節運動の変位やその角速度，角加速度などが算出できる．複数のカメラを用いることで，3次元的解析が可能であり，その精度は，カメラの性能や台数，マーカの貼付法などで左右される．身体の各体節を剛体リンクモデルとして数学的に処理し，床反

表 動作解析の対象となる運動の種類

運動様式	運動要素	運動課題の例	動作解析手順の概要
離散運動 (discrete)	単一	単純反応時間課題	運動開始点の設定 (感覚入力など)
	複数	選択反応時間課題 多方向照準課題	達成度の計測 (正確性・所用時間など)
連続運動 (continuous)	単一	両手協応動作課題 静的立位保持課題	定常状態あるいは一定時間を計測
	複数	同時制御を要する課題 環境変化への対応	リズム運動については相の同定と加算平均運動パターンの同定

力を同時に計測することで，身体全体の重心変位が算出できる．座標系を決定するためのカメラキャリブレーションや計測後のデータ処理の自動化により，計測・解析が簡略化されてきており，また，特別なマーカの貼付を必要としないシステムも開発されている．

② ウェアラブルセンサーによる動作解析

加速度計，圧センサーやジャイロセンサーなど，人体に取り付けて運動を解析するための種々のセンサーが開発されてきた．テレメーターシステムを用いることで運動を妨げずに計測することが可能である．関節角度の変化は，電気角度計によって簡便に計測できるが，空間における関節の位置を検出することはできず，得られた角度の絶対値としての精度は低い．近年では，角速度を検出するジャイロセンサーによって検出される角度を，加速度および磁気センサーで補正しながら，重力加速度が働く方向を上下軸に，地磁気の方向を前後軸に設定する9軸センサー（各センサーがXYZの3軸を計測）を用いた3次元動作解析が可能となってきている．光学的手法による3次元動作解析システムに比較して機器が安価であり，マーカーの撮影が不要なので計測に死角がない点で有利であるが，位置精度の問題や磁気が発生している環境での計測精度などについての検証が課題となる．

(2) 運動力学的解析

身体に作用する力には外力(external force)と内力(internal force)があり，前者には重力や床反力が，後者には生体内で作用する筋力や靱帯の弾性力が含まれる．機器を用いて計測できる力学的パラメータは外力であり，床反力計などの圧センサーを用いることで，身体を支持するために作用する力とその作用点の位置を算出できる．さらに，光学的手法による3次元運動解析を併用して，各体節に作用している重力や慣性力などの外力を取り除くことで，関節に作用している生体内力が，関節モーメントとして算出できる．

(3) 筋電図学的解析

筋電図による動作解析には，非侵襲的であり，したがって複数の筋活動を同時に長時間記録できる表面筋電図が用いられる．深部に位置する筋の活動を捉えるには，ワイヤー電極を用いる必要があるが，計測された筋電値と筋力との相関は，より広い範囲の筋活動量を計測している表面筋電図のほうが優れる．一方で，表面電極を用いる場合には，隣接する筋の活動を同時に記録してしまうクロストークに配慮して，計測ならびにデータ処理を行う必要がある．テレメーターシステムは運動範囲の制限をなくすだけでなく，リード線を短くできるので，モーションアーチファクトやノイズを減らすのに役立つ．

筋活動パターンを解析するには，基準課題における時間の変動性を調整し（時間的正規化：temporal normalization），加算平均して線形包絡線（linear envelope：LE）を形成する．また，筋出

1）計測

筋電計の設定；
　フィルター；20〜500Hz
　サンプリング数；1,000Hz

電極の設定；
　皮膚抵抗；<3〜5kΩ
　電極の選択と配置；一般に双極誘導（電極間距離10mm）
　　　　　　　　　　記録電極を運動点よりやや遠位にしっかりと固定
　クロストーク（crosstalk）による影響の確認

・モーションアーチファクト（motion artifact）の予防：
　　筋電計；低周波帯域の設定（noise filter；>20〜30Hz）
　　電　極；皮膚抵抗をおとす，リード線を短くして揺れを防止

2）波形処理

全波整流；
　Low-pass filter；20〜50Hz（motion artifactを除去）
　Full-wave rectifying；基準線を整えたうえで絶対値をとる．

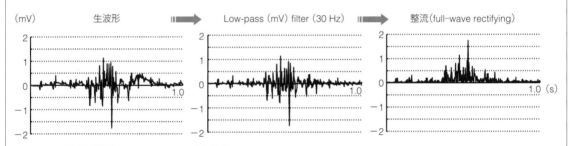

線形包絡線（linear envelope；LE）の形成；
　　正規化—時間（temporal normalization）；圧センサー等を用いて歩行周期を同定し，その変動を整える．
　　　　　　振幅（amplitude normalization）；波形振幅を一定の随意収縮時の筋電値に対する割合に換算する．
　　Envelope filter；移動平均（moving averaging）

図　表面筋電図の計測と波形処理の概要（文献2より引用）

力の大きさを捉えて比較するには，各筋の最大随意収縮時等での筋電値の振幅との関係について正規化を行う．表面筋電図による筋活動の計測・解析に必要な手続きの要点を図[2]に示した．

長谷公隆
関西医科大学附属枚方病院リハビリテーション科

▶文献

1) Geroin C, Mazzoleni S, et al：Italian Robotic Systematic review of outcome measures of walking training using electromechanical and robotic devices in patients with stroke. Neurorehabilitation Research Group. J Rehabil Med, 45：987-996, 2013.

2) 長谷公隆：動作解析．脳神経外科学体系14, 第1版, 中山書店, 2004, pp171-178.

②神経機能・構造の評価法

③動作解析

動作解析(上肢)

はじめに

上肢は,上肢帯,上腕,前腕そして手から構成され,肩甲骨,上腕骨,橈骨,尺骨,手根骨,指骨とそれを介在する肩関節,肘関節,手関節などの関節を基本骨格として,筋肉により可動される.肩関節から手部にかけての長いアームは広い範囲での手指の活動を可能としている.さらに上肢には単なる運動機能だけでなく,なでる,さわるなどの感覚機能,握手や手振りなどのコミュニケーションといった幅広い働きが備わっている.その機能の障害は,主要な日常生活動作の障害に直結するため,リハビリテーションをはじめとする医療的な介入の重要なターゲットとなる.上肢の働きを解析することは様々な介入を考えるうえで,また治療効果を測るうえで重要であると考えられる.本稿では,上肢における動作解析について概観を示し,代表的な巧緻動作のひとつである書く動作(描線・書字),そして神経科学において近年しばしば研究対象とされるリーチ動作のロボット解析について取り上げる.

動作解析の対象および方法

上肢には,手を伸ばす,つまむ,つかむ,保持する,操作する,離す,運ぶ,押さえる,押す,支える,投げる,さわる,なでる,掻く,たたく,など様々な動作が可能である.下肢の働きが,立ち上がる,立つ,歩く,走る,蹴る,昇り降りといったいくつかの動作に集約されるのと比べると,手の動作は実に多岐にわたる.そのため解析にあたっては,対象となる動作自体が多様なうえ,複数の測定手法や解析指標があるため,その組み合わせは無数に存在することになる.動作解析を行ううえでは,どのような対象者にどのような動作を,どのような目的で,どのような装置や環境下で行うかに応じて,現実的な範囲において最適な組み合わせを選択することが必要となる.

対象とする動作の分類について,標準的な分類方法は知られていないが,客体を操作するか否かで大きく分けることができる(表1).測定手法の分類としては,①カメラで撮像した画像を解析して3次元動作解析を行うもの(体表に反射マーカやアクティブマーカなどを貼付することが多い),②加速度計や磁気センサーなどのいわゆるウェアラブルセンサーを利用して動きを捉えるもの,③高性能なリハビリロボットなどに搭載されているセンサーを利用して計測するもの,さらには,④その他として,次項で紹介するような書く動作においてペン先の動きを直接的に軌跡として計測するもの,などがある.①や②では,軌跡など運動学的(kinematic)な指標だけが解析対象となるが,③や④のなかには,使用機器により力を含む運動力学的(kinetic)な指標の解析も行える場合がある.解析する指標は,①手先や道具の先など効果器の先端(または客体)の動きやそこに働く力,②動作時の各関節や部位の動きや力,というように大きく分類できる.手先や客体の動きや力などを解析する場合は,「動作の結果」つまりパフォーマンスに着目しており,一方,各関節の動きや力

> **keyword**
> 書字,リーチ動作,kinematics,kinetics,ロボティクス

表1 上肢の動作解析における対象動作，計測方法，解析の視点

対象とする動作	計測方法	解析の視点
1)客体を扱う ・把握・つまみ動作 ・スイッチなどを押す ・両手での物品操作 ・書く動作 ・掃除動作 ・髪をとく ・投球(球，槍，円盤) ・打つ(ラケット，竹刀，バット) 　　　　　　　　　　…など 2)客体を扱わない ・個々の関節運動 ・リーチ運動 ・鼻指試験など臨床検査と同様の動きを解析 　　　　　　　　　　…など	1)画像解析して3次元動作解析を行うもの 2)小型加速度計や磁気センサなどのいわゆるウェアラブルセンサーを利用 3)高性能なリハビリロボットなどに搭載されているセンサを利用して計測 4)その他（書く動作におけるペン先の軌跡など）	1)手先(または客体)の動きや力を解析し「動作の結果」を解析してパフォーマンスを評価 2)動作時の各関節の動きや力などを解析し，「動作の仕方」を評価

などを解析する場合は，「動作の仕方」に着目している．その解析の目的に応じて，いずれかの指標を選択することになる．もちろん，その両者を同時にということもある．

いずれにしても動作解析において共通している重要な点は，その多くが動作の定量化を目的としている，ということである．

書く動作の解析

書くという動作は，その動作の結果がそのまま平面上に線の軌跡としてあらわれるという点で特徴的であり，比較的容易に測定や評価が行えるため，巧緻性評価などを目的にしばしば解析対象となる．

村山らは，液晶ディスプレイ付き透明型デジタイザ，筆圧センサ付きスタイラスペンおよびパーソナルコンピュータで構成される上肢運動機能評価システムを開発し，様々な運動疾患患者に対して上肢運動機能の定量化を試みている[1,2]．システムにはトレース課題，視標追跡課題，姿勢保持課題，反応運動課題などが組み込まれている[1,2]．たとえば，ターゲットをペンで追跡する直線反復運動課題では，パーキンソン病や脊髄小脳変性症患者では，軌跡のずれ，遅れ，平均加速度などが健常者とは有意に異なり，さらに脊髄小脳変性症では，横方向よりも縦方向の運動時の加速度異常が多くみられたとしている[3]．また，事前にはわからない位置へターゲットが出現し素早くペン先を移動させる選択反応運動課題では，パーキンソン病患者では反応時間，移動時間が健常者に比べて有意に延長し，さらには移動時の加速度の減少がみられ，動作緩徐という症状が定量化できる可能性に言及している[4]．

岡島らは，平仮名の「あ」の書字をデジタイザ上で自由に行わせ，ペン先の書字速度，加速度，躍度(加速度変化)，揺れなどの指標を用いて左右手での書字巧緻性の差を定量的に示し[5]，さらには筆圧情報を加味した書字訓練システムを提案している[6]．

原田らは，平仮名の「ふ」を書く際のペン先，示指中手指節間関節背側，手関節(橈骨遠位端背側)にセンサーを置いて各部位の動きを計測し，各部位の運動軌跡半径を算出して，健常者と軽度右片麻痺患者における相違について検討している[7,8]．この解析では，各部位の運動半径の比(他部位の動きの半径／ペン先の動きの半径)を解析指標の一つとしており，この値が小さいほどペン

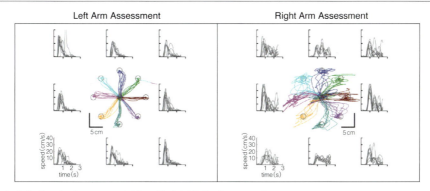

図1 右片麻痺患者におけるリーチ運動の軌跡と速度プロファイル
左の軌跡が比較的真っ直ぐであるのに対して，麻痺のある右上肢でのリーチ動作の軌跡は歪んでいる．それぞれの方向別に速度のプロファイルも提示されているが，左が綺麗な一峰性のベル型になっているのに対して，右の麻痺側では速度ファイルのピークがいくつも出現し，1回ごとのバラツキも多い．

先だけを動かして書字がなされていることを示し，逆にこの値が1に近いほど上肢を一塊として使っているということになる．その結果，健常者や感覚障害のない片麻痺患者では，左手より右手で書いた場合に，また大きい字よりも小さい字を書くときに，ペン先だけをうまく使っている現象がみられた．一方で，感覚障害を有する右片麻痺患者ではその傾向はみられず，常に上肢を一塊として使っていることが示唆されたとしている[7,8]．

村山らや岡島らの例は，「動作の結果」に着目して解析を行い，病態，重症度，治療反応性を評価しようというものであり，原田らの例は，さらに「動作の仕方」にも着目した動作解析といえる．また，書字・描画では筆圧を解析することで運動学的だけではなく運動力学的な側面での解析も行うことが可能である．

リーチ動作のロボットによる解析

手を伸ばす（リーチ）動作は，様々な上肢動作の一連の動きのなかに多く含まれており，手の働きのなかでも基本的なものである．リーチ動作は，とくに神経科学分野において運動制御や運動学習の研究対象として，高精度のセンサーやアクチュエーターを搭載したロボット制御環境下で，盛んに検討されてきた．近年になり，ロボットによるリハの機運の高まりがみられ，それと併行してロボットによる上肢動作の計測を臨床へ応用するという試みがされるようになってきている．ロボットを用いる動作分析では，バーチャルリアリティーにより，様々な課題設定が可能で，規格化した繰り返しの測定により，すぐれた再現性をもって客観的かつ定量的なデータが得られるという利点がある[9]．また，従来の三次元動作分析のように，その都度複雑なセッティングを行う必要がないことも利点の一つである．

ここで，上肢動作の解析が可能なロボットの一つとして，外骨格ロボットKINARMを紹介する．KINARMは，肩関節と肘関節をトルクモーターで動かす左右の外骨格ロボット，上肢運動を視覚的に表示するためのバーチャルリアリティ・ディスプレイ，コンピュータ，モーター駆動や視覚表示などを行うための装置，被験者用椅子，ロボットスタンドによって構成されている[10,11]．被験者は座位で両側の上腕，前腕，手をそれぞれトラフに載せた状態で，二次元平面上の上肢運動を行う（↔19頁，図3参照）．関節可動域を二次元平面上に限定することで，麻痺の重い患者での課題が可能である．また，計測や解析は単純化しつつ，運動については適度な複雑性を担保できることも

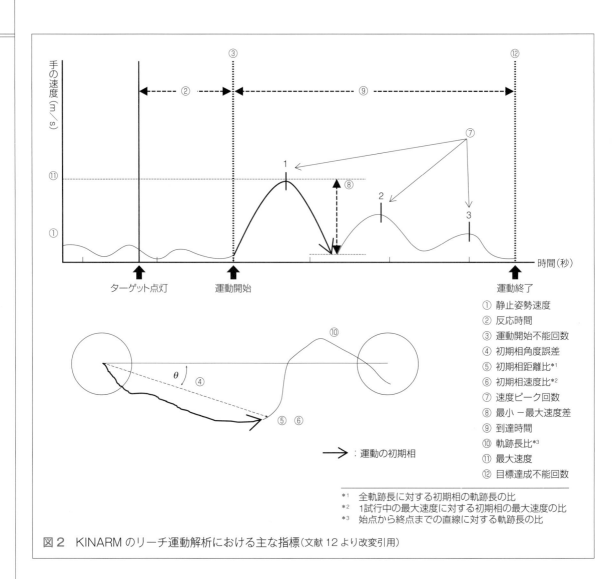

図2 KINARMのリーチ運動解析における主な指標(文献12より改変引用)

利点である．KINARMには標準課題とその解析システムが搭載されており，そのなかにリーチ動作も含まれている．10cmの距離8方向にランダムに提示されるターゲットに対して，素早く正確にリーチを繰り返す課題である．課題終了後，即時に解析が行われ，図1に示すような運動の軌跡や速度のプロファイルのほか，様々な視点での指標が自動的に算出される(図2)[12]．これらの指標は，脳卒中において検討され，その臨床的な妥当性も示されている[12,13]．このようにロボットによる動作分析により，観察や既存の臨床指標では評価できない動きの定量化が可能となる．従来の臨床指標とロボットによる動作分析を組み合わせて使うことにより，重症度の定量化，より鋭敏な治療に対する反応などを評価することが可能となると考えられる．

現在，KINARMのほかにも多数のロボットが開発されており，それらのロボットにおける動作解析の指標には様々なものがあり(表2)，その算出方法も様々である[14]．課題の違い(2点間の到達運動：point-to-point movementなのか，追跡課題：tracking movementなのか)やロボットのタイプの違い(エンドポイント型なのか外骨格型なのか)などにより，評価できる指標は異なる．

表2 ロボットの運動課題における主な指標(文献14より改変引用)

解析指標	解析の視点	分類	運動課題の種類
自動関節可動域	機能／動作の仕方	運動学的	2点間到達運動
軌跡のずれ	動作の結果	運動学的	2点間到達運動，追跡運動
動作時間	動作の結果	運動学的	2点間到達運動
動作速度	動作の結果	運動学的	2点間到達運動，追跡運動
滑らかさ	動作の結果	運動学的	2点間到達運動，追跡運動
到達目標からの誤差	動作の結果	運動学的	2点間到達運動
協調性	動作の仕方	運動学的／動力学的	2点間到達運動，追跡運動，操作全般
介助量	動作の仕方／結果	運動学的／動力学的	2点間到達運動，追跡運動
力方向の誤差	動作の結果	動力学的	2点間到達運動，追跡運動

また，ロボットを用いる利点としては，動力学的な視点での解析が可能である点があげられる．たとえば，ロボットによる介助の量がどのくらいであるか，など環境との力学的相互作用も含めた動作分析が可能な点が特徴である．

おわりに

上肢における動作解析は，その動作および解析手法や指標の複雑性と多様性ゆえに，標準化された客観的かつ定量的な解析方法が十分に臨床場面で用いられているとは言い難い．また，現在試みられている動作解析の多くは，リーチ動作など限られた動きだけの解析に留まっているのが現状であり，日常生活の実際に近い複雑な動きの解析はいまだ困難である．さらには，上肢全体の機能をどのような動作を評価することで効率よく判断できるか，などということもわかっていない．一方で，近年のテクノロジーの進歩により，客観的で正確な分析が比較的簡便に行えるようになってきている．従来の動作解析は，基礎的な運動制御や運動学習を検討することを目的として行われているものが多い印象であるが，実際の臨床において，治療戦略のなかでどのように動作解析を活用するかという点で，臨床家からの提案が強く望まれる．

大高洋平
慶應義塾大学医学部リハビリテーション医学教室

▶文献

1) 村山伸樹, 伊賀崎伴彦・他：臨床神経生理学への工学的アプローチ　上肢運動機能定量化システムの開発. 臨床脳波, **41**(9)：591-597, 1999.
2) 村山伸樹：リハビリテーション医学における工学的アプローチ　上肢運動機能定量化システムの開発. リハ医学, **39**(11)：735-743, 2002.
3) 村山伸樹, 峯　英樹・他：入門講座　上肢運動機能測定法(2)直線反復運動課題を用いた上肢運動機能障害の定量的評価. 臨床脳波, **47**(6)：395-401, 2005.
4) 村山伸樹, 井川寛文・他：上肢運動機能測定法(1)　パーキンソン病患者の反応運動に対する定量的評価. 臨床脳波, **47**(5), 328-334, 2005.
5) 岡島康友, 井草陽子・他：右書字と左書字の運動及び形態解析による判別. リハ医学, **33**(3)：182-187, 1996.
6) 岡島康友, 林　陽子・他：リハビリテーションにおけるパソコン活用法(3)書字評価・訓練におけるパソコン利用. 総合リハ, **22**(3)：241-245, 1994.
7) 原田貴子, 岡島康友：脳波・筋電図の臨床　書字運動の三次元解析　健常者と軽症片麻痺者において. 臨床脳波, **48**(4)：230-235, 2006.
8) Harada T, Okajima Y, et al：Three-dimensional movement analysis of handwriting in subjects with mild hemiparesis. *Arch Phys Med Rehabil*, **91**(8)：1210-1217, 2010. *Neurorehabil Neural Repair*, **24**(6)：528-541, 2010.
9) Scott SH, Dukelow SP：Potential of robots as next-generation technology for clinical assessment of neurological disorders and upper-limb therapy. *J Rehabil Res Dev*, **48**(4)：335-353, 2011.
10) Scott SH：Apparatus for measuring and perturbing shoulder and elbow joint positions and torques during reaching. *J Neurosci Methods*, **89**(2)：119-127, 1999.
11) 春日翔子, 大高洋平・他：上肢運動用ロボットKINARMを用いたリハビリテーション. バイオメカニズム会誌, **37**(2)：93-99, 2013.
12) Coderre AM, Zeid AA, et al：Assessment of upper-limb sensorimotor function of subacute stroke patients using visually guided reaching.
13) Dukelow SP, Herter TM, et al：The independence of deficits in position sense and visually guided reaching following stroke. *J Neuroeng Rehabil*, **9**：72, 2012.
14) Balasubramanian S1, Colombo R, et al：Robotic assessment of upper limb motor function after stroke. *Am J Phys Med Rehabil*, **91**(11 Suppl)：S255-269, 2012.

②神経機能・構造の評価法

③動作解析

動作解析（立位・歩行）

はじめに

二足立位制御にもとづく移動の問題を治療するには，動作解析にもとづいて介入すべき病態を抽出し，動作解析によってその介入効果を明らかにすることで治療法を確定していく必要がある．定量的な動作解析は，計測・解析システムの自動化に伴って日常の臨床場面でも適用しやすくなってきているが，治療計画の決定や治療効果に与える役割，費用対効果等に関するエビデンスは決して十分ではない．

 立位制御解析

動作を行うために中枢神経系は，身体を支持し，バランスを保つための姿勢制御を優先する．姿勢制御様式は，身体の重心（center of mass：COM）を支持基底面（base of support）内に保持する静的（static）制御と，身体を支持するための作用点である圧中心（center of pressure：COP）の位置を随意的にずらして重心に運動モーメントを供給する動的（dynamic）制御に大別される（図1）．

(1) 重心動揺検査

立位バランスは，身体の重心とCOPとの位置関係を制御することで保たれることから，立位での静的な平衡機能は，重心の動揺を計測する代わりに，一定時間におけるCOPの変位量で評価される．足部の位置，注視点を設定して揺れないように立位を保持するように指示し，60秒間計測を行う[1]．COP軌跡の距離や速度は立位制御に要した活動量を反映し，実効値（root mean square）は立位制御による動揺の範囲を反映する．矢状面，前額面での立位制御は異なる機構によるため，COP指標を前後・左右成分に分けて解析する．

【感覚制御系の評価】

立位は視覚，前庭覚，体性感覚による制御を受けており，いずれかの機能が障害されれば，他の機能への依存度を高めた立位制御が行われる．この"sensory re-weighting"による感覚制御を評価するには，閉眼（Romberg率），頸部伸展やガルバニック刺激，フォームラバーを適用してCOP指標の変化を解析する．

【同時収縮制御に関する評価】

立位が不安定な場合や計算等の認知課題によって，感覚フィードバックによらず，下行性運動指令による下肢筋群の同時収縮にもとづいた開ループ制御（open-loop control）が優位となると，動揺の範囲は小さくなり，COP指標の評価では安定性が改善したと判定されることとなる．CollinsとDe Luca[2]は，様々な時間間隔におけるCOP変位量の変化を解析し（stabilogram diffusion analysis：SDA），短期的な開ループ制御と長期

 逆振り子モデル

矢状面における二足立位および歩行周期における立脚期制御は，床面との接点である足部を支点として空間にある重心が振り子運動を行うことから，逆振り子モデル（inverted pendulum model）が適用される．

keyword

動作解析，二足歩行，圧中心，歩行分析，運動学，運動力学，筋電図

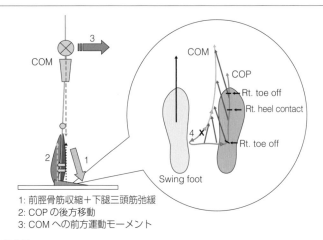

図1 歩行開始時の姿勢制御

矢状面での静的立位制御では，床面への重心(COM)投射線は足圧中心(COP)のやや前方で制御され，前に倒れないように下腿三頭筋が身体を後方へ引っ張ることで管理されている(足関節制御)．歩行を開始する際には，前脛骨筋収縮(図の1)・下腿三頭筋弛緩によってCOPが後方に移動し(図の2)，その結果としてCOMに前方への運動モーメントが供給される(図の3)．前額面においては，COPが振り出す側へ移動する(図の4)ことで支持脚側への運動モーメントが加わり，体重が支持脚側へ移動する．

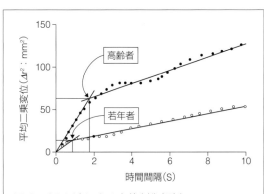

図2 SDA法による立位制御解析

時間間隔 Δt におけるCOP間の平均二乗変位量を全計測ポイントの組み合わせから算出し，最小二乗法を用いて引いた短時間，長時間領域の近似直線の交点を境界点とする．開ループ制御と閉ループ制御の境界を示す変曲点のX/Y座標(critical time interval / critical mean square displacement)は開ループ制御系の指標として用いられる．

的な閉ループ制御(closed-loop control)によってCOP動揺が管理されることを提唱した(図2)．加齢や認知課題の付加によって，開ループ制御にもとづいた立位制御が長時間にわたって適用されるようになると考えられる[3]．

【重心動揺の周波数解析法】

COP軌跡の揺れに含まれる周波数成分はフーリエ変換によるパワースペクトル解析によって捉えられる．しかし，計測時間による低周波成分の制約や一時的な揺れによる影響などに周波数特性が左右される欠点がある．この問題を解消するために，時間領域の情報を残すことが可能なウェーブレット変換による周波数解析法が応用されている[3]．

(2) 動的姿勢反応

動的な立位保持能力は，前後左右の各方向について，身体を傾けることができる範囲で示される．3次元運動解析装置と床反力計のデータから重心変位や身体各部の移動距離を算出することで姿勢制御法を検証することができる．

外乱に対する姿勢反応は，床面の前後移動や傾斜が負荷され，筋活動の同時計測によって，短潜時伸張反射，中潜時伸張反射，長潜時伸張反射の応答の違いが解析される[4]．

姿勢制御の臨床的評価法

神経疾患の臨床的姿勢制御評価では，垂直性，感覚制御，姿勢反応，予測的姿勢制御の評価が必要である．信頼性，妥当性が検証されたバランス評価法[5,6]として，Brunel Balance Assessment, Berg Balance Scale, Trunk Impairment Scale, weight shift test, forward reach and arm raise tests, step-up test, BESTestがある．

 ## 歩行の動作分析

歩行障害のリハ評価では，二足歩行の可否を定性的に評価したうえで，歩行による移動手段としての実用度を，安定性，効率性の面から判断しなくてはならない．このため歩行機能評価には，自立度，歩行バランスと適応能力，持久力に関する評価が必要になる．臨床歩行分析の目標は，歩行バランスと歩行周期における病態の同定である．

(1) 運動学的解析
【観察による歩行分析】

観察による歩行分析は，異常歩行の病態を捉えて治療的介入法を決定するために，臨床現場で最もよく用いられている．片麻痺歩行の観察による評価法では，妥当性，信頼性，臨床的有用性が検証され，スコア化が可能であるGait Assessment and Intervention Tool（GAIT）[8]が推奨されている．

【機器を用いた歩行分析】
① 光学的歩行解析

反射式マーカの取り付け部位はPlug-in-Gait model（Vicon）やHelen Hayes（Davis）model（Motion）などを標準とし，評価したい運動を捉えられるようにアレンジされる[9]．機器が高額であることに加えて，計測・解析の煩雑さなどから臨床研究での使用が中心となっているが，3次元歩行分析にもとづいた異常歩行の病態を捉えることで，脳性麻痺歩行に対する手術療法[10]やボツリヌス療

 自立度および持久力評価

歩行不能から屋外・不整地歩行自立までの6段階に分類したFunctional Ambulation Categoryは，歩行自立度評価法として信頼性，妥当性があり，広く用いられている．運動耐容能評価には運動負荷試験（CPX）を行うが，CPXが困難な場合に6分間歩行テスト（6 minutes walk test：6MWT）が用いられる．しかし，神経疾患患者等では運動制御障害の影響を強く受けるため，とくに重度麻痺患者では運動耐用能の評価法としての妥当性は低く，身体機能を含めた歩行持久性の機能評価法として用いられている．

 臨床的歩行バランス評価法

歩行の最も一般的な総合的機能評価法は歩行速度の計測である．健常者の快適歩行速度は1.0～1.5 m/秒であり，一般に，0.8 m/秒であれば屋外歩行が自立可能，0.4 m/秒以下であればその実用性は屋内歩行とされる．信頼性，妥当性，応答性があり，臨床的な最小変化量（minimal clinically important difference：MCID）は0.16 m/sである．

歩行バランスの臨床的評価尺度には，単一課題による方法と，複数の課題でのパフォーマンスをスコア化する評価法がある．前者はスクリーニングとして有用だが天井効果を有しやすく，歩行バランスのある一側面を捉えていることをふまえて判断する必要がある．後者は，歩行バランスにおける問題が評価課題の特性に応じて抽出できるので，その治療計画の立案に利用される．Pollockら[7]はコストや時間，汎用性などの観点から，片麻痺歩行のバランス評価法として，信頼性，妥当性が検証された9つの評価法を呈示している．

法の意思決定[11]に適用されている．

② ウェアラブルセンサー

動作解析に特定の計測場所を必要とせず，比較的安価であるため，パーキンソン病でのすくみ足の同定や加速歩行のモニタリングなどで有用である[12]．加速度計付きジャイロスコープを各体節に固定して計測することで，関節運動に関する運動

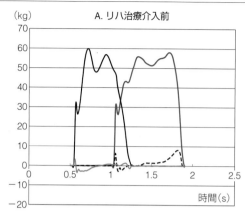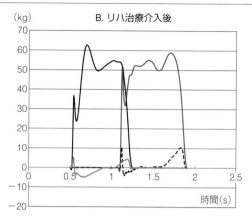

図3 リハ治療介入による床反力垂直および前後分力の変化(片麻痺患者)
片麻痺患者の麻痺側と非麻痺側の床反力垂直分力および前後分力が示されている.
A. リハ治療介入前は麻痺側立脚後期の垂直分力の面積が小さく,前後分力における推進力が極めて小さい.
B. 麻痺肢への荷重を促すリハ治療介入によって,一歩行周期の時間的因子には変化を認めないが,麻痺肢垂直分力の面積が増大し,前後分力は制動力成分,推進力成分ともに改善した.結果として,踵接地後の衝撃による一過性の垂直分力のスパイク(initial spike)が増大し,麻痺肢での支持力改善に伴って制御されていた非麻痺肢による推進力も発揮できるようになる.

学的解析が簡便に行えるようになっており,磁気センサーを併用すれば3次元歩行解析も可能である.センサーの小型化と精度の向上に伴って,今後の臨床応用が期待される.

③ 下肢加重計

下肢にかかる荷重を計測して,二足歩行における歩行速度,立脚期時間,遊脚期時間,両脚支持時間などの時間因子ならびに歩幅,歩隔などの距離因子を計測する.シート上を歩行させて計測する方法と,中敷きタイプの計測器を用いる靴式とがある.

(2) 運動力学的解析

立脚期において身体に作用する力の大きさと方向の定量は,歩行制御系における筋出力や姿勢制御の問題を検出するうえで重要である.身体を支持し,制動力と推進力を供給する筋力が,垂直分力における立脚初期ならびに立脚後期の二峰性ピークの大部分を形成する.二足歩行では,身体の重心より後方に接地した足部から推進力がもたらされる一方で,前方に接地した足部からは制動力が供給される.床反力計から得られる前後分力において,立脚期前半の後方成分が制動力を,後半の前力成分が推進力を反映する(図3).前後分力における推進力の左右比は,非対称性制御の指標となる.

足底板に圧センサーを組み込んだ足底圧分析装置では,床反力計のように前後・左右分力や垂直分力の絶対値を厳密に計測することはできないが,力の相対的な作用点を評価するうえでは有用であり,また,屋外や階段などでの計測に有利である.

(3) 筋電図学的解析

歩行時の筋活動パターンは,一歩行周期にかかる時間の変動性を時間的正規化によって調整し,整流した筋電値を加算平均して線形包絡線(linear envelope:LE)を形成する.治療効果等を比較するためには,各筋の出力と筋電値の振幅の関係を正規化する手続きも重要である.筋電プロフィールを得るには,6〜10周期以上の加算が必要とされる.中枢神経疾患にみられる下肢の伸筋と屈筋の同時収縮による歩行制御の同定は,クラスタ

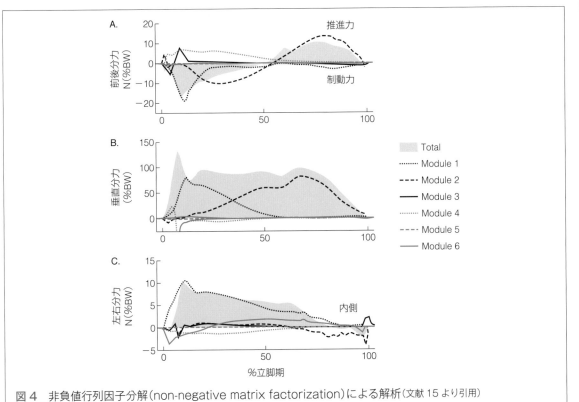

図4 非負値行列因子分解(non-negative matrix factorization)による解析(文献15より引用)
モジュール1：股関節・膝関節伸筋群，モジュール2：足関節底屈筋群，モジュール3：足関節背屈筋群・大腿直筋，モジュール4：ハムストリングス，モジュール5：股関節屈筋群・内転筋群(大内転筋を除く)，モジュール6：大内転筋

一分析によって活動が見られない期間を分離する方法などが用いられている[13]．

非負値行列因子分解(NNMF)とは，ある特徴をもつ正の値からなる行列を，より細かな特徴をもつ行列に分解するクラスタリングの方法である[14]．歩行における複数の筋の筋活動パターンが，何種類の構成要素によって説明できるかをNNMFによって3次元的に解析すると，6種類のモジュールが同定され，これらが床反力の前後・垂直・左右分力を形成する(図4)[15]．すなわち，歩行における神経制御は，6つの運動プログラムが機能することで達成できる．

長谷公隆
関西医科大学附属枚方病院リハビリテーション科

▶文献

1) Doyle RJ, Hsiao-Wecksler ET, et al : Generalizability of center of pressure measures of quiet standing. Gait Posture, 25(2) : 166-71, 2007.
2) Collins JJ, De Luca CJ : Open-loop and closed-loop control of posture : a random- walk analysis of center-of-pressure trajectories. Exp Brain Res, 95 : 308-318, 1993.
3) Lacour M, Bernard-Demanze L, et al : Posture control, aging, and attention resources : models and posture-analysis methods. Neurophysiol Clin, 38(6) : 411-421, 2008.
4) Allum JH, Shepard NT : An overview of the clinical use of dynamic posturography in the differential diagnosis of balance disorders. J Vestib Res, 9(4) : 223-252, Review, 1999.
5) Tyson SF, Connell LA : How to measure balance in clinical practice. A systematic review of the psychometrics and clinical utility of measures of balance activity for neurological conditions. Clin Rehabil, 23(9) : 824-40, 2009.
6) Chinsongkram B, Chaikeeree N, et al : Reliability and Validity of the Balance Evaluation Systems Test (BESTest) in People With Subacute Stroke. Phys Ther, 94(11) : 1632-1643, 2014.
7) Pollock C, et.al : Clinical measurement of walking balance in people post stroke : a systematic review. Clin Rehabil, 25 : 693-708, 2011.
8) Ferrarello F, et.al : Tools for observational gait analysis in patients with stroke : a systematic review. Phys Ther, 93 : 1673-1685, 2013.
9) Benedetti MG, Manca M, et al : A new protocol for 3D assessment of foot during gait : application on patients with equinovarus foot. Clin Biomech (Bristol, Avon), 26(10) : 1033-1038, 2011.
10) Lee SY, Kwon SS, et al : Rectus femoris transfer in cerebral palsy patients with stiff knee gait. Gait Posture, 40(1) : 76-81, 2014.
11) Campanini I, Merlo A, et al : A method to differentiate the causes of stiff-knee gait in stroke patients. Gait Posture, 38(2) : 165-169, 2013.
12) Yungher DA, Morris TR, et al : Temporal Characteristics of High-Frequency Lower-Limb Oscillation during Freezing of Gait in Parkinson's Disease. Parkinsons Dis. Epub 2014 Jul 2, 2014.
13) Den Otter AR, Geurts AC, et al : Gait recovery is not associated with changes in the temporal patterning of muscle activity during treadmill walking in patients with post-stroke hemiparesis. Clin Neurophysiol, 117(1) : 4-15, 2006.
14) Clark DJ, Ting LH, et al : Merging of healthy motor modules predicts reduced locomotor performance and muscle coordination complexity post-stroke. J Neurophysiol, 103(2) : 844-857, 2010.
15) Allen JL, Neptune RR : Three-dimensional modular control of human walking. J Biomech, 45(12) : 2157-2163, 2012.

3章 リハビリテーション治療の今と未来

1 ニューロモデュレーション

各種治療の使い分けと適応判断

はじめに

　脳の可塑性と脳損傷後の機能回復には密接な関係がある．もし，それらに因果関係があるならば，機能回復にとって適応的な use-dependent plasticity を促進することにより，機能回復の速度を速めたり，最終的な回復の程度を高めたりすることができるはずである．そのための方法論が neuromodulation（ニューロモデュレーション）である．言い方をかえれば，基礎や臨床的検証で明らかになった様々なレベルでの脳の可塑的変化の機能回復に対する因果関係の検証であると考えられる．ニューロモデュレーションの効果の検証には，麻痺肢を用いた課題指向型練習を組み合わせることが重要である．ノルアドレナリン，ドーパミン，セロトニンなどモノアミン系神経伝達を増強させる薬剤により脳の内部環境を修飾し，薬物の脳内濃度上昇に合わせてと練習を行う（symptom-relevant experience）必要性は，80年代より指摘されていた[1]（↔1章3①，161頁参照）．

ニューロモデュレーションがリハビリテーション介入に与える影響

　ニューロモデュレーションの手法の使い分けを議論する前に，このような新規技術が神経リハビリテーション（以下，リハ）のどの側面に貢献するかを整理したい．介入の対象としては，①機能障害（impairment：神経学的異常で運動麻痺や失語症など），②能力低下〔disability：機能障害に起因する日常生活動作（activities of daily living：ADL）の障害〕，③前二者で不十分な部分を補うための環境設定があげられる．最も理想的なパターンは運動麻痺そのものが改善し，ADL での麻痺肢の使用が可能となり，訓練場面以外に，生活における麻痺肢の使用量が増加し，さらに麻痺が改善し，ADL での使用が定着し，自宅での活動増加や社会参加につながるという行動強化の良循環である．しかし，麻痺の改善が不十分であると，訓練場面以外では麻痺肢の使用ができず，ADL に反映されない．その場合は，通常は環境を患者の能力に近づけることで ADL が改善する．たとえば段差解消や手すりの設置である．一方，ニューロモデュレーションが成功した場合は，impairment が麻痺肢の ADL 使用が可能なレベルまで改善し，麻痺肢の使用量増加が impairment を持ち上げ，ADL での使用が定着し，自宅での活動増加や社会参加につながることが想定される．すなわち，impairment の底上げにより麻痺肢使用の行動強化への好循環を生むことになる（図1）．

ニューロモデュレーションの手法

　同等の練習量で生じる適応的な use-dependent plasticity を増強する（ニューロモデュレーション）試みとして薬物併用，脳刺激，ニューロフィードバック，Brain Machine Interface（BMI）があげられる（図2）．幹細胞などによる再生医療も広義のニューロモデュレーションと考えられる．
　脳刺激に関しては，運動機能改善の理論的な根

---

keyword

ニューロモデュレーション，脳刺激，Brain Machine Interface，ニューロフィードバック

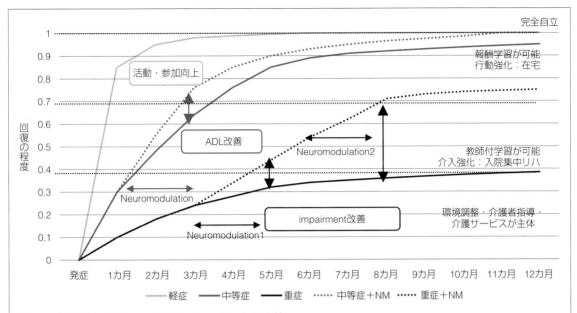

図1 重症度によるニューロモデュレーションの意義
横軸が脳卒中発症後の時間,縦軸が運動麻痺回復の程度(1が100%)を示す.軽症では,すでに麻痺肢をADLで使用することが可能なため,おのずと使用経験が蓄積し,完全自立となり,活動・社会参加が可能となる.中等症では入院集中リハにおける麻痺肢を用いた課題指向型練習により麻痺が改善し,麻痺肢のADLでの使用が増加する(教師付学習).ニューロモデュレーションにより麻痺がさらに改善すると(中等症+NM),自らのADLで使用が可能となると(報酬学習),活動・参加が促進可能なレベルに到達できる.重症では,訓練場面でも麻痺肢を用いた課題指向型練習が行えず,ADLでの使用も難しいので,それを補うための環境調整や介護が主体となる.ニューロモデュレーションにより(重症+NM),ある程度の随意性が生じると,課題指向型練習が可能となり,さらにニューロモデュレーションを加えると,ADLでの使用も視野に入る.このようにどの重症度でも,ニューロモデュレーションには,教師付学習から報酬学習を経て行動強化につながるトリガーとしての役割が期待される.

拠は病変側運動野の興奮性の増強である.手段として反復経頭蓋磁気刺激(rTMS)が先行していたが,経頭蓋直流電気刺激(transcranial direct current stimulation:tDCS)の報告が増えている(↔ 138頁,142頁参照).磁気刺激としてシータバースト刺激(theta burst stimulation:TBS),反復4連発磁気刺激(quadripulse stimulation:QPS)なども開発された.電気刺激としては,経頭蓋ランダムノイズ刺激(transcranial random noise stimulation:tRNS)や経頭蓋直流電流刺激(transcranial alternative current stimulation:tACS)により刺激効果が高いとされる(↔ 138頁参照).末梢神経電気刺激と一次感覚運動野へのTMSの対刺激(連合性対刺激法,paired associative stimulation:PAS)の報告もある(↔ 152頁参照).

ニューロフィードバックに関しては,real-time fMRIを用いて,①標的とした局所血流を高める,②よい状態の脳活動パターン(ボクセルパターン)をあらかじめ定め(decoder),その状態に近づける(DecNef),③ネットワーク結合性を強化するなどのフィードバックのアルゴリズムが提案されている.フィードバックの代わりに脳刺激を行う方法(DecNes)もある(↔ 149頁参照).fNIRSを用いたニューロフィードバックは①での臨床応用がなされている(↔ 113頁参照).

BMIは脳と外界との情報の直接入出力を可能とする技術である.脳情報の出入力の様式から出力型と入力型,脳情報取得の様式として手術で電極を留置する侵襲型,脳波,MRI,NIRSなどの

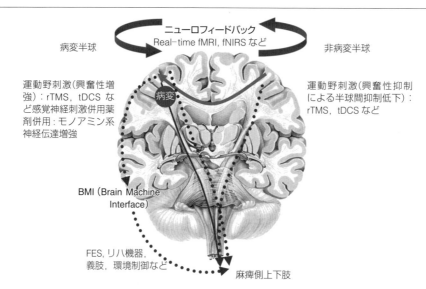

図2 運動麻痺回復を促進するためのニューロモデュレーション
脳刺激は病変半球の運動野の興奮性を増強することを目的として行われる．
薬物はモノアミン系の神経伝達を増強することにより麻痺の回復を促進する．
ニューロフィードバックは，適応的な脳の可塑的変化を増強することにより機能回復が得られるという因果関係の検証でもある．
BMIは，脳の運動命令を病変をバイパスして効果器の活動と関連づける．
いずれも麻痺肢を用いた課題指向型練習と組み合わせることが重要である．

非侵襲型に分類される．侵襲かつ入力型の範疇で実用化されているBMIには，パーキンソン病に対して視床下核への深部脳刺激療法や人工内耳があげられる．リハ分野では，decodeされた運動命令をトリガーとした運動練習，末梢刺激，ロボットアームや環境の制御という用途での検証が進んでいる（↔199頁，246頁参照）．

ニューロモデュレーション手法の使い分け

前述した各種法のデータの蓄積は使い分けを論じるには不十分であり，特に長期効果はほとんど検証されていない．いずれも保険適応ではなく，臨床研究の段階である点をふまえると，安全性，苦痛の少なさ，簡便性がまず考慮すべき要素である．

最も重要な安全性に関しては，rTMS，tDCSのガイドラインに従う[2,3]．ガイドラインのない他の刺激法の臨床導入については，より慎重に行う必要がある．手技への習熟度は患者負担の観点からも重要な要素となる．脳刺激の小規模な無作為対照比較試験（RCT）により短期的な有効性が示唆されている[4]．患者選択として麻痺の程度は問わず，高次脳機能障害も重度でなければ適応可能である．手法選択に意味のあるデータの蓄積のためには，①病態生理の確認：脳梁を介した非病変半球からの半球間抑制による病変側運動野の興奮性低下は，病変部位や病期により変動すること，②刺激効果の確実性：rTMSでは1Hzの低頻度刺激で抑制，それ以上の高頻度刺激で興奮性増強に作用，tDCSでは陽極側の刺激は興奮性を増強，陰極側の刺激は興奮性を抑制するとされるが，同じ刺激パラメーターでも抑制に働くか，興奮に働くかバリエーションに富むこと[5]，③刺激効果の持続：一般的に数十分〜数日と短いこと[6,7]，④

最適な刺激部位，⑤刺激と練習課題の組み合わせのタイミング（刺激先行か同時か）などを考慮した研究が求められる．

ニューロフィードバックに関しては，リアルタイムfMRIを用いたDecNef[8]やネットワーク結合性の強化は，個々の脳状態にフィットしたテーラーメードのフィードバックという利点がある．脳卒中患者に対してDecNefの予備的な検証も始まっているが，MRI内での課題への集中維持がポイントとなる．fNIRSを用いて標的領域の活動を高めるニューロフィードバックは小規模無作為比較研究で有効性が報告されている[9]．簡便性や患者への負担の少なさが利点である．麻痺の程度は問わないが，注意障害が強いと適応は難しい．

BMIには運動野や運動下行路の損傷が大きい場合，それをバイパスして脳信号と効果器の時間的・空間的結合性を確保する役割が期待される．

FES（functional electrical stimulation）は筋電活動をトリガーとした末梢神経刺激であるが，中枢の可塑性を惹起することも示唆されている（↔219頁参照）．随意筋収縮が可能な患者を対象として，簡便で安全にその増強が可能である[10]．刺激のトリガーに脳信号を用いるBMIの開発も期待される．

ニューロモデュレーション技術は運動だけでなく，認知機能も応用のターゲットとなり，脳の状態を意図的に変容することにもなりうる．倫理的問題も常につきまとい，目的とした指標以外にも，行動やメンタル面の評価も考慮する必要がある（↔235頁参照）．

宮井一郎
社会医療法人大道会　森之宮病院

▶ 文献

1) Feeney DM, Gonzalez A, et al : Amphetamine, haloperidol, and experience interact to affect rate of recovery after motor cortex injury. Science, 217 (4562) : 855-857, 1982.
2) 松本英之，宇川義一，臨床神経生理学会脳刺激の安全性に関する委員会：磁気刺激法の安全性に関するガイドライン．臨床神経生理学, 39(1) : 34-45, 2011.
3) 臨床神経生理学会，脳刺激法に関する委員会：経頭蓋直流電気刺激(transcranial direct current stimulation, tDCS)の安全性について．臨床神経生理学, 39(1) : 59-60, 2011.
4) Koganemaru S, Mima T, et al : Recovery of upper-limb function due to enhanced use-dependent plasticity in chronic stroke patients. Brain, 133 (11) : 3373-3384, 2010.
5) Hiscock A, Miller S, et al : Informing dose-finding studies of repetitive transcranial magnetic stimulation to enhance motor function : a qualitative systematic review. Neurorehabil Neural Repair, 22 (3) : 228-249, 2008.
6) Chen WH, Mima T, et al : Low-frequency rTMS over lateral premotor cortex induces lasting changes in regional activation and functional coupling of cortical motor areas. Clin Neurophysiol, 114(9) : 1628-1637, 2003.
7) Nitsche MA, Paulus W : Sustained excitability elevations induced by transcranial DC motor cortex stimulation in humans. Neurology, 57(10) : 1899-1901, 2001.
8) Shibata K, Watanabe T, et al : Perceptual learning incepted by decoded fMRI neurofeedback without stimulus presentation. Science, 334(6061) : 1413-1415, 2011.
9) Mihara M, Hattori N, et al : Near-infrared spectroscopy-mediated neurofeedback enhances efficacy of motor imagery-based training in poststroke victims : a pilot study. Stroke, 44(4) : 1091-1098, 2013.
10) Shindo K, Fujiwara T, et al : Effectiveness of hybrid assistive neuromuscular dynamic stimulation therapy in patients with subacute stroke : a randomized controlled pilot trial. Neurorehabil Neural Repair, 25(9) : 830-837, 2011.

1 ニューロモデュレーション

tDCS，tACS

はじめに

　脳に弱い電気を流すと，大脳皮質興奮性が修飾されることは，1960年代に動物実験で報告されたが，その後，ヒトにおける報告は散見される程度であった．近年の経頭蓋磁気刺激(transcranial magnetic stimulation：TMS)や脳機能イメージングといった評価方法の進歩により，その効果を詳しく評価できるようになってきた(←2章参照)．脳刺激法によって脳活動を修飾することで，脳機能の解明が進み，様々な疾患による障害の回復にも応用されてきている．さらには，新しい刺激方法が考案されてきている．

　しかし，最もポピュラーな経頭蓋直流電気刺激(transcranial direct current stimulation：tDCS)でさえ，その安全性に関しては，いまだに国際的に確立したガイドラインや安全基準がないのが現状である．わが国では2011年，臨床神経生理学会の脳刺激法に関する委員会が，tDCSの安全性について報告をまとめている[1]．詳細はここでは述べないが，電気刺激の作用機序や副作用が明らかになっていない部分があり，各研究機関・施設における倫理審査委員会の審査・承認を得ること，また研究実施前に，被験者に十分に説明し同意を得ることに留意する必要がある．

---

keyword

tDCS，tACS，tRNS，Geodesic DCS

---

tDCS：健常者

　2000年にNitscheらは，健常者を対象に，35 cm^2 の2つの電極を一次運動野(M1)と対側眼窩上に置き(図1)，1mAで5分間通電すると，陽極刺激(anodal tDCS，M1に陽極)，陰極刺激(cathodal tDCS，M1に陰極)により，TMSによる運動誘発電位(motor evoked potential：MEP)の振幅がそれぞれ増加・減少し，5分以内には，刺激前に戻ることを報告した[2]．現在は，刺激時間10〜20分，刺激強度1〜2mAで用いられることが多く，その効果は30分から1時間程度持続するとされる．

　最近になり，tDCSは，他の脳刺激法と同様に，その効果に個人差があることが報告されている[3]．具体的には，陽極刺激で抑制効果，陰極刺

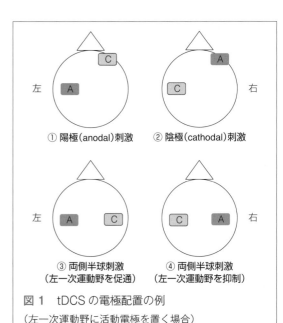

図1　tDCSの電極配置の例
(左一次運動野に活動電極を置く場合)
A：陽極，C：陰極

激で促通効果のように，期待する効果とまったく逆の効果がみられる被験者が20〜30%いるとされる．その一つの原因として，脳内抑制ニューロン[3]や，脳可塑性に関与する脳由来神経栄養因子(brain-derived neurotrophic factor：BDNF)との関連がいわれている．M1にtDCSを実施する際には，TMSによる評価を加えれば，実際に生じたtDCSによる効果を確かめることができる．しかし，その他の部位にtDCSを実施した場合には，促通あるいは抑制効果があったかを，個別に知ることは難しい．tDCSの効果に影響する他の要因として，脳内の伝達物質の機能を修飾する薬物を服用していると，tDCSが薬物と相互作用することが知られている[4]．また，tDCS実施中に何をしているかによって，tDCSの効果が異なることを知っておくべきである．たとえば，運動学習課題は，M1への陽極刺激実施後よりも，陽極刺激実施中に行うと，より効率が良いことが知られている[5]．

tDCS：脳卒中患者

近年，脳卒中による機能障害を回復するために，tDCSを実施した報告が数多くされている．脳卒中患者に対してtDCSを使用する戦略には大きく，①損傷半球に陽極刺激，②非損傷半球に陰極刺激，の2つがある[6]．これらは，脳卒中が起こると損傷半球から非損傷半球への半球間抑制が減少するために，非損傷半球から損傷半球への抑制が増強し，その結果，損傷半球の機能回復を妨げているという概念にもとづく．M1を刺激する場合，基準電極を通常の対側眼窩上に置くか，対側の運動野に置くか(図1)によって，効果が異なることも報告されている[5]．

臨床的には，tDCSが運動麻痺や言語障害に対して，ある程度の改善効果が報告されているが，すべての患者に効果があるわけではない[7]．その理由として，tDCSの効果の個体差に加え，障害の重症度や発症後期間による半球間抑制の違いや，非損傷半球の役割の相違が考えられる．実際，tDCSと似た大脳皮質興奮性を修飾する作用のある反復経頭蓋磁気刺激(rTMS)を脳卒中患者のM1に実施したあとに，非損傷半球M1から損傷半球M1への抑制が減少するほど，運動機能の改善が大きいことが示されている[8]．

tACS

経頭蓋交流電気刺激(transcranial alternative current stimulation：tACS)は，近年開発された新しい脳刺激法で，周期的に変動する電気刺激を用いる．たとえば，α波の周波数に一致するよう

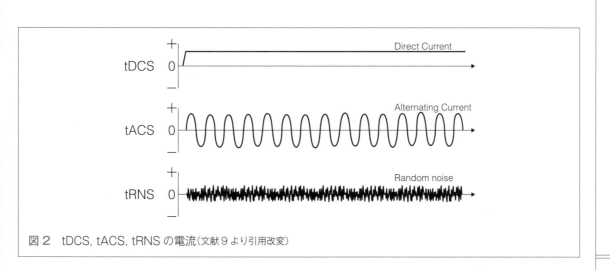

図2　tDCS, tACS, tRNSの電流(文献9より引用改変)

なtACSを用いると，α帯の脳活動を増やすことができる．また，様々な周波数を用いることで脳活動に干渉することが可能で，これをtranscranial random noise stimulation（tRNS）とよぶ（図2）[9]．

その効果については，まだ十分検証されているといえないが，①θ帯の刺激で認知機能の改善，②α帯の刺激で運動機能の改善，③β帯の刺激で運動機能の阻害，④γ帯の刺激で，注意を妨げるといった報告がある[10]．疾患に対しては，パーキンソン病，統合失調症，脳腫瘍に対する報告がみられる程度である[10]．

有害事象について

tDCSやtACSを実施する際には，頭痛，頸部痛，頭皮痛，刺す痛み，かゆみ，灼熱感，皮膚発赤，傾眠，集中困難，急性情動変化，その他の副作用に注意するように，質問票が提案されている[11]．tDCSを実施した117研究では，tDCSによる副作用と，1例以上でみられた報告数の割合は，かゆみ（39.3％），刺す痛み（22.2％），頭痛（14.8％），火傷（8.7％），不快感（10.4％）と述べられている．しかし，sham刺激（偽刺激）を実施した82研究では，各副作用は32.9％，18.3％，16.2％，10％，13.4％とされ，tDCSで明らかに起こりやすいとは結論づけられていない[11]．

おわりに

脳に電気を流すと，電極を設置している部位だけでなく，その周囲を含め，広い範囲で電流が流れることが知られている．たとえば35 cm^{2}の電極でM1をtDCSした際には，運動前野にも刺激が及ぶ[12]．そのため，コンピューターを用いて各組織の抵抗を考慮し，tDCSの効果が検討されるようになってきた．また，より局所を選択的に刺激するために，より小さい電極が使用され，また計算上の環境で，多くの電極を用いて局所を刺激する方法（Geodesic tDCS）が提案されるようになってきている[13]．今後は，一様に刺激するのではなく，個々の状態を評価したうえで，最適な刺激方法の選択にもとづいた治療が求められていくと思われる．

新藤恵一郎
東京都リハビリテーション病院リハビリテーション科

▶文献

1) 臨床神経生理学会, 脳刺激法に関する委員会：経頭蓋直流電気刺激(transcranial direct current stimulation, tDCS)の安全性について. 臨床神経生理学, **39** : 59-60, 2011.
2) Nitsche MA, Paulus W : Excitability changes induced in the human motor cortex by weak transcranial direct current stimulation. *J Physiol*, **527** : 633-639, 2000.
3) Wiethoff S, Hamada M, et al : Variability in response to transcranial direct current stimulation of the motor cortex. *Brain Stimul*, **7** : 468-475, 2014.
4) Nitsche MA, Paulus W : Transcranial direct current stimulation — update 2011. *Restor Neurol Neurosci*, **29** : 463-492, 2011.
5) Reis J, Fritsch B : Modulation of motor performance and motor learning by transcranial direct current stimulation. *Curr Opin Neurol*, **24** : 590-596, 2011.
6) Sandrini M, Cohen LG : Noninvasive brain stimulation in neurorehabilitation. *Handb Clin Neurol*, **116** : 499-524, 2013.
7) Raffin E, Hartwig R : Transcranial brain stimulation to promote functional recovery after stroke. *Curr Opin Neurol*, **27** : 54-60, 2014.
8) Grefkes C, Fink GR : Modulating cortical connectivity in stroke patients by rTMS assessed with fMRI and dynamic causal modeling. *Neuroimage*, **50** : 233-242, 2010.
9) Jaberzadeh S, Zoghi M : Non-invasive brain stimulation for enhancement of corticospinal excitability and motor performance. *Basic Clin Neurosci*, **4** : 257-265, 2013.
10) Antal A, Paulus W : Transcranial alternating current stimulation (tACS). *Front Hum Neurosci*, 28 June, 2013. (doi : 10.3389/fnhum.2013.00317)
11) Brunoni AR, Amadera J, et al : A systematic review on reporting and assessment of adverse effects associated with transcranial direct current stimulation. *Int J Neuropsychopharmacol*, **14** : 1133-1145, 2011.
12) Dayan E, Censor N, et al : Noninvasive brain stimulation : from physiology to network dynamics and back. *Nat Neurosci*, **16** : 838-844, 2013.
13) Kempe R, Huang Y, et al : Simulating pad-electrodes with high-definition arrays in transcranial electric stimulation. *J Neural Eng*, **11**(2) : 026003, 2014. (doi : 10.1088/1741-2560/11/2/026003)

1 ニューロモデュレーション

rTMS, QPS

単発経頭蓋磁気刺激

　経頭蓋磁気刺激(transcranial magnetic stimulation：TMS)が開発される以前では，頭蓋外から大脳を刺激するためには頭部皮膚表面から高圧電気刺激をする必要があったが，これは剃刀で頭皮をなぞるような痛みを伴い，臨床で用いるためには若干ハードルが高かった．TMSは1985年に英国のBarkerらが開発した方法で，変動磁場を利用して間接的に大脳を電気刺激する方法である．大脳一次運動野の刺激による手の筋肉から誘発筋電位(motor evoked potential：MEP)を記録することが一般に利用されている[1]．頭部の皮膚上に置いたコイルに急速に電流を流すと，ファラデーの法則に従いコイル電流と逆向きの渦電流が生体内に生じる．変動磁場は電気抵抗の高い頭蓋骨でも貫通するため，大脳皮質に電流を生じさせることが可能となった．この方法ではやや大きめの刺激音がするが，皮膚表面から数cm以内の脳組織をほぼ無痛で刺激することが可能となった．

　臨床の現場では，検査としての一面があり，運動誘発電位による中枢運動伝導時間(central motor conduction time：CMCT)の測定[2]がある．これは，頭部表面から大脳皮質一次運動野を刺激したときの手筋肉のMEPの潜時，脳幹部刺激，神経根刺激の際の潜時をそれぞれ測定し，CMCTを計測する方法である．これ以外にもsilent period(被検筋を随意収縮させている状態で大脳皮質一次運動野を単発磁気刺激すると，約200ms程度筋放電が抑制される現象)による運動野興奮性の評価，大脳磁気二発刺激法による運動野皮質内の抑制機構の評価，両側運動野にタイミングをずらして二発磁気刺激を与え，脳梁を介した対側への抑制効果を定量して両側半球間連絡の評価をする検査などがある．

反復経頭蓋磁気刺激

　反復経頭蓋磁気刺激(repetitive transcranial magnetic stimulation：rTMS)は，中枢神経系の興奮性を持続的に変化させることが可能な刺激法である．刺激部位に対して，刺激後も持続する抑制・促通効果をもたらすことが示されており，近年多くの神経・精神疾患の治療に応用されつつある．低頻度(通常1Hz以下)のrTMSは刺激部位を抑制性に作用し(抑圧作用)，高頻度(通常5Hz以上)rTMSは大脳皮質の刺激部位の興奮性を増大させる(増強作用)[3]とされている．

　神経内科疾患に対するrTMS治療に関して多くの報告があるのは，パーキンソン病(Parkinson's disease：PD)に対する効果である．1994年にPascual-Leoneらによって5Hzの頻度で90% RMT(resting motor threshold：安静にした筋に対する運動域値)のrTMSをPD患者の一次運動野に実施したところ，choice reaction timeが短縮するなどの効果を認めたとする報告[4]がある．PDでは機能画像検査により補足運動野(supplementary motor area：SMA)の活動性低下が運動減少症と関連していることが報告[5]されており，大脳運動皮質-基底核ループの機能障害により補

---

keyword

磁気刺激法，反復経頭蓋磁気刺激(rTMS)，QPS，LTP，LTD

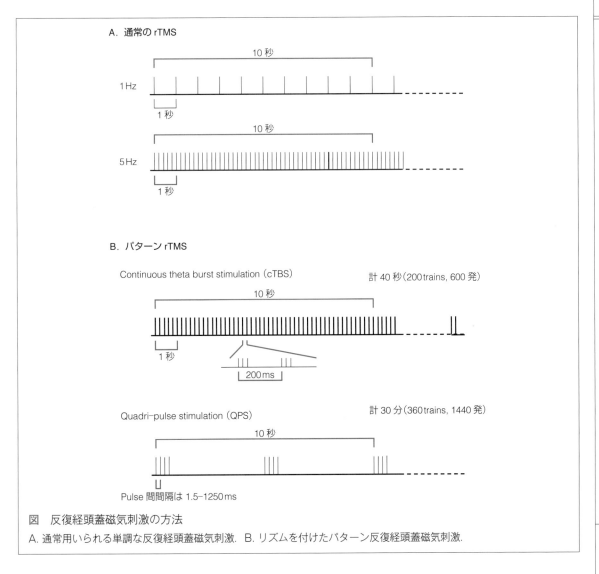

図　反復経頭蓋磁気刺激の方法
A. 通常用いられる単調な反復経頭蓋磁気刺激. B. リズムを付けたパターン反復経頭蓋磁気刺激.

足運動野へのafferent feedbackが低下する機序が推測されている．補足運動野に対する高頻度磁気刺激が補足運動野の活動性を増大させ，運動減少症を改善させるのではないかという仮説を立て，わが国における多施設共同研究にて検討された[6]．するとrTMSがsham刺激以上に運動症状を有意に改善させていることが示された．病態生理学的に障害があるとされる補足運動野の機能を増強させるようなrTMSを与えることにより，PDの治療効果が得られる可能性がある．

脳梗塞後遺症に対するrTMS効果も検討されている．左右運動野では，脳梁を介して互いに抑制する関係がある[7,8]．脳梗塞における片麻痺では，急性期には障害側でMEPが小さくなり，回復過程で増大する．一方で健側では，急性期では興奮性が増大し，回復期で低下してくる[9]．これらを根拠に，患側運動野の興奮性を上げる，もしくは健側運動野の興奮性を下げる治療法が試され，一過性の機能改善を認める報告もある[10]．刺激法の工夫により，通常のリハビリテーションと併用する補助療法として期待されている．

新しい反復経頭蓋磁気刺激

1 Hz, 5 Hz などの単純なリズムである通常の rTMS(図 A)よりも,動物実験などで使用されている,いわゆる theta burst リズムを人に応用した研究が 2005 年に報告[11]された.これは 50 Hz の 3 刺激を 200 ms ごとに,合計 600 発刺激するもので,40 秒間続けて刺激する cTBS(continuous theta burst stimulation, 図 B)と 2 秒間刺激と 8 秒の無刺激を 20 回繰り返す(計 192 秒)iTBS(intermittent TBS)を用いて,ヒト大脳一次運動野を刺激した結果,cTBS は刺激部位を強力に 60 分以上抑制し,iTBS は約 20 分間促通した. cTBS による刺激が視覚野[12],運動前野[13]においても,刺激部位を抑制する効果が確認されている.しかしながら,この cTBS, iTBS の効果は,刺激中・刺激後におけるターゲットとなる筋の随意運動により効果が減弱する傾向があり,患者への応用には制限があった.

従来の rTMS, TBS は,機械的な制約もあり 2 相性の刺激パルスを使用してきた.しかしながら,2 相性よりも単相性刺激パルスのほうが強力な効果を誘導できるという基礎的な研究結果[14]をもとに,単相性パルスを用いた刺激方法の開発が試みられた. 4 連発の刺激パルスのトレインを 5 秒に 1 回与える方法(30 分間,合計 1440 発)で,quadripulse stimulation(QPS, 図 B)[15]とよばれる.刺激トレインの一つひとつのパルス間隔が,5 ms の場合は long-term potentiation(LTP)様の促通効果,50 ms の場合は long-term depression(LTD)様の抑制効果をそれぞれ 75 分以上誘導できた.この刺激効果は,効果の大きさ・持続時間とも従来の通常の rTMS よりも強力で,刺激中・刺激後の若干の随意収縮にもあまり影響されず,刺激効果の臨床応用が期待される.また,この LTP/LTD 誘導効果はパルス間隔との関係において,Bienenstock-Cooper-Munro(BCM)理論[16]に合致しており,ヒトの大脳皮質においても,LTP/LTD という細胞レベルとほぼ同じ現象が再現できていると解釈できる.促通性および抑制性プライミング実験により QPS 誘導効果が可変すること[15]も示されており,これはメタ可塑的変化と推測されている.すなわちメタ可塑性とは,LTP/LTD を誘導する前にプライミング刺激を行うと,後に誘導される可塑性が変化する現象で,可塑性の可塑性である.この現象は BCM 理論における sliding modification threshold[17]により説明可能である.また,LTP/LTD 誘導にはドーパミンが関与していることが報告[18,19]されていてきる.ドーパミンにおける D1 作用,D2 作用などの鑑別にも本刺激が利用できる可能性を秘めており,本刺激方法と刺激部位の工夫次第でパーキンソン病などの治療に効率的な効果をもたらしうる可能性がある(↔ 34 頁, 154 頁参照).

有害事象

これまでに以下のような有害事象が報告されている.痙攣は最も重篤な有害事象であるが,安全性に関するガイドライン[20]を遵守すればそのリスクはかなり低いとされる. 1998 年の旧ガイドライン[21]の範囲内での報告は 4 例ある.痙攣とまぎらわしい状態に血管迷走神経反射による失神がある.これは精神的な不安,身体的不快感が関係している.この場合は,血圧,脈拍数などのバイタルを確認することが重要で,数秒で回復することが多い.単発の TMS では,痛み,不快感が出現することは少ないが,rTMS では出現しやすい. 20~40%に頭痛,頸部痛,局所の痛みなどの不快感が生じる.また,一過性の過度の疲労感,集中力障害,記憶力障害などの有害事象が,非常に稀ではあるものの報告[22]がある.いずれにせよ磁気刺激の実施にあたっては,ガイドライン[20]内で実施することが重要である.

望月仁志
宮崎大学医学部内科学講座神経呼吸内分泌代謝学分野

宇川義一
福島県立医科大学神経内科

文献

1) Barker AT, Jalinous R, et al : Non-invasive magnetic stimulation of human motor cortex. *Lancet*, **1** : 1106-1107, 1985.
2) 花島律子，宇川義一：誘発電位検査の基本的知識．運動誘発電位（磁気刺激検査）．神経内科，**65**（Suppl 4），295-301, 2006.
3) Pascual-Leone A, Valls-Solé J, et al : Responses to rapid-rate transcranial magnetic stimulation of the human motor cortex. *Brain*, **117** : 847-858, 1994
4) Pascual-Leone A, Valls-Solé J, et al : Akinesia in Parkinson's disease. II. Effects of subthreshold repetitive transcranial motor cortex stimulation. *Neurology*, **44** : 891-898, 1994.
5) Jenkins IH, Fernandez W, et al : Impaired activation of the supplementary motor area in Parkinson's disease is reversed when akinesia is treated with apomorphine. *Ann Neurol*, **32** : 749-757, 1992.
6) Hamada M, Ugawa Y, et al : High-frequency rTMS over the supplementary motor area for treatment of Parkinson's disease. *Mov Disord*, **23** : 1524-1531, 2008.
7) Ferbert A, Priori A, et al : Interhemispheric inhibition of the human motor cortex. *J Physiol*, **453** : 525-546, 1992.
8) Mochizuki H, Furubayashi T, et al : Hemoglobin concentration changes in the contralateral hemisphere during and after theta burst stimulation of the human sensorimotor cortices. *Exp Brain Res*, **180** : 667-675, 2007.
9) Traversa R, Cicinelli P, et al : Follow-up of interhemispheric differences of motor evoked potentials from the 'affected' and 'unaffected' hemispheres in human stroke. *Brain Res*, **803** : 1-8, 1998.
10) Talelli P, Greenwood RJ, et al : Exploring theta burst stimulation as an intervention to improve motor recovery in chronic stroke. *Clin Neurophysiol*, **118** : 333-342, 2007.
11) Huang YZ, Edwards MJ, et al : Theta burst stimulation of the human motor cortex. *Neuron*, **45** : 201-206, 2005.
12) Franca M, Koch G, et al : Effects of theta burst stimulation protocols on phosphene threshold. *Clin Neurophysiol*, **117** : 1808-1813, 2006.
13) Mochizuki H, Franca M, et al : The role of dorsal premotor area in reaction task : comparing the "virtual lesion" effect of paired pulse or theta burst transcranial magnetic stimulation. *Exp Brain Res*, **167** : 414-421, 2005.
14) Arai N, Furubayashi T, et al : Effects of a high-frequency, low-intensity, biphasic conditioning train of TMS pulses on the human motor cortex. *Neurosci Lett*, **462** : 188-192, 2009.
15) Hamada M, Terao Y, et al : Bidirectional long-term motor cortical plasticity and metaplasticity induced by quadripulse transcranial magnetic stimulation. *J Physiol*, **586** : 3927-3947, 2008.
16) Bienenstock E, Cooper LN, et al : Theory for the development of neuron selectivity : orientation specificity and binocular interaction in visual cortex. *J Neurosci*, **2** : 32-48, 1982.
17) Bear MF : Mechanism for a sliding synaptic modification threshold. *Neuron*, **15** : 1-4, 1995.
18) Monte-Silva K, Kuo MF, et al : Dose-dependent inverted u-shaped effect of dopamine (D2-like) receptor activation on focal and nonfocal plasticity in humans. *J Neurosci*, **29** : 6124-6131, 2009.
19) Nitsche MA, Kuo MK, et al : D1-receptor impact on neuroplasticity in humans. *J Neurosci*, **29** : 2648-2653, 2009.
20) 松本英之，宇川義一：磁気刺激法の安全性に関するガイドライン．臨床神経生理学，**39** : 34-45, 2011.
21) Wassermann EM : Risk and safety of repetitive transcranial magnetic stimulation : report and suggested guidelines from the International Workshop on the Safety of Repetitive Transcranial Magnetic Stimulation, June 5-7, 1996. *Electroencephalogr Clin Neurophysiol* **108** : 1-16, 1998.
22) Machii K, Cohen D, et al : Safety of rTMS to nonmotor cortical areas in healthy participants and patients. *Clin Neurophysiol* **117** : 455-471, 2006.

1 ニューロモデュレーション

電気刺激

はじめに

中枢神経損傷後のリハビリテーション（以下，リハ）において，電気刺激は主に体表から麻痺筋や異常な緊張を呈した筋の拮抗筋に対して適用することで，随意運動の改善や痙縮の軽減を目的に用いられている[1]．一方，近年では，中枢神経損傷後の機能回復には，脳や脊髄における可塑性の関与が示唆されており，電気刺激は中枢神経系をモデュレーションすることで，損傷された中枢神経系の回復を促すリハ手法として，その効果に注目が高まっている[2-5]．

電気刺激が脳へ与える効果

電気刺激が脳に与える影響については，機能的磁気共鳴画像（functional magnetic resonance imaging：fMRI）や経頭蓋磁気刺激（transcranial magnetic stimulation：TMS）などを用いて検討されている．fMRIを用いた研究では，前腕筋への電気刺激中には，一次運動野をはじめとする随意運動に関連した脳領域や視床，体性感覚野などの脳領域の活動が高まることが報告されている[4]．さらに，TMSを用いた研究では，電気刺激を数分から数時間通電することで，その後に一次運動野の興奮性が増大し，その興奮性の増大がある程度の時間，持続する（carry over効果）こと

が報告されている[5]．すなわち，電気刺激を一定の時間行うことで，運動に関連した脳領域を賦活し，一次運動野における皮質内の介在ニューロンや錐体細胞の閾値，リクルートメントの変化，さらには伝達効率の増加などに影響を与えると考えられる（↔2頁，80頁参照）．

これらの脳の賦活は，目的とした運動を効率よく遂行するために重要である．たとえば脳卒中発症後では，損傷した脳周辺領域の神経活動の低下，非損傷半球からの損傷側半球への抑制（半球間抑制）増加などにより，運動の遂行が困難になる[6]．そのため，麻痺筋の神経や筋に対して電気刺激を適用することで，前述した運動に関連した脳領域の賦活が可能となり，目的とした運動が遂行しやすい状態になると考えられる．

随意運動との併用

一方で，電気刺激は随意運動とあわせて行うことで，電気刺激のみと比較し，一次運動野の興奮性が増大することが報告されている[7]．さらに電気刺激と随意運動を反復することで，その後のcarry over効果が，それぞれ単独より，長く持続することが知られている[8]．

Fujiwaraら[9]は，維持期脳卒中の上肢機能障害に対して，随意運動介助型電気刺激装置（IVES）と手関節装具を組み合わせ，日常生活を含む8時間適用するHybrid Assistive Neuromuscular Dynamic Stimulation（HANDS）療法により，上肢運動機能の改善と麻痺側前腕屈筋群への相反性抑制やシナプス前抑制の改善，手指伸展筋群における損傷半球での皮質内抑制の脱抑制を認めたと報告している（↔195頁参照）．さらに，Bhattら[10]は，

---

keyword

電気刺激療法，神経可塑性，相反性抑制，痙縮，脳卒中，脊髄損傷

電気刺激と随意運動をあわせたトレーニングを行った維持期脳卒中患者において，上肢運動機能の改善と運動に関連した脳活動の左右差の改善との間に関連を認めたことから，電気刺激と随意運動をあわせたリハは，脳機能の再構築に有効であることを示唆している．

その機序としては，感覚運動野における脳機能再構築が電気刺激と随意運動をあわせることにより増強されると述べられている．したがって，損傷後の中枢神経系の可塑的変化を促し，運動機能や動作能力の改善を得るためには，電気刺激を単独で用いるだけなく，電気刺激と随意運動を併用することが重要と考えられる．

電気刺激が脊髄へ与える効果

電気刺激は，脳だけでなく脊髄レベルにおいても影響を与えることが示されている[11]．脳卒中や脊髄損傷後の病的な症状の一つに痙縮があげられる．痙縮の病態には，脊髄における相反性抑制の障害の関与が示唆されている[12]．この痙縮に対して，随意性が低下している主動筋に対して電気刺激を適用することで，拮抗筋の痙縮の減弱をもたらすことが可能である[9,13]．電気刺激は，Ia求心性線維を刺激することにより，脊髄でのIa抑制性介在ニューロンを介して，相反性抑制を増強することで，痙縮筋の前角細胞の興奮性を抑制し，痙縮を減弱する（図1）．

一方で，脊髄における相反性抑制の可塑的変化を誘導するためには，下肢に対しては，通常行われているような低周波で一定の周期で電気刺激を与えるより，100 Hzの高周波の電気刺激を間欠的に総腓骨神経に与えるpatterned electrical stimulation (PES)（図2）のほうが相反性抑制をより修飾することが報告されている[11]．さらに，PESによる相反性抑制の可塑性は，一次運動野からのdescending volleyの影響を受けることが確認されている[14]．よって，ペダリング等の随意運動により，一次運動野からのdescending volleyを増加させた状況で電気刺激をあわせることで，それぞれ単独と比較して，相反性抑制のさらなる増強が可能になる[15]（↔212頁参照）．脊髄介在ニューロンにおけるシナプス可塑性に関しては，末梢からの刺激とあわせて一次運動野からの入力が重要な役割を果たしており，これらの結果は，一次運動野からの入力なしには，電気刺激の効果は一時的なもので，carry over効果が少ないことを裏付けている．これらの知見から，一次運動野からのdescending volleyが低下した脳卒中患者

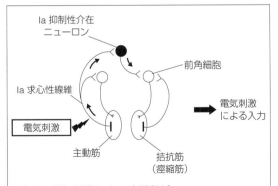

図1 電気刺激による痙縮軽減
主動筋への電気刺激はIa求心性線維を刺激し，Ia抑制性介在ニューロンを介して抑制（相反性抑制）を増強し，拮抗筋（痙縮筋）の前角細胞の活動を抑制することで，痙縮を減弱する．

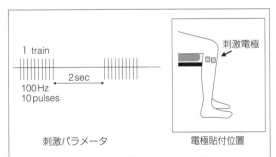

図2 Patterned Electrical Stimulation (PES)[11]
刺激周波数100 Hzの刺激パルス10発を1 trainとして，この刺激trainを1.5〜2秒間隔で反復する．刺激電極は，腓骨頭部で総腓骨神経を刺激する．刺激強度は前脛骨筋の運動閾値程度とする．PESは，歩行時の求心性神経の活動 (afferent burst) を模擬しており，相反性抑制の増強効果が高い．

や脊髄損傷患者において，随意運動と同時に通常の電気刺激やPESを行うことで，それぞれ単独よりも高い効果が得られる可能性がある．今後，中枢神経疾患患者における適用とその効果の報告が待たれる．

| 山口智史
慶應義塾大学医学部リハビリテーション医学教室

| 藤原俊之
東海大学医学部専門診療学系リハビリテーション科学

▶文献

1) Schuhfried O, Crevenna R, et al : Non-invasive neuromuscular electrical stimulation in patients with central nervous system lesions : an educational review. *J Rehabil Med*, **44**(2) : 99-105, 2012.
2) Dobkin BH, Dorsch A : New evidence for therapies in stroke rehabilitation. *Curr Atheroscler Rep*, **15**(6) : 331, 2013.
3) Quandt F, Hummel FC : The influence of functional electrical stimulation on hand motor recovery in stroke patients : a review. *Exp Transl Stroke Med*, **21**(6) : 9, 2014.
4) Blickenstorfer A, Kleiser R, et al : Cortical and subcortical correlates of functional electrical stimulation of wrist extensor and flexor muscles revealed by fMRI. *Hum Brain Mapp*, **30**(3) : 963-975, 2009.
5) Chipchase LS, Schabrun SM, Hodges PW : Peripheral electrical stimulation to induce cortical plasticity : a systematic review of stimulus parameters. *Clin Neurophysiol*, **122**(3) : 456-463, 2011.
6) Di Pino G, Pellegrino G, et al : Modulation of brain plasticity in stroke : a novel model for neurorehabilitation. *Nat Rev Neurol*, **10**(10) : 597-608, 2014.
7) Yamaguchi T, Sugawara K, et al : Real-time changes in corticospinal excitability during voluntary contraction with concurrent electrical stimulation. *PLoS ONE*, **7**(9) : e46122, 2012.
8) Khaslavskaia S, Sinkjaer T : Motor cortex excitability following repetitive electrical stimulation of the common peroneal nerve depends on the voluntary drive. *Exp Brain Res*, **162**(4), 497-502, 2005.
9) Fujiwara T, Kasashima Y, et al : Motor improvement and corticospinal modulation induced by hybrid assistive neuromuscular dynamic stimulation (HANDS) therapy in patients with chronic stroke. *Neurorehabil Neural Repair*, **23**(2) : 125-132, 2009.
10) Bhatt E, Nagpal A, et al : Effect of finger tracking combined with electrical stimulation on brain reorganization and hand function in subjects with stroke. *Exp Brain Res*, **182**(4) : 435-447, 2007.
11) Perez MA, Field-Fote EC, et al : Patterned sensory stimulation induces plasticity in reciprocal ia inhibition in humans. *J Neurosci*, **23**(6) : 2014-2018, 2003.
12) Burke D, Wissel J, et al : Pathophysiology of spasticity in stroke. *Neurology*, **80**(3 Suppl 2) : S20-26, 2013.
13) Sabut SK, Sikdar C, et al : Functional electrical stimulation of dorsiflexor muscle : effects on dorsiflexor strength, plantarflexor spasticity, and motor recovery in stroke patients. *NeuroRehabil*, **29**(4) : 393-400, 2011.
14) Fujiwara T, Tsuji T, et al : Transcranial direct current stimulation modulates the spinal plasticity induced with patterned electrical stimulation. *Clin Neurophysiol*, **122**(9) : 1834-1837, 2011.
15) Yamaguchi T, Fujiwara T, et al : The effect of active pedaling combined with electrical stimulation on spinal reciprocal inhibition. *J Electromyogr Kinesiol*, **23**(1) : 190-194, 2013.

1 ニューロモデュレーション

DecNef, DecNeS

はじめに

ニューロフィードバックとは，特定脳領域の活動を被験者にフィードバックし，被験者自身による脳活動の操作を促すことによって，その領域に対応した認知や知覚の変化，機能の増進や補綴を誘導するアプローチを指す．ニューロフィードバックはここ10年の間に急速に発達し[1]，医療への応用が模索されてきた(↔137頁参照)．しかし，従来のニューロフィードバックによる脳活動の操作は，特定領域の活動の増減といった比較的粗い範囲にとどまっており，活動の増減と機能の関係が必ずしも明確でない点，特定領域の細かな活動パターンの制御が難しい点などが課題としてあげられていた．

従来のニューロフィードバックのもつ方法論的限界を超えるために，最近デコーディッドニューロフィードバック(decoded neurofeedback：DecNef)[2]とよばれる手法が開発された．DecNefは，測定された脳活動パターンをもとに，機械学習アルゴリズム(デコーダ)によって被験者の脳状態についての情報を読み出し，その情報をリアルタイムで被験者にフィードバックする手法である．デコーダによって特定脳部位における活動強度のパターンから情報を読み出すという点，その情報をもとに被験者にフィードバックを与えるという点で，DecNefは従来のニューロフィードバックとは異なる．

DecNefによる実験観察

DecNefを用いた実験では，特定の脳領域(ターゲット領域)の活動パターンを特定の状態に誘導した結果，被験者の知覚や行動に変化があるかどうかの観察が行われる．被験者の知覚や行動に変化が認められれば，DecNefで用いた脳領域の活動パターンが，対応する知覚や認知，行動において重要な役割を担っていると結論づけることができる．

これまでにDecNefを用いた様々な実験が提案されているが，基本的には，実験は以下の3つの段階に分けられる．①脳情報デコーダ作成，②脳活動パターン誘導，③事前および事後テスト．

①脳情報デコーダ作成段階では，まず機能的磁気共鳴画像法(functional magnetic resonance imaging：fMRI)などの非侵襲脳活動イメージング手法によって，特定の知覚や認知，行動に対応する被験者の脳状態を測定する．次に，DecNefに用いるターゲット領域を決定する．最後に，機械学習アルゴリズム[3]によって，特定の脳状態と他の状態を判別するための脳情報デコーダを作成する．

②脳活動パターン誘導段階では，被験者はターゲット領域における活動パターンの操作を行う(図1A)．測定された脳活動パターンは，①で作成したデコーダに入力され，現在の脳状態を示す数値が計算される(図1B)．この数値が，緑の丸の大きさとして被験者にフィードバックされる(図1C)．被験者は，脳活動パターンの誘導によって，緑の丸をできるだけ大きくすることを求められる．

keyword
ニューロフィードバック，デコーディング，脳活動パターン制御

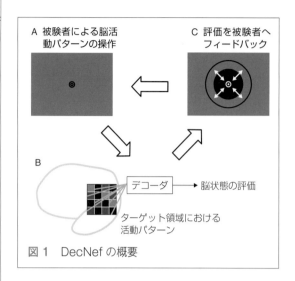

図1 DecNefの概要

この手順の繰り返しのなかで，被験者はよりよいフィードバック（より大きな緑の丸）を得るための脳活動パターン操作を学習する．

③事前および事後テスト段階は，②脳活動パターン誘導段階の前後で行われ，DecNefを用いた訓練によって，実際に被験者の知覚や認知，行動が変化するかが検討される．典型的には，事前テストと事後テストで同一の課題を行い，その結果を比較することで，課題に対するDecNef訓練の影響を調べる．特定の脳活動状態の誘導に応じた変化が見られれば，ターゲット領域は，対応する知覚や認知，行動の変化において重要な役割を果たすことがわかる．

DecNef，DecCNef，DecNeSの応用

DecNefの応用として，筆者らは視覚学習の神経機構を調べた[4]．この研究では，脳の初期視覚野をターゲット領域とし，被験者が特定の方位をもつ縞模様を見ているときの脳活動状態が用いられた．被験者は，初期視覚野の活動パターンを変化させ，特定の方位の縞模様を見ているときの状態に近づけるための訓練を10日間行った．これにより被験者は初期視覚野脳活動パターンの操作を学習することができた．実際に視覚刺激を呈示することなく，「ある方位をもつ縞模様をあたかも見ている状態」が，初期視覚野において繰り返し誘導された，ということになる．プレおよびポストテストでは，様々な方位の縞模様についての判別感度が測定された．その結果，特定の方位のみに，判別感度の顕著な向上が認められた．このことから，初期視覚野は視覚学習を引き起こすのに十分な可塑性を有することが示された．

デコーダを用いて脳から情報を読み出し，読み出した情報をもとに被験者の脳活動を特定の状態に誘導するというDecNefのコンセプトは，様々な目的に応用することが可能である．以下では，脳領域間の結合強度のパターンを利用するデコーディッドコネクティビティニューロフィードバック（decoded connectivity neurofeedback：DecCNef）と，脳活動状態に応じて脳や末梢に外部から刺激を与えるデコーディッドニューロスティミュレーション（decoded neuro stimulation：DecNeS）について解説する．

DecCNefでは，特定脳部位の活動強度パターンではなく，複数脳部位間の結合強度パターンが用いられる．典型的には，脳を数十の部位に分け，数分間の安静時脳活動の時系列から計算された機能的結合が用いられる．いくつかの精神疾患では，脳の機能的結合のパターンに異常がみられる場合がある．DecCNefによって，患者の脳状態を健常者の脳状態に近づけ症状の緩和を促すという治療方法が，今後確立される可能性がある．

DecNeSは，適切なタイミングで脳や末梢に刺激を与えるための方法である．事前に作成したデコーダを用いて脳の状態を継続的に観察し，特定の脳活動状態が検出され次第，脳や末梢に電気刺激や磁気刺激を与える．被験者自身は脳の活動操作を行う必要がないため，DecNeSは被験者の覚醒状態にかかわらず利用可能である．睡眠中の被験者の脳に特定の記憶にかかわる脳活動状態が現れた瞬間に脳刺激を与え，特定の記憶を強化/消去する．睡眠の状態に応じて特定の周波数で脳刺

激を与えることで，睡眠の質を向上させる，といった応用が期待できる．

おわりに

以上のように，DecNef，DecCNef，DecNeSは，今後の認知神経科学やシステム神経科学における強力なツールになり得る[4]．また，脳活動を目標の状態に引き込むというコンセプトは，工学や医療など様々な分野に応用できる可能性がある．

柴田和久　佐々木由香　渡邊武郎
㈱国際電気通信基礎技術研究所脳情報通信総合研究所
ブラウン大学認知言語心理科学部

川人光男
㈱国際電気通信基礎技術研究所脳情報通信総合研究所

▶文献

1) deCharms RC : Applications of real-time fMRI. *Nat Rev Neurosci*, **9** : 720-729, 2008.
2) Shibata K, Watanabe T, et al : Perceptual Learning Incepted by Decoded fMRI Neurofeedback Without Stimulus Presentation. *Science*, **334** : 1413-1415, 2011.
3) Yamashita O, Sato MA, et al : Sparse estimation automatically selects voxels relevant for the decoding of fMRI activity patterns. *NeuroImage*, **42** : 1414-1429, 2008.
4) Kawato M : From 'understanding the brain by creating the brain' towards manipulative neuroscience. *Philos Trans R Soc Lond Biol Sci*, **363** : 2201-2214, 2008.

1 ニューロモデュレーション

連合刺激

はじめに

経頭蓋磁気刺激(TMS)を用いた連合性対刺激法(Paired associative stimulation：PAS)は，細胞レベルでの活動電位タイミング依存型シナプス可塑性の原理をヒトに応用した手法であり，大脳感覚運動皮質の脳可塑性評価法として非常に有用である(↔80頁参照)．PASでは超低頻度刺激を用いるため，現在までに有害事象は報告されておらず，実際の臨床現場で使用する際には安全性での利点がある．

筆者らは同手法を主にパーキンソン病(PD)に応用し，PDでは大脳運動皮質の脳可塑性が低下してドパミン治療で改善することを発見し，ドパミンと脳可塑性との関連性を報告してきた．これらの知見はPDや関連疾患における薬剤とリハビリテーションを統合したあらたな包括的治療戦略を期待させるものである．

ヒトのシナプス可塑性

細胞レベル，動物モデルでの連合性LTPの原理(↔22頁参照)をヒトに応用したのが，PASである．PASでは，末梢神経電気刺激とTMSを特定のタイミングで同期させる対刺激を繰り返すことにより，ヒトの大脳一次運動野皮質にシナプス可塑性を誘導させ得ることが報告されている[1]．

具体的には，末梢神経電気刺激を手首に与えた25ミリ秒後に，対側の大脳一次運動野(M1)にTMSを与える対刺激を0.05〜0.2ヘルツで20分間以上与えると，大脳一次運動野内のシナプス伝達効率が上昇し，対刺激終了後も20〜30分以上にわたり運動誘発電位(motor evoked potential：MEP)の振幅が上昇する．さらに，spike timing-dependent plasticity(STDP)の原理に則り末梢神経電気刺激とTMSの刺激間間隔を10ミリ秒とした場合，大脳一次運動野のシナプス伝達効率が低下しMEP振幅が低下する．これらの刺激

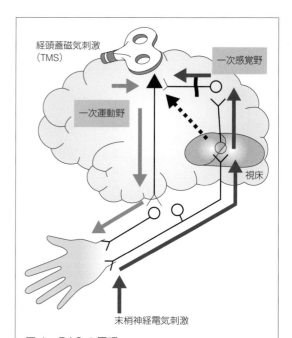

図1　PASの原理
末梢神経電気刺激から25ミリ秒に対側運動野に経頭蓋磁気刺激(TMS)を与えることで，一次運動野内の錐体ニューロンのレベルでの2入力を同期させ，シナプス伝達効率を増強もしくは抑制させる．

---

keyword

経頭蓋磁気刺激(TMS)，連合性LTP，spike timing dependent plasticity

間間隔は，細胞レベルでのSTDPの原理にもとづくものであり，刺激間間隔に依存してMEP振幅を上昇/低下させることが可能である[2]．PASの原理は，大脳一次運動野内の第5層の錐体ニューロンに対して，一次感覚野（S1）からの第2/3層への垂直性入力と，一次運動野内の介在ニューロンから第5層への水平性入力を一次運動野内の錐体ニューロンレベルで同期させることにより連合性LTPを誘導する．すなわち，末梢神経電気刺激からの入力が大脳一次感覚野を経由して約22～24ミリ秒で一次運動野に到達する．そのタイミングと同期させて，末梢神経電気刺激から25ミリ秒後にTMSにより介在ニューロンを介して一次運動野の錐体ニューロンに活動電位を誘導することで，一次運動野のシナプス伝達効率を増強させるのである（図1）．

本手法により誘導される大脳一次運動野の脳可塑性は，タイミング依存性に加えて入力特異性の特徴を認める．たとえば，手首での末梢神経電気刺激の部位として正中神経を選択した場合，手内筋である短母指外転筋（abductor pollicis brevis：APB）から記録したMEP振幅は上昇するが，尺骨神経支配である第一背側骨間筋から記録したMEP振幅は上昇しない．さらにPASの効果は，対刺激終了後も20～30分以上にわたり，MEP振幅の上昇/低下が持続する長期持続性があり，NMDA受容体拮抗薬の内服により阻害される．以上の，①タイミング依存性，②入力特異性，③長期持続性，④NMDA受容体依存性の特徴により，細胞レベル・動物モデルにおける連合性LTP/LTDと同様の生理基盤をもつと考えられており，これらは連合性LTP/LTD様効果とよばれている．同様の脳可塑性は大脳一次運動野のみならず，一次感覚野でも誘導されることが報告されている[3]．また，大脳一次運動野内でも手指領域のみならず，顔面領域でも誘導されることが報告されている[4]．

最近では，末梢神経電気刺激ではなく，大脳一次運動野へ直接もしくは間接的に投射する大脳皮質へのTMS刺激と同期させることでも，MEP振幅が上昇することが見出されており，様々なPASプロトコールが報告されている．たとえば，反対側の大脳一次運動野から脳梁を介した入力，同側の補足運動野からの入力や視覚からの入力とターゲット側の大脳一次運動野へのTMS刺激を特定のタイミングで同期させる対刺激を行うことで，いずれもヒトの大脳一次運動野に脳可塑性を誘導させ得ることが報告されている[5-7]．

PASは運動学習とも関連する．動物モデルでは，運動学習により大脳一次運動野の第2/3層の皮質水平線維のシナプス結合が強化されるにつれ，大脳皮質の運動地図が急速に拡大することが報告されているが，PASを用いることで同様のシナプス結合の強化がヒトでも起こることが示された[8,9]．また反復TMSを用いて，運動学習における運動記憶の固定化に大脳一次運動野が重要であることが明らかとなった[10]．このようにTMSを用いた研究により，運動学習と運動皮質の脳可塑性との関連がヒトでも明らかとなってきている．

連合性対刺激法の臨床応用

PASを実際に臨床現場で使用する際には，ターゲット脳部位が大脳一次感覚・運動野に限定され，対刺激時間が20～40分と比較的長時間に及ぶという欠点がある．しかしながら，刺激頻度が0.05～0.2ヘルツと超低頻度刺激を用いるため，現在までにてんかんを含めたPASによる有害事象は報告されておらず，臨床現場で使用する際には非常に安全な手法であるという利点がある．

PASは神経内科領域では，脳梗塞[11,12]，パーキンソン病[13,14]，ジストニア[15,16]，ハンチントン病[17]，Restless legs症候群[18]，多発性硬化症[19]などの様々な感覚運動処理過程の障害を呈する疾患に臨床応用され，大脳感覚運動野の脳可塑性の変化が報告されている．パーキンソン病に対しては，筆者らの報告にもとづいてのちほど詳しく述べたい．

ジストニアでは，M1/S1-PAS を用いて，大脳一次運動・感覚野の可塑性が過剰に増強されていることが報告され，感覚運動神経回路における homeostatic plasticity が障害されていることが報告されている[15,16]．Homeostatic plasticity とは，シナプス伝達効率を調節することで，神経回路における系全体の活動電位頻度が一定のレベルに維持されていることである．Homeostatic plasticity により，神経回路網のシナプス伝達効率は多様なバリエーションをもちながらも，平衡点を調節することで，全体として電気活動が上限に達して飽和状態になることを抑制している．手の繰り返し運動により，シナプス伝達効率の再編成が起こるが，ジストニアではそれが神経回路網レベルでの平衡状態を超えることにより，過剰な運動出力が起こると推察される．精神科領域においても統合失調症に臨床応用され，M1-PAS で誘導される運動皮質の可塑性低下が運動技能学習の障害と関連していたことにより，統合失調症における記憶・学習障害との関連性が示唆されている[20]．これら多数の報告にもとづくと，PAS は，大脳感覚運動皮質の可塑性評価法として有用であり，すでに確立された手法として用いられているといえる．

さらに，PAS は脳可塑性の検査法としてのみならず，新たな治療法としての可能性も検討されている．たとえば，大脳皮質下梗塞による片麻痺患者に対して，発症 1，5，12 カ月後に，患側 M1 に PAS を施行したところ，5 カ月後の長橈側手根伸筋の MEP 振幅の上昇率が 12 カ月後の MEP 振幅の上昇率を上回っていた（平均 78.5％）[12]．したがって，脳梗塞発症の早期段階で PAS による大脳運動野の脳可塑性が誘導されやすいことより，発症早期の段階からリハビリテーション（以下，リハ）と組み合わせることで治療応用の可能性が示唆される．また，慢性期脳梗塞患者に対して，脳梗塞の健常側から患側への過抑制を抑制する目的で，健常側 M1 の興奮性抑制を誘導する PAS（末梢神経電気刺激と TMS の刺激間隔が 10 ミリ秒）を与えると，健常側の前脛骨

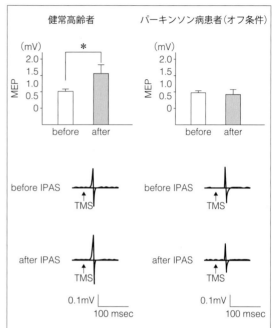

図 2　PAS を用いた健常高齢者とパーキンソン病患者の可塑性評価

健常高齢者と比較して，オフ条件のパーキンソン病患者では，PAS による運動皮質の可能性が誘導されなかった．さらに，パーキンソン病患者ではオフ条件と比較して，オン条件で MEP 振幅増加率が 1.25 で有意に増加した．このことは，ドパミン神経回路が運動皮質の可塑性に重要な働きを果たしていることを意味する．

筋から記録される MEP は 91％ に低下し，逆に患側 MEP は 130％ に上昇したと報告されている[11]．以上の報告より，PAS が脳梗塞後の片麻痺や歩行障害を改善させる新たな治療戦略になり得ることが期待される．

PAS のパーキンソン病への臨床応用

以後は，PAS を用いたパーキンソン病に対する筆者らの報告を中心に述べたい．ドパミンが強化学習に重要であることは動物モデルでは既に報告されており，ヒトでもドパミンが学習や脳可塑性に重要な役割を果たしている可能性が考えられてきた．そこで筆者らは，ドパミン系神経回路障害の代表疾患であるパーキンソン病を対象として，

M1-PASにより誘導される大脳一次運動野の連合性LTP様効果と運動機能との関連性を検討した[13]．対象となるパーキンソン病患者は，Yahr分類の2～3度で，運動機能を含めた臨床的重症度はUnified Parkinson's Disease Rating Scale (UPDRS)を用いて事前に評価を行った．M1-PASは，ドパミン製剤を12時間休薬した状態（オフ条件）と内服後2時間以内の状態（オン条件）の2条件で2日間に分けて検査を行った．脳可塑性の評価は，既報告と同様にM1-PAS前後でMEPの振幅増加率を計測し，健常高齢者と各条件下のパーキンソン病患者間で比較検討した．その結果，健常高齢者ではMEP振幅増加率は1.55であったが，オフ条件のパーキンソン病患者では，振幅増加率は0.96であった（図2）．パーキンソン病におけるオン条件の振幅増加率は1.25で，オフ条件と比較して有意な上昇を認めた．さらに，オフ条件では，MEP振幅増加率とUPDRSの運動機能重症度との間に有意な逆相関関係を示した[13]．以上の結果より，パーキンソン病では大脳一次運動野の脳可塑性が低下していること，それがドパミン製剤の内服により有意に改善することを発見した．さらに，この脳可塑性の低下が，パーキンソン病の運動機能障害の程度と関連を認めたことより，大脳運動野の脳可塑性が高次運動機能と関連することを強く示唆する結果であった．パーキンソン病より重症で線条体自体も障害される線条体黒質変性症では，M1-PASによる脳可塑性の評価でオフ・オン条件ともにMEP振幅の有意な増加を認めなかった（オフ条件：振幅増加率＝0.81，オン条件：振幅増加率＝0.96）[21]．したがって，大脳一次運動野の脳可塑性は，おもに線条体に投射するドパミン系神経回路を含めた大脳基底核‐運動皮質回路を介して制御されており，それが運動学習を含めた高次運動機能の生理的基盤である可能性が示唆された．

おわりに

Spike timing dependent plasticityの原理をヒトに応用した手法がPASであり，大脳感覚運動皮質の可塑性評価法としてのみならず新たな治療法としての可能性も検討されている．同様の原理を用いた新たな大脳運動皮質の可塑性誘導法の開発も行われており，PASやこれらの手法を用いることで，神経難病患者に対してリハと組み合わせた新たな治療戦略になりうると期待される．

| 植木美乃
名古屋市立大学リハビリテーション医学分野

▶文献

1) Stefan K, Kunesch E, et al : Induction of plasticity in the human motor cortex by paired associative stimulation. *Brain*, **123**(Pt 3) : 572-584, 2000.
2) Wolters A, Sandbrink F, et al : A temporally asymmetric Hebbian rule governing plasticity in the human motor cortex. *J Neurophysiol*, **89** : 2339-2345, 2003.
3) Wolters A, Schmidt A, et al : Timing-dependent plasticity in human primary somatosensory cortex. *J Physiol*, **565** : 1039-1052, 2005.
4) Pilurzi G, Hasan A, et al : Intracortical circuits, sensorimotor integration and plasticity in human motor cortical projections to muscles of the lower face. *J Physiol*, **591**(Pt 7) : 1889-1906, 2013.
5) Arai N, Müller-Dahlhaus F, et al : State-dependent and timing-dependent bidirectional associative plasticity in the human SMA-M1 network. *J Neurosci*, **31** : 15376-15383, 2011.
6) Koganemaru S, Mima T, et al : Human motor associative plasticity induced by paired bihemispheric-stimulation. *J Physiol*, **587** : 4629-4644, 2009.
7) Suppa A, Voti P.Li, et al : Early visuomotor integration processes induce LTP/LTD like plasticity in the human motor cortex. *Cerebral Cortex*, Sep 20, 2013.
8) Rioult-Pedotti MS, Friedman D, et al : Strengthening of horizontal cortical connections following skill learning. *Nat Neurosci*, **1** : 230-234, 1998.
9) Ziemann U, Muellbacher W, et al : Modulation of practice-dependent plascitity in human motor cortex. *Brain*, **124** : 1171-1181, 2001.
10) Muellbacher W, Ziemann U, et al : Early consolidation in human primary motor cortex. *Nature*, **415** : 640-644, 2002.
11) Jayaram G, Stinear JW : Contralesional paired associative stimulation increases paretic lower limb motor excitability post-stroke. *Exp Brain Res*, **185** : 563-570, 2008.
12) Castel-Lacanal E, Marque P, et al : Induction of cortical plastic changes in wrist muscles by paired associative stimulation in the recovery phase of stroke patients. *Neurorehabil Neural Repair*, **23** : 366-372, 2009.
13) Ueki Y, Mima T, et al : Altered plasticity of the human motor cortex in Parkinson's disease. *Ann Neurol*, **59** : 60-71, 2006.
14) Morgante F, Espay AJ, et al : Motor cortex plasticity in Parkinson's disease and levodopa-induced dyskinesias. *Brain*, **129** : 1059-1069, 2006.
15) Quartarone A, Bagnato S, et al : Abnormal associative plasticity of the human motor cortex in writer's cramp. *Brain*, **126** : 2586-2596, 2003.
16) Tamura Y, Ueki Y, et al : Disordered plasticity in the primary somatosensory cortex in focal hand dystonia. *Brain*, **132** : 749-755, 2009.
17) Crupi D, Ghilardi MF, et al : Cortical and brainstem LTP-like plasticity in Huntington's disease. *Brain Res Bull*, **75** : 107-114, 2008.
18) Rizzo V, Arico I, et al : Dopamine agonists restore cortical plasticity in patients with idiopathic restless legs syndrome. *Mov Disord*, **24** : 710-715, 2009.
19) Zeller D, aufm Kampe K, et al : Rapid-onset central motor plasticity in multiple sclerosis. *Neurology*, **74** : 728-735, ?.
20) Frantseva MV, Fitzgerald PB, et al : Evidence for impaired long-term potentiation in schizophrenia and its relationship to motor skill learning. *Cereb Cortex*, **18** : 990-996, 2008.
21) Kawashima S, Ueki Y, et al : Differences in dopaminergic modulation to motor cortical plasticity between Parkinson's disease and multiple system atrophy. *PLoS ONE*, **8**(5) : e62515, 2013.

3章 リハビリテーション治療の今と未来

1 ニューロモデュレーション

神経活動依存的刺激

　同じことを繰り返すと，その繰り返したことは上手になる．この記憶や学習の根底にある神経メカニズムはシナプス可塑性として理解され，シナプス前ニューロンとシナプス後ニューロン活動の因果関係により成立し，端的に言うとその神経回路を使えば使うほど，その機能は強化される（↔ 37頁参照）．実験的には，古くはシナプス前ニューロンとシナプス後ニューロンを電気刺激で一定の時間間隔で行い，活動の因果関係を実験的に作り出す paired stimulation によりシナプス可塑性が証明されてきた．また，実際の神経細胞の神経活動のタイミングで，シナプス後の神経細胞に対して電気刺激を行う神経活動依存的刺激（activity-dependent stimulation：ADS，図1）により選択的な神経経路についてシナプス可塑性を誘導することが可能である．ADSはシナプス前ニューロンより神経活動を記録し，それに遅延時間を付け電気刺激をシナプス後ニューロンへ与え，シナプス後ニューロンを強制的に活動させることにより，シナプス前ニューロンとシナプスニューロン活動の因果関係を強制的に作る．ここでは，このADSを使って実証された，皮質-脊髄運動ニューロン間のシナプス可塑性と神経経路の機能代替について，筆者らの研究を紹介する．

keyword
シナプス，可塑性，神経活動依存的刺激，人工神経接続

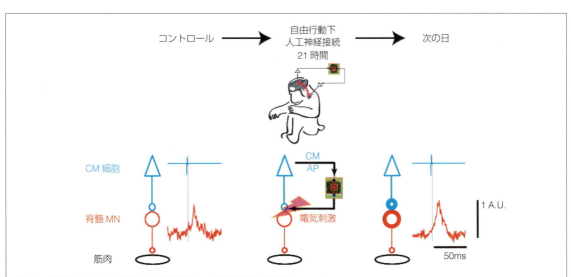

図1　脊髄に対する活動依存的刺激による可塑性の誘導
21時間の無拘束自由行動下でCM cell活動による頸髄への活動依存的電気刺激によって，CM結合のシナプス伝達効率が上昇した．CM cell（青）とそれに支配されているMN（赤）間の単シナプス結合．CM cellの活動電位（青）により，筋肉に誘発されるPSE（赤）．（文献1より引用および筆者改変）

皮質-脊髄運動ニューロン間の活動依存的刺激によるシナプス可塑性の誘導

　大脳皮質運動野(M1)から脊髄へ下行し，随意運動指令を脊髄へ伝える神経経路のことを皮質脊髄路という(↔9頁，50頁，53頁参照)．ヒトや霊長類では，M1の錐体ニューロンは脊髄運動ニューロン(MN)に単シナプス入力しており，その錐体ニューロンはcortico-motoneuronal Cell (CM cell)とよばれる(↔10頁参照)．CM cellとMN間の単シナプス結合(CM結合)は一般的に強固な結合であり，その伝達効率は変わらないと考えられてきたが，ここではCM結合が柔軟で可塑性な変化を起こしうることを紹介する．

　単一のCM cell活動とそれに支配されている筋活動を同時記録し，CM cellの活動電位のタイミングで筋活動を加算平均するspike-triggered averaging (STA)法により，CM cellがMNに対するシナプス伝達効率，すなわちシナプス結合の強度を評価できる．図1はサルのCM cellと筋活動を同時記録し，STAによって得られた筋活動のpost-spike effect (PSE)である．PSEの振幅はCM-MN結合の強度を表現しており，そのシナプス伝達効率は通常，日常生活下では一定であるが(図1のコントロール)，これに同じCM cellの活動電位を使って，ADSをそのCM cellの支配しているMNに対してADSを自由行動下で21時間行う(図2，自由行動下人工神経接続)．その次の日，CM cellがMNに対するシナプス伝達効率は上昇する．また，このシナプス伝達効率の上昇は48時間維持された例もある．これは，CM cellの活動電位の発火のタイミングと電気刺激のタイミングの時間関係が重要で，その時間関係が希薄になると効果はみられない．したがって，ADSに使われたCM cellと刺激されたMN間の結合へのみ選択的に可塑性を誘発できる[1]．

　この研究結果を，臨床現場でどのように活用できるかで考えてみる．脊髄損傷や脳梗塞の多くは，大脳皮質と脊髄運動ニューロン間を結ぶ神経経路の一部が損傷していて，損傷を免れた神経経路も多く残存している例がしばしばみられ，神経経路の部分的損傷は随意運動機能を低下させる．機能回復には，この残存している神経経路の強化が鍵となる．今回のCM cellからMNへのADSはこの残存している神経経路に対して作用し，残存していてさらに強化の必要な神経経路を選択的に強化することができる．

活動依存的刺激による神経経路の機能代替

　脊髄損傷や脳梗塞による運動機能の消失は，大脳皮質と脊髄間を結ぶ下行路が切断されているために起こる(↔9頁参照)．しかしながら，損傷箇所以外の神経，筋，骨格はその機能を残存している．このような神経損傷患者の願いは，"失った機能を取り戻したい"，それに尽きるであろう．この残存した神経構造同士を，損傷領域をまたいで活動依存的電気刺激によって人工的に神経接続できれば，失った四肢の随意制御を取り戻せる可能性がある．筆者らは脊髄損傷患者の歩行機能再建を目指し，腰椎への連発磁気刺激(Trans-Vertebra Magnetic Stimulation：TVMS)を随意的に制御する上肢筋—脊髄歩行中枢間の人工神経接続を開発した．

　入力信号として歩行中の腕振り運動を作り出す肩関節の上肢三角筋活動を利用し，歩行中枢の存在する腰髄に対して非侵襲的に磁気刺激することにより歩行運動の随意制御を試みた(図2A)．ADSオンで被験者が上肢を静止し，三角筋の活動レベルを刺激発生の閾値以下に保つと(図2C 1段目緑線)，刺激が腰髄に与えられることなくしては下肢の運動は生じない(図2C)．上肢の歩行様腕振り運動を開始すると，その三角筋の筋活動に依存して頻度変調された磁気刺激が腰髄に与えられると同時に下肢の歩行運動が誘発される(図2Ba, 2Ca)．上肢の腕振り運動を停止させれば，下肢の歩行運動も停止する．歩行のステップサイ

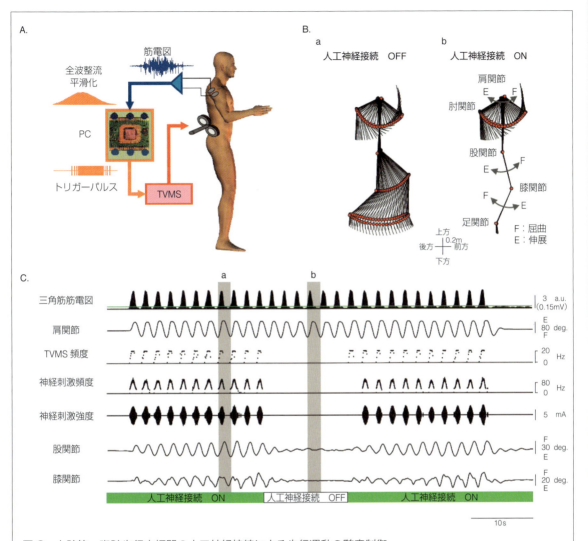

図2 上肢筋―脊髄歩行中枢間の人工神経接続による歩行運動の随意制御
A. 上肢三角筋―脊髄歩行中枢間の神経活動依存的刺激の模式図．歩行様腕振り運動中に三角筋から記録された筋電図活動はPC内で全波整流および平滑化され，その入力信号レベルに依存して頻度変調するトリガーパルスを作り出す．
B. 人工神経接続により誘発される肢運動．人工神経接続オン(a)および人工神経接続をオフ中(b)に上肢の歩行様腕振り運動により誘発される下肢運動を示している．パネル"a"およびパネル"b"で描かれた運動は図3Cのなかの灰色で網掛けされた区間の運動とそれぞれ一致している．
C. 人工神経接続を用いた随意的な歩行運動の開始．被験者は下肢を安静状態に保ちつつ，人工神経接続をオン(緑帯)およびオフ(白帯)にされている状態で上肢の歩行様腕振り運動による下肢歩行運動の随意制御を行った．（文献2より引用および著者改変）

クルをも随意制御可能であり，被験者が腕振り運動を随意的に速くすると，その腕振りサイクルに一致して下肢の歩行サイクルも速くできる．つまり上肢三角筋を入力信号とした人工神経接続下では，通常の歩行のような腕振り運動によって下肢歩行運動の開始，停止およびそのステップサイクルを随意的に制御することが可能である．つまりこの人工神経接続は脊髄の一部を迂回して脳からの信号を脊髄歩行中枢へ伝えることを可能にするのである．したがって，この上肢筋―下肢歩行中

枢間の人工神経接続を脊髄の損傷部位を迂回するように接続すれば，脊髄損傷患者の意思による自身の下肢歩行運動の随意制御を再建できるであろう．

西村幸男
自然科学研究機構生理学研究所発達生理学研究系認知行動発達機構研究部門

▶文献

1) Nishimura Y, Perlmutter SI, et al : Spike-timing-dependent plasticity in primate corticospinal connections induced during free behavior. *Neuron*, **80** : 1301-1309, 2013.

2) Sasada S, Kato K, et al : Volitional Walking via Upper Limb Muscle-Controlled Stimulation of the Lumbar Locomotor Center in Man. *J Neurosci*, **34** : 11131, 2014.

② 神経薬理学

運動神経における神経薬理学

はじめに

神経薬理学の分野は広範囲にわたるが，ここでは運動神経についての神経薬理学を取り上げる．運動神経系に作用する薬物は，神経伝達物質の作用を増強したり，減弱したりするものが多い．このため，まずは神経伝達物質とシナプスについてふれ，中枢運動障害の薬物治療の対象として痙縮，パーキンソン病，中枢性麻痺について述べる．

神経伝達物質とシナプス

神経細胞間または神経細胞と他種細胞間の情報伝達はシナプスで行われるが，ここでは神経伝達物質が重要な役割を担っている．シナプス前神経終末（シナプスにおいて伝達する側の細胞の軸索末端）のシナプス小胞に充填されている神経伝達物質がシナプス間隙に放出され，それがシナプス後膜（シナプスにおいて伝達される側の細胞膜）の受容体に結合することで情報が伝達される．これに対するシナプス後膜の反応は，興奮性作用か抑制性作用のどちらかである．その後，役目を終えた神経伝達物質の除去が行われるが，その機序としては，神経伝達物質がシナプス間隙で酵素的に分解される場合と，シナプス前神経終末に取り込まれる場合（再取り込み）がある．再取り込みされた神経伝達物質はシナプス小胞に再び充填され再

keyword
神経伝達物質，痙縮，パーキンソン病，中枢性麻痺

表1 主な神経伝達物質

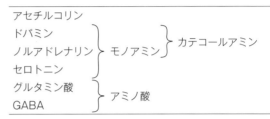

利用される．なお，アセチルコリンはシナプス間隙で分解後，コリンのみがシナプス前終末に取り込まれ，アセチルコリンに合成されたあと再利用される．

神経伝達物質の主なものはアセチルコリン，ドパミン，ノルアドレナリン，セロトニン，グルタミン酸，GABA (gamma-aminobutyric acid：γ-アミノ酪酸)である（表1）．

アセチルコリンの運動神経系での作用点は神経筋接合部である．シナプス後膜（筋）に対して興奮性作用をもつ．ドパミンはパーキンソン病の線条体で減少することがよく知られており，ドパミンの補充やドパミン受容体に作用する薬物（ドパミンアゴニスト）投与などが治療となる．ノルアドレナリンの補充も有効とされている．中枢性麻痺の回復については，モノアミンが関係すると考えられており，これらの作用を増強する薬物の治療効果について検討が進められている（後述）．グルタミン酸はシナプス後膜に興奮性変化を，GABAは抑制性変化を起こす．このため，GABAの作用をもつ薬物は眠けなどの副作用を起こしやすい．

痙縮

痙縮は上位運動ニューロン障害により起こり，このため運動のコントロールが損なわれる．この

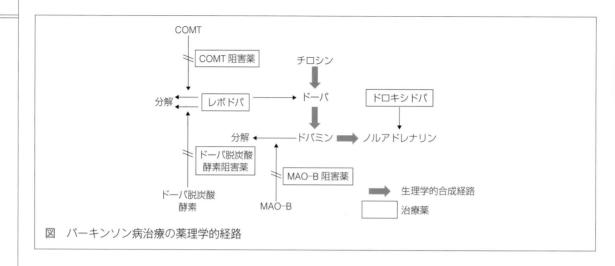

図　パーキンソン病治療の薬理学的経路

痙縮を軽減させるのが筋弛緩薬である．筋弛緩薬には末梢性筋弛緩薬と中枢性筋弛緩薬がある．末梢性筋弛緩薬のダントロレンナトリウムは筋小胞体からのCa^{2+}の遊離を抑制することで痙縮を減弱させる．ボツリヌス毒素も末梢性筋弛緩薬であり，神経筋接合部で神経終末（シナプス前膜）からのアセチルコリンの放出を抑制するため筋の脱力が生じ，痙縮を軽減させる．（↔ 206 頁，232頁参照）．一方，中枢性筋弛緩薬は脊髄や脳幹で単シナプス反射および多シナプス反射を抑制することにより，痙縮を低下させる．

中枢性筋弛緩薬は多々あるが，比較的作用が強いものの一つがバクロフェンである．バクロフェンは GABA アゴニストであるため，経口投与では全身に脱力やふらつき，眠けなどの副作用が出やすい．また，血液脳関門を通過しにくく，とくに重症例では十分な治療効果が得られないことが多い．バクロフェン経口投与の弱点を克服する手段として髄腔内投与（intrathecal baclofen：ITB）が行われている．ITB 療法は全身麻酔下で腹部にポンプを植え込み，カテーテルを髄腔内に留置し，症状を評価しながらポンプで送り込むバクロフェン量を調整する．治療中断による離脱症状（痙縮増強，高熱，けいれんなど）やカテーテルの抜けなどに注意が必要である．

パーキンソン病

神経変性疾患のうち，治療法が最も進んでいるのはパーキンソン病である．パーキンソン病では中脳黒質の神経細胞の変性のため，線条体のドパミンが欠乏している．ドパミンは血液脳関門を通過しないため，治療はその前駆物質であるレボドパ投与が基本となる（図）．ただし，初期からレボドパを投与することに対しては懸念が示されており，非高齢者で認知症がない場合はドパミンアゴニストから開始することが推奨されている．なお，レボドパは末梢での代謝を阻害するドパ脱炭酸酵素阻害薬との合剤で用いられることが多い．

COMT（カテコール-O-メチル基転移酵素）阻害薬は末梢でのレボドパの代謝を阻害してレボドパ濃度を維持する働きをし，MAO-B（B 型モノアミン酸化酵素）阻害薬はドパミンの代謝を抑制してドパミン作用を維持する．ドパミン作動性神経の活動低下によりアセチルコリン作動性神経の相対的亢進状態になるため，これらのバランスをとる目的で抗コリン薬が使用される．また，アデノシンは神経調節物質として働き，アデノシン受容体の活動は神経活動を抑制する．パーキンソン病ではドパミン D_2 受容体の活動よりアデノシン A_{2A} 受容体（線条体-淡蒼球に多い）の活動が相対的に過剰な状態になるため，これらのバランスを

表2　パーキンソン病治療薬の作用別分類

ドパミンの補充(ドパミン前駆物質のレボドパ)
レボドパの分解抑制(ドーパ脱炭酸酵素阻害薬, COMT阻害薬)
ドパミンの放出促進
ドパミン受容体刺激(ドパミンアゴニスト)
ドパミンの分解抑制(MAO-B阻害薬)
神経活動バランス補正
　アセチルコリン作動性神経抑制(抗コリン薬)
　アデノシン受容体活動抑制(アデノシンA_{2A}受容体拮抗薬)
ノルアドレナリン補充(ノルアドレナリン前駆物質)
その他(レボドパ賦活薬)

表3　脳の可塑性に影響を及ぼす可能性のある薬物(右欄括弧内は代表的薬物など)

脳の可塑性を促進する可能性	脳の可塑性を阻害する可能性
D-アンフェタミン	α_1遮断薬(降圧薬)
メチルフェニデート	α_2刺激薬(降圧薬)
レボドパ	ドパミン受容体遮断薬(抗精神病薬)
ドロキシドパ	GABA作動薬(抗不安薬, 睡眠薬)
セレギリン	抗てんかん薬(フェニトイン, フェノバルビタール)
SSRI	

注)いずれの薬物も治療法として確立していない点に注意のこと.

とる目的でアデノシンA_{2A}受容体拮抗薬が新たに開発されている(表2).

中枢性麻痺

　脳卒中などによる中枢性麻痺の改善には脳の可塑性を効率よく引き出すことが重要である. この目的のためには, モノアミンの作用を増強する薬物が有効ではないかと考えられている[1](表3).

　D-アンフェタミンは覚せい剤取締法で規制されている薬物であるが, 最もよく研究されている. ノルエピネフリン, ドパミン, セロトニンの各作動性神経終末に作用し, これらの神経伝達物質の作用を増強し, 興奮性作用を示す. メチルフェニデートはドパミン, ノルエピネフリン作動性神経の作用を増強し, わが国においては, ナルコレプシーや注意欠陥多動性障害に適応がある. レボドパは前述の通りドパミン作用をもつ. ドロキシドパはノルエピネフリンの前駆物質, セレギリンはMAO-B阻害薬である. SSRI(selective serotonin reuptake inhibitor：セロトニン再取り込み阻害薬)[2]はセロトニン作用をもち, うつ病で使われる. いずれも中枢性麻痺に対してはエビデンスが十分ではなく治療法として確立はしていないが, 今後の研究の進展が期待される. 逆に, モノアミンの働きを妨げる可能性のある薬物や神経系に抑制的に働く薬物は脳の可塑性を阻害する可能性があり, 注意を要する(表3).

生駒一憲
北海道大学病院リハビリテーション科

▶文献

1) 生駒一憲：脳の可塑性とリハビリテーション. 先端医療シリーズ40　リハ医とコメディカルのための最新リハビリテーション医学, 先端医療技術研究所, 2010, pp1-4.

2) Chollet F, Tardy J, et al：Monoaminergic drugs for motor recovery after ischemic stroke. Ann Phys Rehabil Med, 57：509-519, 2014

③ ロボティクス

動作支援ロボットシステム

はじめに

近年のロボット技術の進展により，ロボットがヒトの近くで活躍するようになってきた．そこで，リハビリテーション（以下，リハ）の臨床現場においても，その応用が注目を集めている．具体的には，ロボティクス技術により被介助者の動作支援を行うものである．また，ハードウェアだけでなくロボット工学で培われた理論にもとづくヒトの動作理解も，リハのための運動を考えるうえで役立つと考えられる．さらにロボティクス研究においても，動作支援は昨今きわめて盛んに研究が進められている分野である[1,2]．

ロボット開発においては，上肢と下肢の運動に分けてそれぞれの動作に合わせたロボット研究が行われてきた．上肢運動については，作業療法を支援するための水平面内の動作を目的とすることが多く，アシスト力そのものよりも，動作生成のための手先位置・力や関節角軌道などを高い精度で支援することが求められる．また，上肢ロボットのアシスト形態としては，計算論的神経科学の研究のために開発されてきた手先運動を支援するマニピュランダムタイプのものと，産業用途に使われる多関節ロボットと同様の考え方で，上肢全体の動作を支援するものがある（↔ 203 頁参照）．

一方で下肢の動作を支援するロボットは，周期的な歩行パターン生成を支援することが主な目的となる．下肢の場合は，ロボットの自重とユーザーの体重を支える必要があるため，高い骨格強度とアシスト力が求められる．アシスト部位に関してはバリエーションが多く，下肢全体をアシストするものから，片脚のみ，あるいは一部の関節のみの運動支援を行うことに特化したデバイスが開発されている（↔ 229 頁参照）．

本稿では，リハに貢献することを目指した上肢・下肢動作支援を行うそれぞれのロボットの特性を概観するとともに，筆者らの取り組みの一部を紹介することを通じて，今後の方向性について議論する．

動作を支援するロボット

(1) 上肢動作支援ロボット

上肢動作を支援するロボットについては，水平面内の手先制御に着目したものと，上肢全体の動きの制御を行うことを目的とするものがある[3]．手先制御に着目した動作支援ロボットにおいては，ユーザーの手先の位置や力をアシストする[4]．同様のロボットは力覚提示装置として，計算論的神経科学の研究用途として開発されてきた[5]．そのため，動作支援を行うのみならず手先の力や剛性などの計測を同時に行い，ユーザーの運動生成能力の状態を検出することが可能である．一方で，上肢全体の動きをアシストする動作支援ロボットにおいては，ユーザーの上肢構造と同様の関節配置となり，結果として外骨格型となる．そのため，ユーザーにあわせたリンク長などの調整も必要となるが，目的とする腕の姿勢を実現することができる．手先位置や力をマニピュランダムでアシストする場合は，その手先状態に対応するユーザー

---

keyword

外骨格ロボット，運動支援ロボット，動作支援，歩行アシスト，BMI リハビリテーション

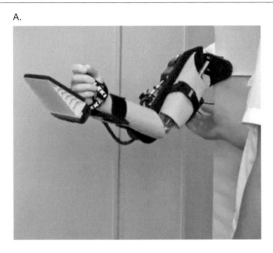
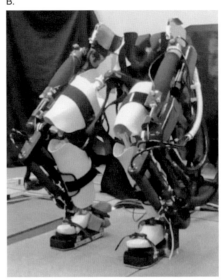

図1　空電ハイブリッド駆動方式により柔軟なアシストを可能とする動作支援システム
A. 上肢外骨格ロボット　B. 下肢外骨格ロボット

の上肢関節角度や関節トルクは，そのユーザーの身体の状態や動作意図に委ねられる．一方で上肢全体の動作を支援する外骨格ロボットを用いて手先位置制御を行う場合には，その逆運動学はロボットの制御システムにおいて導かれる．外骨格型ロボットにおいては，関節トルクを直接計測する安価なセンサがないため，力の制御を行うことはこれまで容易ではなかった．しかし，昨今のセンサ・アクチュエータ技術を組み合わせることで，外骨格型ロボットにおいても拮抗筋のように力や関節剛性を制御することが可能となってきた．その一例として，筆者らのグループで開発中の上肢外骨格ロボットを図1Aに示した[6]．このような要素技術を基礎として，ロボットを装着したユーザーの関節駆動力をアシストし，安全で柔軟な運動支援が可能となることが今後期待される．

(2) 下肢動作支援ロボット

下肢のリハ動作においては，被介助者の体重を支持したうえで，重心を含めた移動が求められるため介助者の負担は大きい．そこで，このリハ運動の生成をロボティクス技術により支援すること

は有用である．下肢ロボットのアシスト形態としては，歩行パターンを関節角度軌道として提示し，従来のリハ運動の生成を代替するものがある一方で[7]，ユーザーが実際に歩行を行う際の脚軌道をアシストするデバイスも盛んに研究開発されている[8-11]．ロボット制御分野においては，ヒューマノイドロボットに代表されるように，脚の動きによって巧みに床反力を操作し，重心軌道を制御する技術を培ってきた[12,13]．このようなヒト型のロボット制御の方法は，自ずとヒトのアシスト制御に応用することが可能となる．具体例として，筆者らが開発している空気圧人工筋と電動モーターを併用したハイブリッド駆動方式により柔軟なアシストとバランス制御を実現する下肢外骨格ロボットを図1Bに示した[14,15]．また一方で，歩行は周期的なリズム運動であり，脚運動を床面との物理的接触にうまく同期させることが問題となる[16]．そこで，下肢外骨格ロボットの脚軌道生成と，ユーザーの脚軌道あるいはより直接的に足底に受ける床反力を同期させることが有用であると考えられ，非線形力学の分野で研究されてきた結合位相振動子系の同期メカニズムを用いるアプロ

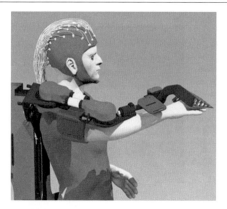 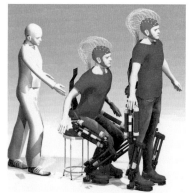

図2　神経系の回復を促すロボットシステム
脳の状態をモニタリングしながらロボットシステムを介して脳の可塑性を誘導し，神経系の回復を促す．

ーチが提案されている[17,18]．

おわりに

近年，神経科学の知見から脳活動計測技術を用いてユーザーの脳状態をモニタリングし，それに応じて，動作支援ロボットを連動して駆動させるBMIリハの取り組みが注目を集めている[19]（↔ **199頁，246頁参照**）．特に脳卒中患者の方にとっては，脳機能の回復を通じて運動機能を取り戻す必要があるため，脳の状態をモニタリングしながらロボットシステムを介して脳の可塑性を誘導し，神経系の回復を促す試みは，今後大いに期待される方向性であると考えられる（図2）[20]．

謝辞

本稿で紹介した筆者らの外骨格ロボット開発の一部は，文部科学省脳科学研究戦略推進プログラムにより実施された「BMI技術を用いた自立支援，精神・神経疾患等の克服に向けた研究開発」の成果である．

| 森本　淳
(株)国際電気通信基礎技術研究所脳情報研究所ブレインロボットインターフェース研究室

文献

1) Special Issue on Wearable Robotics. *IEEE Robotics and Automation,* **21**(4), 2014.
2) Dollar AM, Herr H：Lower extremity exoskeletons and active orthoses：challenges and state-of-the-art. *IEEE Trans. Robot,* **24**：144-158, 2008.
3) 田中良幸，辻　敏夫，リハビリテーション・ロボティクス―上肢運動訓練支援ロボットの紹介―，人間工学，**38**(5)：249-254, 2002.
4) Dipietro L, Krebs HI, et al：N Learning, not Adaptation, Characterizes Stroke Motor Recovery：Evidence from Kinematic Changes Induced by Robot-Assisted Therapy in Trained and Untrained Task in the Same Workspace. *IEEE Trans Neural Syst Rehabil Eng,* **20**(1)：48-57, 2012.
5) Gomi H, Kawato M：Equilibrium-Point Control Hypothesis Examined by Measured Arm Stiffness During Multijoint Movement. *Science,* **272**(5258)：177-120, 1996.
6) Noda T, Teramae T, et al：Development of an upper limb exoskeleton powered via pneumatic electric hybrid actuators with Bowden cable, IEEE/RAS International Conference on Intelligent Robots and Systems, Chicago, IL, 2014, pp3573-3578.
7) Ucar DE, Paker N, et al：a therapeutic chance for patients with chronic hemiplegia. *NeuroRehabilitation,* **34**(3)：447-453, 2014.
8) Tanabe S, Hirano S, et al：Wearable Power-Assist Locomotor (WPAL) for supporting upright walking in persons with paraplegia. *NeuroRehabilitation,* **33**(1)：99-106, 2013.
9) Suzuki K, Kawamoto MG, et al：Intension-based walking support for paraplegia patients with robot suit HAL. *Adv Robot,* **21**：1441-1469.
10) Bionic Legs Allow Paraplegics to Get Up and Walk. TIME, Oct 11, 2010.
11) Zeilig G, Weingarden H, et al：Safety and tolerance of the ReWalk exoskeleton suit for ambulation by people with complete spinal cord injury：A pilot study. *Spinal Cord Medicine,* **35**(2)：96-101, 2012.
12) Hyon S, Morimoto J, et al：From compliant balancing to dynamic walking on humanoid robot：Integration of CNS and CPG, IEEE International Conference on Robotics and Automation. Anchorage, AK, 2010, pp1084-1085.
13) 梶田秀司：ヒューマノイドロボット，オーム社，2005.
14) Hyon S, Morimoto J, et al：hybrid drive exoskeleton robot that can balance. IEEE/RSJ Int. Conf. On Intelligent Robots and Systems, San Francisco, CA, 2011, pp 25-30.
15) Doppmann C Ugurlu B, et al：Towards Balance Recovery Control for Lower Body Exoskeleton Robots with Variable Stiffness Actuators：Spring-Loaded Flywheel Model, IEEE International Conference on Robotics and Automation, Seattle, WA, 2015 (to appear).
16) Morimoto J, Endo G, et al：A biologically inspired biped locomotion strategy for humanoid robots：modulation of sinusoidal patterns by a coupled oscillator model. *IEEE Trans Robot,* **24**：185-191, 2008.
17) 安原　謙，島田　圭・他：リズム歩行アシスト．*Honda R&D Technical Review,* **21**(2)：54-62, 2009.
18) Matsubara T, Uchikata A, et al：Spatio-temporal synchronization of periodic movements by style-phase adaptation：Application to biped walking. IEEE International Conference on Robotics and Automation, St. Paul, MN, 2012, pp524-530.
19) Shindo K, Kawashima K, et al：Effects of neuro-feedback, training with an electroencephalogram-based brain-computer interface for hand paralysis in patients with chronic stroke：a preliminary case series study. *J Rehabil Med,* **43**：951-957, 2011.
20) Noda T, Sugimoto N, et al：Brain-controlled exoskeleton robot for BMI rehabilitation. IEEE-RAS International Conference on Humanoids, 2012, pp21-27.

④ 上肢関連

各種治療の使い分けと適応判断

上肢機能回復の課題と新しい治療選択

　脳卒中片麻痺患者の上肢機能障害の問題として，機能障害の回復がいわゆる日常生活に必要とされる機能の回復になかなか結びつかないという点がある．

　いわゆる回復期リハビリテーション（以下，リハ）病院に入院となった脳卒中片麻痺患者446例で，実際に上肢機能がどれくらい良くなり，どれくらいの人が実際の生活のなかで麻痺手を使えるようになるのかを調べた結果では，日常生活で使用できる実用手を獲得するのは，入院患者の36〜38％であった[1]．

　入院時のStroke Impairment Assessment Set（SIAS）finger function scoreが3以上のいわゆる手指の分離運動が可能な患者では，退院時にその90％以上は麻痺側でページをめくる，コップを口まで持っていくなどが可能な実用的な機能を獲得していたが，2以下の患者ではその実用性の獲得の可能性は低くなっていることがわかった（図1）．すなわち，通常のリハにより，分離運動が出現している患者では適切なリハで実用的な手の機能の獲得が可能であるが，分離運動が出現していない例では，通常のリハによる麻痺手の実用性の獲得が非常に限られているのが現状であるということがいえる．

keyword
脳卒中片麻痺，上肢機能，CIMT，反復促通療法（RFE），rTMS，tDCS，HANDS therapy，BMI

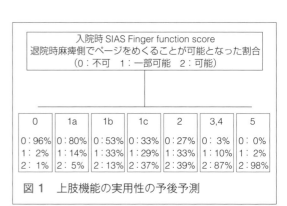

図1　上肢機能の実用性の予後予測

　ただし，実用性の獲得は困難であっても，補助的な麻痺手の使用を指導することは，その後の拘縮予防や痛みの出現の予防，機能回復にとって重要である．客観的な評価にもとづく機能的ゴールを明らかとして，機能障害に応じたゴールの設定とプログラムの作成が重要なことは言うまでもない．

　現在，各種の新しい治療法が出現しており，従来に比べてより一層の機能改善が見込まれるようになっている．しかしながら，それぞれの治療法には必ず適応があり，正しい適応をもとに治療法を選択するべきである．筆者らが考える脳卒中片麻痺上肢機能障害に対する新しい治療戦略を示す（図2）．

各種治療の選択

　一般的に，麻痺が軽度から中等度で，ある程度の随意運動が保たれている例では，CI療法や促通反復療法（RFE），rTMS，tDCS[2-4]が適応となる（↔138頁，142頁，179頁，183頁参照）．一方，麻痺が中等度から重度の患者，屈筋共同運動レベルで手指の伸展が困難な患者においても，

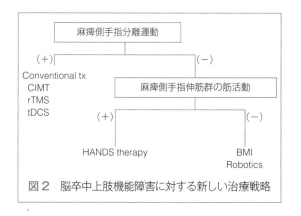

図2　脳卒中上肢機能障害に対する新しい治療戦略

手指伸筋群の筋活動が筋電図で検出できれば，HANDS therapy[5]の適応となり，日常生活での実用性の改善が見込まれる(↔ 195 頁参照)．随意運動が困難な重度片麻痺患者においては，ロボットや Brain Machine Interface(BMI)の適応となる(↔ 199 頁，203 頁参照)．手指伸筋群の筋活動が認められない例においては，BMI[6]を用いることにより手指伸筋群の筋活動の出現を認め，運動機能の改善が得られている．BMI を用いるには皮質運動野が保たれており，ERD の検出がなくてはならない．慢性期重度片麻痺患者では麻痺側上肢の運動イメージが困難であり，ERD の検出が困難な例が存在する．anodal tDCS を用いることにより，重度片麻痺患者においても ERD の増強が可能であり，tDCS と BMI の組み合せも用いられている[7]．

藤原俊之

東海大学医学部専門診療学系リハビリテーション科学

文献

1) 藤原俊之, 阿部　薫：HANDS Therapy　脳卒中片麻痺上肢の新しい治療戦略, 医歯薬出版, 2015.
2) Hummel FC, Cohen LG：Non-invasive brain stimulation：a new strategy to improve neurorehabilitation after stroke? *Lancet Neurol*, **5**：708-712, 2006.
3) Bastani A, Jaberzadeh S：Does anodal transcranial direct current stimulation enhance excitability of the motor cortex and motor function in healthy individuals and subjects with stroke：A systemic review and meta-analysis. *Clin Neurophysiol*, **123**：644-657, 2012.
4) Di Pino G, Pellegrino G, et al：Modulation of brain plasticity in stroke：a novel model for neurorehabilitation. *Nature Rev* 2014. doi：10.1038/nrneurol.2014.162
5) Fujiwara T, Kasashima Y, et al：Motor improvement and corticospinal modulation induced by hybrid assistive neuromuscular dynamic stimulation (HANDS) therapy in patients with chronic stroke. *Neurorehabil Neural Repair*, **23**：125-132, 2009.
6) Shindo K, Kawashima K, et al：Effects of neurofeedback training with an electroencephalogram-based brain-computer interface for hand paralysis in patients with chronic stroke：a preliminary case series study. *J Rehabil Med*, **43**：951-957, 2011.
7) Kasashima-Shindo Y, Fujiwara T, et al：Brain-computer interface training combined with transcranial direct current stimulation in patients with chronic severe hemiparesis：proof of concept study. *J Rehabil Med*, **47**：318-324, 2015.

④ 上肢関連

運動イメージ

運動イメージとは

運動イメージ(motor imagery：MI)とは，実際の運動遂行なしに，ある運動を頭の中で再現することである．運動イメージには，自分で実際に動作するイメージをする筋感覚的運動イメージ(kinesthetic motor imagery：MIK, first-person imagery)と自分か他人の動作を見るイメージをする視覚的運動イメージ(visual motor imagery：MIV, third-person imagery)の2種類がある．Neuperらの研究によると，運動遂行(motor execution：ME)と筋感覚的運動イメージでは運動関連領域に局在して脳活動がみられたが，視覚的運動イメージでははっきりとした局在性はなかった[1]．リハビリテーション(以下，リハ)に応用されうる運動イメージとしては，運動遂行と同様に運動関連領域が活性化される，実際に自分で動作をするイメージの筋感覚的運動イメージを用いるのが一般的である．

運動イメージに関連する脳領域

運動イメージ時に活動する脳領域は，運動前野，補足運動野，頭頂葉，第一感覚野，運動野，小脳などであり，運動遂行と類似している．運動イメージの運動遂行との機能的な違いは，実際の運動の欠如と運動関連の感覚フィートバックの欠如である[2]．しかし，運動イメージで閾値下の筋活動が起こったり，実際の運動時に類似した体性感覚シグナルが見られることも知られている[2]．

また，運動イメージに伴って，皮質脊髄路が興奮することが知られている．経頭蓋磁気刺激(transcranial magnetic stimulation：TMS)では，運動誘発電位(motor evoked potential：MEP)の運動閾値の低下および潜時の短縮，振幅の増加が認められ，皮質内促通(intracortical facilitation：ICF)の亢進，皮質内抑制(intracortical inhibition：ICI)の減少がおこる．神経伝導検査では，脊髄H反射の振幅が増加し，F波出現率が増加することが知られている[2]．脳波では，運動イメージによって，運動遂行や準備時と同様に，運動野でα波の振幅が減少する現象がみられ，これは事象関連脱同期(event-related desynchronization：ERD)(図1)とよばれる．運動イメージに伴うERDの大きさは，MEPの増大やICIの減少，F波出現率と相関し，ERDは皮質脊髄路の興奮性を反映すると考えられている[3]．

運動イメージのリハビリテーションへの応用

このように，運動イメージ課題が，実際の運動遂行と類似した皮質脊髄路の興奮性の変化をもたらすことは，運動イメージ訓練が運動機能障害へのリハに応用される有効なツールである可能性を示唆している．また運動イメージ課題は，麻痺のレベルにかかわらず行える課題であることより，従来は積極的なリハの適応にならなかった重度麻痺の患者にも運動機能改善の可能性を広げている．たとえば，運動イメージによるERDを利用した

---

keyword

筋感覚的運動イメージ，視覚的運動イメージ，運動遂行，ERD，BMI

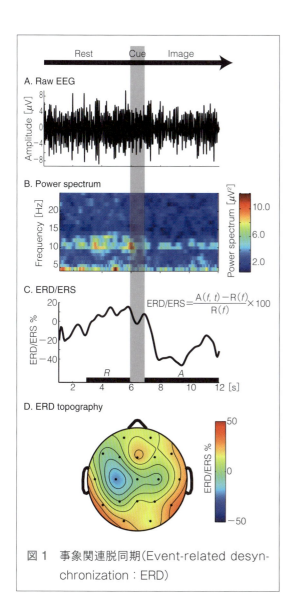

図1 事象関連脱同期(Event-related desynchronization：ERD)

ものの一つに，脳卒中重度片麻痺患者へのBrain Machine Interface(BMI)訓練がある(↔ 199頁参照)．また，ERDは，経頭蓋直流電気刺激 (transcranial direct current stimulation：tDCS) によって，健常者でも脳卒中片麻痺患者でも増強されることが知られている[4]．ERDが増強し，皮質脊髄路の興奮性を促通することは，運動機能回復につながると考えられる(↔ 138頁参照)．さらにtDCSとBMI訓練を組み合わせる方法も行われている[5]．切断患者では，幻視痛がたびたび問題になるが，健側の手の動作を鏡に写し，それが幻肢と重なるように見て幻肢が思うままに動くことをイメージできるようになると，幻肢痛が軽減するといわれている[6] (↔ 177頁参照)．またパーキンソン病患者で運動イメージが皮質脊髄路の興奮性を増加させ，歩行・バランス能力を改善させたり[7]，脊髄損傷患者で運動イメージ訓練が運動能力を向上させることも報告されている[8]．

このように，運動イメージ訓練を応用したリハは様々な疾患において，今後も期待される領域であり，さらなる研究が望まれる．

|新藤悠子
慶應義塾大学医学部リハビリテーション医学教室

▶文献

1) Neuper C, Scherer R, et al : Imagery of motor actions : differential effects of kinesthetic and visual-motor mode of imagery in single-trial EEG. *Brain Res Cogn Brain Res*, **25** : 668-677, 2005.
2) Di Rienzo F, Collet C, et al : Impact of neurologic deficits on motor inagery. systematic review of clinical evaluations. *Neuropsychol Rev*, **24** : 116-147, 2014.
3) Takemi M, Masakado Y, et al : Event-related desynchronization reflects downregulation of intracortical inhibition in human primary motor cortex. *J Neurophysiol*, **110** : 1158-1166, 2013.
4) Kasashima Y, Fujiwara T, et al : Modulation of event-related desynchronization during motor imagery with transcranial direct current stimulation (tDCS) in patients with chronic hemiparetic stroke. *Exp Brain Res*, **221** : 263-268, 2012.
5) Kasashima-Shindo Y, Fujiwara T, et al : Brain-computer interface training combined with transcranial direct current stimulation in patients with chronic severe hemiparesis : proof of concept study. *J Rehabil Med*, **47** : 318-324, 2015.
6) Deconinck FJ, Smorenburg AR, et al : Reflections on Mirror Therapy : A Systematic Review of the Effect of Mirror Visual Feedback on the Brain. Neurorehabil Neural Repair. 2014 (in press).
7) Mirelman A, Maidan I, et al : Virtual reality and motor imagery : promising tools for assessment and therapy in Parkinson's disease. *Mov Disord*, **28** : 1597-1608, 2013.
8) Di Rienzo F, Guillot A, et al : Neuroplasticity of imagined wrist actions after spinal cord injury : a pilot study. Exp Brain Res (in press).

④ 上肢関連

運動錯覚

はじめに

運動錯覚とは，安静にしているにもかかわらず，何らかの感覚入力によって自らが運動しているかのように知覚することをいう．これまで，腱振動刺激を用いた筋紡錘への刺激によるものが多く研究されてきた[1-5]．そのほかに，皮膚刺激[6-8]，そして視覚刺激[9-11]などによって誘導できることが報告されている．筆者らの方法では，図1にあるように，本来の自己身体が空間的に位置している場所に身体像を投影し，その投影された身体像が運動する映像を視覚刺激として運動錯覚を誘導することができる[10,11]．

現実の自己身体像（手指：図1Aや足部：図1B）を覆い，液晶モニタなどの映像を投影する装置を被せて自己身体像と類似した空間位置に映像内の身体が見えるようにする，あるいはマネキンの手などの人工物を適切な空間位置に設置して，その人工物を稼働させることで誘導が可能である．さらに，ヘッドマウントディスプレイ内で，自己身体が存在していると被験者が認識する位置に身体像を投影することでも誘導が可能である（図2）．

自己運動錯覚は，現実におかれた環境内の身体像の一部を（仮想の）人工的身体像に置き換えるこ

> **keyword**
> 視覚刺激，運動，感覚，仮想現実感

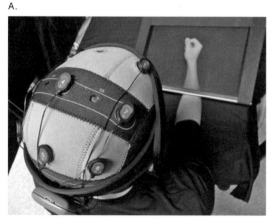

現実の前腕より末梢にディスプレイを重ね，手指の運動をみることで錯覚を誘導している場面

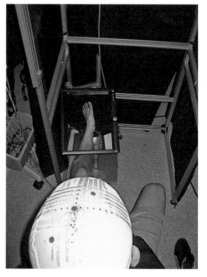

足部を標的とした例

図1　自己身体像の投影

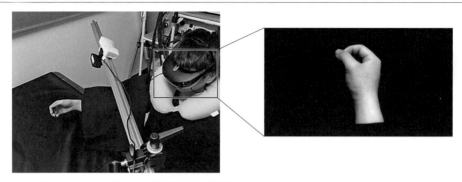

図2 ヘッドマウントディスプレイで運動錯覚を誘導しているところ

とによって誘導される．このことから，運動錯覚は，仮想現実的世界で移動などの運動を知覚する仮想現実感（virtual reality：VR）とは異なる．むしろ，錯覚を誘導するために現実環境の景色のなかで身体像の一部のみを人工物にすることから，拡張現実感（augmented reality：AR）で現実世界のなかに人工的環境が付加されるように，身体像が仮想物体として表現されたものであるといえる．

運動錯覚の方法

図1では，ディスプレイに視覚刺激として事前に撮影した動画を映写しているところである．脳卒中片麻痺症例の感覚・運動麻痺，慢性疼痛の症例，そしてギプス固定などによる廃用予防の症例に対しては，非麻痺側あるいは健側の運動を行える側で実施した運動を撮影し，その動画を反転して再生する．投影されている映像で身体像が静止しているときには，身体像が自分のものであるという身体所有感（body ownership）は弱いが，運動している身体像の観察を継続していると運動錯覚感が強化され，同時に所有感が生じてくる．自己身体の肢位や視覚的情報（形態，色など）が，内的なイメージと合致することで身体所有感が誘導されるため[12]，それらの点に配慮した事前設定が重要である．

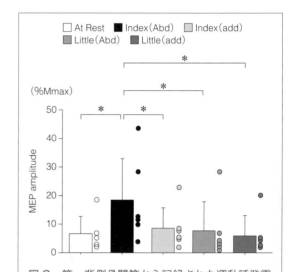

図3 第一背側骨間筋から記録された運動誘発電位振幅の平均値±標準偏差（文献10より引用）
示指外転運動をみている時にのみ選択的に振幅が大きく，示指内転や小指運動では安静時と明確な差がない．

運動錯覚の科学的背景

経頭蓋磁気刺激により一次運動野を刺激して得られる運動誘発電位は，自己運動錯覚中に著明に増大し，皮質脊髄路興奮性が高くなっていることが示されている[10,11]．その影響は，動画を観察しているだけのときと比較して明らかに大きい．手指運動においては，示指外転運動の錯覚誘起時に得られる促通性効果は，第一背側骨間筋に選択的で，かつ動画が内転運動相にあるときに特有であ

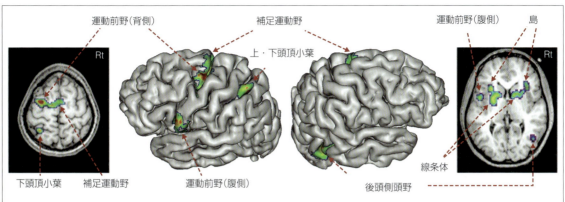

図4 自己運動錯覚中の脳神経回路網活動(文献13より引用改変)
同じ映像を観察していて,錯覚を生じていない条件との比較.

ることから,身体部位特異的に,動画で提示されている運動にかかわる筋からとくに強く影響が観察される(図3).

fMRIによって探索された脳神経回路網活動としては,両側補足運動野,対側背側および腹側運動前野,上・下頭頂小葉,後頭側頭野(Extrastriate Body Area),両側の島前方,そして両側の尾状核と被核において,単に動画を観察しているときと比較して著明な活動があることが示された(図4)[13].ミラーセラピーの場合と比べると,錯覚による影響が強いものと考える.一次運動野と体性感覚野では活動が認められないが,それ以外の部位は,実際に運動を行っているときと多くの部位が重複している[13].

ギプス固定モデルによる短期間固定の皮質脊髄路興奮性変化は,運動錯覚による刺激介入により,予防することができる[14].

臨床応用例

経験的には,運動錯覚による治療介入後には痙性が低減し,かつ随意運動が発現しやすくなる.現時点では,即時効果について複数の症例報告がなされたに留まっており,今後の研究が待たれる.症例報告では,通常行っている運動療法前に実施した運動錯覚前後の運動機能が検査され,視床出血,被殻出血,脳幹梗塞による脳卒中片麻痺症例において即時的に運動機能を改善する影響が得られたことが示された[15-18].

| 金子文成
札幌医科大学保健医療学部

▶文献

1) Goodwin GM, McCloskey DI, et al : The contribution of muscle afferents to kinaesthesia shown by vibration induced illusions of movement and by the effects of paralysing joint afferents. Brain, **95**(4) : 705-748, 1972.
2) Roll JP, Vedel JP : Kinaesthetic role of muscle afferents in man, studied by tendon vibration and microneurography. Exp Brain Res, **47**(2) : 177-190, 1982.
3) Naito E, Roland PE, et al : I feel my hand moving : a new role of the primary motor cortex in somatic perception of limb movement. Neuron, **36**(5) : 979-988, 2002.
4) Romaiguère P, Anton JL, et al : Motor and parietal cortical areas both underlie kinaesthesia. Brain Res Cogn Brain Res, **16**(1) : 74-82, 2003.
5) Roll JP, Albert F, et al : Inducing any virtual two-dimensional movement in humans by applying muscle tendon vibration. J Neurophysiol, **101**(2) : 816-823, 2009.
6) Collins DF, Prochazka A : Movement illusions evoked by ensemble cutaneous input from the dorsum of the human hand. J Physiol, **496**(Pt 3) : 857-871, 1996.
7) Kavounoudias A, Roll JP, et al : Proprio-tactile integration for kinesthetic perception : an fMRI study. Neuropsychologia, **46**(2) : 567-575, 2008.
8) Blanchard C, Roll R, et al : Combined contribution of tactile and proprioceptive feedback to hand movement perception. Brain Res, **1382** : 219-229, 2011.
9) Ramachandran VS, Rogers-Ramachandran D, et al : Touching the phantom limb. Nature, **377**(6549) : 489-490, 1995.
10) Kaneko F, Yasojima T, et al : Kinesthetic illusory feeling induced by a finger movement movie effects on corticomotor excitability. Neuroscience, **149**(4) : 976-984, 2007.
11) Aoyama T, Kaneko F, et al : The effects of kinesthetic illusory sensation induced by a visual stimulus on the corticomotor excitability of the leg muscles. Neurosci Lett, **514**(1) : 106-109, 2012.
12) Tsakiris M : My body in the brain : a neurocognitive model of body-ownership. Neuropsychologia, **48**(3) : 703-712, 2010.
13) Kaneko F, Blanchard C, et al : Brain regions associated to a kinesthetic illusion evoked by watching a video of one's own moving hand. PLoS One (under review). 2014.
14) Inada T, Kaneko F, et al : The effect of kinesthetic illusion induced by a movie on the change of muscular output function after short-term immobilization. 7th World Congress for NeuroRehabilitation. 2012.
15) Inada T, Kaneko F, et al : Acute effect of kinesthetic illusion induced by visual stimulation on the upper-limb voluntary movement after stroke : 2 case reports. The XX Congress of the International Society of Electrophysiology and Kinesiology ; 2014.
16) 松田直樹，金子文成・他：慢性期脳卒中片麻痺患者に対する運動錯覚と運動イメージを組み合わせた治療的介入の急性効果．第49回日本理学療法学術大会．2014.
17) 松田直樹，金子文成・他：発病後10年を経過した脳卒中片麻痺症例に帯する運動錯覚を用いた治療の急性効果—視覚刺激と運動イメージを併用した治療について—．第3回日本基礎理学療法学会学術大会．2013.
18) 稲田 亨，金子文成・他：脳卒中片麻痺者の上肢運動障害に対する視覚入力を用いた運動錯覚介入により即時効果を示した症例．第48回日本理学療法学術大会．2013.

4 上肢関連

ミラーセラピー

はじめに

ミラーセラピーでは，鏡を症例の正面に矢状面上に置き，片側の手指あるいは足部運動を映すことにより，鏡に映した側と反対側の四肢における運動が行われているように見せる．これによって，四肢が運動しているかのような錯覚感を誘導する．Mirror Visual Feedback（MVF）ともよばれる．Ramachandranの報告では，上肢の切断症例の切断肢側に鏡が置かれ，健側の手を反射させて見せた場合に幻肢上に正常な手が重ねられたかのような内観が生じたことが報告されている（図1）[1-3]．そして，反射している手が運動することで（健側の運動が映されて），切断肢側に運動感覚が誘導された．脳卒中による運動機能障害を回復させるための治療方法としても応用され，システマティックレビューのなかで，その効果が論じられている[4]．四肢に対して感覚入力するのではなく，視覚刺激を基盤とした方法であることが特徴的である．脳卒中症例に適応する際には，非麻痺側で行われている運動を鏡に映し，麻痺側の運動としてみることにより，麻痺側の手指運動が行われているような錯覚を生じる．

ミラーセラピーの科学的背景

ミラーセラピーと同様に対側肢の運動像を鏡に反射させ，視覚刺激とした場合の影響は，経頭蓋磁気刺激（TMS）を用いて複数検討されている．その結果，運動誘発電位に促通性の影響があったとする研究[5]と明らかな影響が検出されなかったとする研究[6]があり，統一された見解にいたっていない．健康な被験者においては，鏡での運動像を視覚入力しながら運動イメージを想起させることで，促通性効果はより高くなることが示されている[7]．

脳機能イメージングとして健康な被験者を対象に行われたMatthysらの研究[8]では，右のタッピング運動を鏡で見ているミラーセラピー条件と，右のタッピングを直接見ている非ミラーセラピー条件での脳神経回路網活動を探索した（図2）[8]．いずれも，左一次運動野，体性感覚野，運動前野，中側頭回，上頭頂小葉などに活動が認められた．非ミラーよりもミラーセラピー条件で強かった部位は，右上側頭回と右上後頭回（V2）であった．運動関連領野や体性感覚野には明確な違いがなかった．

また，Shinouraらは，右一次運動野に脳腫瘍

keyword
鏡，視覚刺激，運動，感覚，幻肢

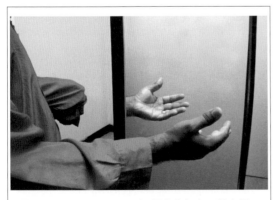

図1 Ramachandranに紹介された，鏡を用いた視覚刺激の方法（文献3より引用）

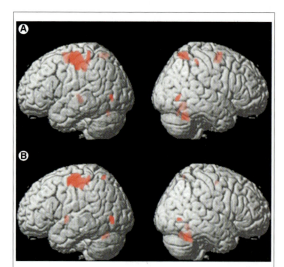

図2 fMRIで示されたミラーセラピー中の脳活動（文献7より引用）
非ミラーセラピー条件と安静条件を比較した場合の脳活動(A)とミラーセラピー条件と安静条件を比較した場合の脳活動(B).

があり，摘出術後に左手指の運動麻痺を生じた症例に対してミラーセラピーを実施している最中の脳活動を報告した．閉眼しているときと比較して，ミラーセラピー条件において小脳外側，後頭葉，右前頭葉，右一次運動野の活動を認めた．ここでは，麻痺側の対側半球において一次運動野の活動が認められており興味深い[9].

臨床応用

Ramachandranは，「ミラーセラピーは機能的回復を加速するために有効な方法であり，幻肢痛，脳卒中もしくはその他の脳損傷による麻痺，複合性局所性疼痛症候群に有効であることが示されてきている」とし，さらに，「末梢神経または筋骨格傷害に対しても効果がある可能性がある」としている[10].

脳卒中片麻痺症例に対する効果を検討したCochrane（コクラン）共同計画による報告[4]では，ミラーセラピーは上肢運動機能の向上に関して，少なくとも通常のリハビリテーションに加えて行うものとして，効果的であるされる．ただし，臨床研究において，サンプルサイズが小さいことや対照群が必ずしも設定されていないことを限界点としてあげ，さらに研究が必要であるとしている．

金子文成
札幌医科大学保健医療学部

文献

1) Ramachandran VS, Rogers-Ramachandran D, et al：Touching the phantom limb. *Nature*, **377**(6549)：489-490, 1995.
2) Ramachandran VS, Hirstein W：The perception of phantom limbs. The D. O. Hebb lecture. *Brain*, **121**(Pt 9)：1603-1630, 1998.
3) Ramachandran VS：Plasticity and functional recovery in neurology. *Clin Med*, **5**(4)：368-373, 2005.
4) Thieme H, Mehrholz J, et al：Mirror therapy for improving motor function after stroke. *Cochrane Database Syst Rev*, **3**：CD008449, 2012.
5) Garry MI, Loftus A, et al：Mirror, mirror on the wall：viewing a mirror reflection of unilateral hand movements facilitates ipsilateral M1 excitability. *Exp Brain Res*, **163**(1)：118-122, 2005.
6) Reissig P, Garry MI, et al：Visual feedback-related changes in ipsilateral cortical excitability during unimanual movement：Implications for mirror therapy. *Neuropsychol Rehabil*, **24**(6)：936-957, 2014.
7) Fukumura K, Sugawara K, et al：Influence of mirror therapy on human motor cortex. *Int J Neurosci*, **117**(7)：1039-1048, 2007.
8) Matthys K, Smits M, et al：Mirror-induced visual illusion of hand movements：a functional magnetic resonance imaging study. *Arch Phys Med Rehabil*, **90**(4)：675-681, 2009.
9) Shinoura N, Suzuki Y, et al：Mirror therapy activates outside of cerebellum and ipsilateral M1. *NeuroRehabilitation*, **23**(3)：245-252, 2008.
10) Ramachandran VS, Altschuler EL：The use of visual feedback, in particular mirror visual feedback, in restoring brain function. *Brain*, **132**(Pt 7)：1693-1710, 2009.

4 上肢関連

CI療法

CI療法の概要

Constraint-induced movement therapy（以下，CI療法）は，脳卒中などによる片麻痺の非麻痺側を拘束し，段階的な難易度で調整された訓練課題を集中的に行うことにより，麻痺側の随意運動を誘発し，改善に導く治療法である．CI療法による機能改善のメカニズムとして，使用依存性脳可塑性（use-dependent plasticity：UDP）が関与していると考えられている（↔26頁参照）．神経科学の進歩により，多くのニューロリハビリテーションが脚光を浴びているなかで，多数のRandomized Controlled Trial（RCT）等によって，evidence based medicine（EBM）として確立した代表的な治療法である．筆者は開発者の一人であるSteven L Wolfの直接の勧め以来，日本への導入を検討してきたが，2002年から予備的検討を行い，2003年から本格的に臨床の現場に導入した．具体的には，日本の実情にあわせて欧米の1日6時間より少ない1日5時間（午前2時間，午後3時間）の訓練時間を確保し，全体の40％を作業療法士がマンツーマンで実施し，残り60％は自主訓練とした．これを週に5日間，2週間にわたって合計10日間の療法を実施する．また，CI療法の標準的Outcome Measureとして定着しているWMFT（Wolf Motor Function Test）やMAL（Motor Activity Log）などの詳細な評価を治療前後に記録した．WMFTとMALは，高橋らが公式の日本語版を発表しているので参考にされたい．

CI療法の臨床で重要なポイントをまとめると，
①非麻痺側の拘束（restraint）
②多様性と繰り返し（massed principle）
③難易度調整と達成感（gradual rebuilding and attainment）
④課題指向的アプローチ（task-oriented approach）
⑤Transfer package

となる．非麻痺側の拘束の意義は，非麻痺側による代償動作を減らし，麻痺側上肢の随意運動を引き出すことにあるのであって，拘束そのものが重要なのではない．したがって「拘束療法」や「抑制療法」という和訳は誤訳である．また，CI療法の運動学習的な側面を考えれば，多様な課題を一定以上繰り返す原則は当然である．そして，難易度調整と達成感や課題指向的アプローチは，効率的な強化学習の文脈で論じられる．さらに最近注目されている手法がTransfer packageであり，これは学習によって改善した機能を日常生活に転移（汎化）させる方法論である．このことからもわかるように，CI療法で本質的に重要なポイントは上記項目中，むしろ後半の難易度調整や課題指向的アプローチ，そして，日常生活活動への汎化を促すTransfer packageであることを強調しておきたい．そして全体を通して重要なキーワードは「運動学習」であり，運動学習が適切に進行するように丁寧に課題を設定することにCI療法の重要な方法論がある．単純動作のみをスパルタ的に繰り返すという誤解も散見されるが，運動学習をともなわない単純動作では全く改善にはつながらない．これらのコンセプトの詳細あるいは具体的

> **keyword**
> CI療法，運動学習，ニューロリハビリテーション，脳可塑性，Transfer package

な訓練方法は，拙著『CI療法―脳卒中リハビリテーションの新たなアプローチ』(中山書店)，『ニューロリハビリテーション』(医学書院)を参照されたい．

CI療法は，1980年にTaubらの基礎研究に始まった．サルの一側前肢を求心遮断するとその麻痺肢を使わなくなり，徐々に非麻痺肢による代償動作が主体となる．しかし，非麻痺肢を1〜2週間拘束すると麻痺肢の使用が改善する．また，単に拘束するだけでなく，麻痺肢に対する段階的難易度の訓練課題(Shapingと呼ぶ)を調整すると改善が促進されることを見出した．これがCI療法の原型である．脳卒中患者への最初の臨床応用は1981年のOstendorfとWolfらの症例報告である．1993年にTaubらは，片麻痺患者に対して1日6時間10日間の訓練を行い，CI療法の治療効果を証明した．以後，この方法がCI療法の標準的なプロトコールとして定着した．

CI療法の適応基準は，母指を含む3指のMPとIP関節が10度以上随意的に伸展でき，手関節が20度以上随意的に伸展できることである．つまり，集団伸展が可能であれば実施可能なので軽症例だけに限定された治療でないことがわかる．それ以外に，高次脳機能障害や合併症等についてリハビリテーション科医が判断している．しかし，これはEBMとしての科学的データを得るための基準であって，CI療法のコンセプト自体を維持すれば，より重度の例や時間の短縮などは柔軟に対応してもよい．さらに，装具，ボツリヌス療法，ロボット療法等を併用することにより，適応の拡大を試みている．

CI療法と神経科学的知見

CI療法そのものが神経科学研究から始まっており，逆にCI療法自体が基礎研究に与えた影響も大きい．最も重要な研究は，Nudoらのサルを使った研究であり，歴史的にCI療法をはじめとするニューロリハビリテーションの発展に火をつけた研究と言ってもよい．彼らは，人工的に脳梗塞を一次運動野の手指の部位に作ったサルにCI療法に類似した訓練を実施した結果，訓練前に肩・肘等を支配していた部位が手指を支配する領域へと変化したと報告している．まさに手を使うことによって可塑性を誘導するUDPを直接証明した研究である．

ヒトにおける研究では，近年の脳機能画像研究などの進歩と相まって，CI療法と脳可塑性の関係がしだいに明らかになってきた．Liepertらは，CI療法実施後に損傷半球における手の支配領域が拡大することをTMSによって示した．さらにフォローアップ結果から両側半球の興奮性が均整化されることを明らかにした．一方，KönönenらはPETを用いてCI療法後の脳血流変化を調べ，1次運動野だけでなく，運動の計画や遂行に関わる広範な脳領域の血流が変化することを見出した．CI療法によって麻痺手の残存機能をいかした運動スキルの学習が進んだものと推察している．機能的MRIの研究では，CI療法後にM1を含む領域かどうかによって異なる信号の変化が起こることがわかり，損傷程度によって回復のメカニズムが異なる可能性が示唆されている．さらに，Voxel Based Morphometry(VBM)による脳の構造的変化を検討した研究では，介入前後，Transfer packageを付加したCI療法を受けた群は付加していないCI療法群に比して，両側の感覚運動領野および海馬等の灰白質質量が有意に増加していた．適切なTransfer packageを実施することが脳の構造変化につながるとすれば，日常のリハビリテーションの臨床的意義が証明されたことになる．一方，Zhaoらは脳梗塞モデルラットでdoublecortin(DCX)の変化を観察した結果，脳室下帯や海馬歯状核におけるDCX陽性細胞数が，非訓練群よりCI療法群のほうが有意に増加していたと報告した．すなわち，ラットではCI療法によって神経再生が促進される可能性を示唆している．以上のように，CI療法によって引き起こされる神経可塑性は，脳の興奮性変化に留まらず，

分子細胞レベルの変化でも捉えられるようになってきている．

CI療法と他の治療手段との併用療法

近年，ボツリヌス療法，ロボット治療，神経筋電気刺激，経頭蓋磁気刺激や経頭蓋直流電気刺激など，CI療法との併用療法が報告されている．これらを簡単にまとめると，脳可塑性を高めることでCI療法の準備状態を作るPre-conditioning，CI療法を実施しやすくするための難易度調整に寄与する方法，CI療法と同様に運動学習そのものを促進する方法に分けることができる（図）．そして，重要なことはTransfer PackageというADLへ汎化させる方法を構造化した治療法はCI療法だけであること，そして，CI療法を併用して不都合な治療はないことである．リハビリテーションの本質は運動学習であり，運動することなしに運動学習は成立し得ない．その意味で，あらゆる治療法とCI療法（あるいは運動学習を促進する運動療法）は組み合わせて用いるべきであって，併用によって治療効果を増強できると期待している．

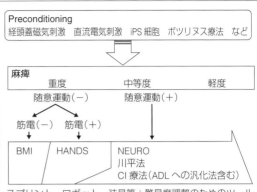

図　CI療法と他の治療方法の併用

tDCSやrTMS等の様々な治療法は，脳可塑性を高めることによりCI療法の準備状態を作るPre-conditioningと考えられる．iPS細胞による神経細胞の再生が実現したとしても，それはあくまでもPre-conditioningであり運動学習は必須である．そして，運動学習そのものを促進する方法として，BMI，HANDS療法，rTMSと集中的作業療法（NEURO），川平法（RFE），CI療法などがある．ロボットや装具は，運動療法を実施しやすくするための難易度調整に寄与する方法ととらえることができる．これらのなかで，ADLへの転移（汎化）を方法論に含むのはCI療法だけである．

| 道免和久
兵庫医科大学リハビリテーション医学教室

▶文献

- Cramer SC, et al : The EXCITE trial : a major step forward for restorative therapies in stroke. *Stroke*, **38** : 2204-2205, 2007.
- Gauthier LV, et al : Remodeling the brain : Plastic structural changes produced by different motor therapies after stroke supplemental material. *Stroke*, **39** : 1520-1525, 2008.
- Hosomi M, et al : A Modified Method for Constraint-induced Movement Therapy : A Supervised Self-training Protocol. *J Stroke Cerebrovasc Dis*, epub ahead of print, 2011.
- Koyama T, et al : Effective targets for constraint-induced movement therapy for patients with upper-extremity impairment after stroke. *NeuroRehabiltation*, **22** : 287-293, 2007.
- Könönen M, et al : Increased perfusion in motor areas after constraint-induced movement therapy in chronic stroke : a single-photon emission computerized tomography study. *J Cereb Blood Flow Melab*, **25** : 1668-1674, 2005.
- Langhorne P, et al : Motor recovery after stroke : a systematic review. *Lancet Neurol*, **8** : 741-754, 2009.
- Langhorne P, et al : Stroke rehabilitation. *Lancet*, **377** : 1693-1702, 2011.
- Liepert J, et al : Treatment-induced cortical reorganization after stroke in humans. *Stroke*, **31** : 1210-1216, 2000.
- Morris DM, et al : Constraint-induced movement therapy : characterizing the intervention protocol. *Eura Medicophys*, **42** : 257-268, 2006.
- National Stroke Foundation. Clinical guidelines for stroke management 2010. http://www.strokefoundation.com.au/clinical-guidelines
- Ostendorf CG, et al : Effect of forced use of the upper extremity of hemiplegic patient on changes in function. A single-case design. *Phys Ther*, **61** : 1022-1028, 1981.
- Sun SF, et al : Application of combined botulinum toxin type A and modified constraint-induced movement therapy for an individual with chronic upper-extremity spasticity after stroke. *Phys Ther*, **86** : 746-752, 2006.
- Takebayashi T, et al : A 6-month follow-up after constraint-induced movement therapy with and without transfer package for patients with hemiparesis after stroke : a pilot quasi-randomized controlled trial. *Clin Rehabil*, epub ahead of print, 2012.
- Taub E, et al : A placebo-controlled trial of constraint-induced movement therapy for upper extremity after stroke. *Stroke*, **37** : 1045-1049, 2006.
- Taub E, et al : Constraint-induced therapy combined with conventional neurorehabilitation techniques in chronic stroke patients with plegic hands : A case series. *Arch Phys Med Rehabil*, epub ahead of print, 2012.
- Taub E, et al : New treatments in neurorehabilitaiton founded on basic research. *Nat Rev Neurosci*, **3** : 228-236, 2002.
- Taub E, et al : Somatosensory deafferentation research with monkeys : implications for rehabilitation medicine, Ince LP (ed) : Behavioral Psychology in Rehabilitation Medicine : Clinical Applications. Williams and Wilkins, 1980, pp371-401.
- Taub E, et al : Technique to improve chronic motor deficit after stroke. *Arch Phys Med Rehabil* **74** : 347-354, 1993
- Wittenberg GF, et al : Constraint-induced therapy in stroke : magnetic-stimulation motor maps and cerebral activation. *Neurorehabil Neural Repair*, **17** : 48-57, 2003.
- Wolf SL, et al : Effect of constraint-induced movement therapy on upper extremity functional 3 to 9 months after stroke : the EXCITE randomized clinical trial. *JAMA*, **296** : 2095-2104, 2006.
- Wolf SL, et al : Force use of hemiplegic upper extremities to reverse the effect of learned nonuse among chronic stroke and head-injured patients. *Exp Neurol*, **104** : 123-132, 1989.
- Zhao SS, Zhao Y, et al : Increased neurogenesis contributes to the promoted behavioral recovery by constraint-induced movement therapy after stroke in adult rats. CNS *Neurosci Ther*, **19**(3) : 194-196, 2013.
- 花田恵介・他：A型ボツリヌス製剤を投与後にCI療法を実施した一例．作業療法ジャーナル，**46**：93-97，2012．
- 高橋香代子，道免和久・他：新しい上肢運動機能評価法・日本後版 Motor Activity Log の信頼性と妥当性の検討．作業療法，**28**：628-636，2009．
- 高橋香代子，道免和久・他：新しい上肢運動機能評価法・日本語版 Wolf Motor Function Test の信頼性と妥当性．総合リハ，**36**：797-803，2008．

4 上肢関連

促通反復療法

最新の神経科学を基盤とする治療原理と手技

中枢神経障害による麻痺は大脳皮質運動野(神経細胞)あるいは運動性下行路(神経細胞,軸索)の損傷が原因であることから,その回復には患者が意図した運動を自身の運動努力によって麻痺肢に実現し,それを反復して,大脳皮質から脊髄前角細胞までの神経路を再建/強化することが欠かせない.

促通反復療法(Repetitive Facilitation Exercise:RFE)は,40〜60分の治療時間内に,新たな促通手技(伸張反射や皮膚筋反射,逃避反射などを相乗的かつ連続的に用いる)によって,図1に示すように,患者が意図した運動(目標:共同運動分離したパターン,個々の指の屈伸から物品操作,歩行パターンまで)に関与する神経路の興奮水準を高めて,患者の運動努力による目標の運動の実現と反復(それぞれ100回ずつ)を行い,麻痺の改善を促進している[1].

歩行障害への治療でも,特殊な機器が不要な促通反復療法下の歩行訓練は魅力的である.要点は,①非麻痺立脚の重視,「健側下肢にしっかり立って」との指示,②歩行中に歩行パターンを誘発する促通反復療法(麻痺肢遊脚期に麻痺肢鼠径部と非麻痺側中殿筋への刺激,麻痺側立脚期に麻痺側中殿筋への刺激)によって,円滑な重心移動を伴

> **keyword**
>
> 促通反復療法,脳卒中,片麻痺,電気刺激,歩行訓練

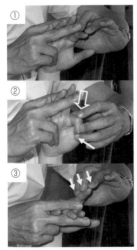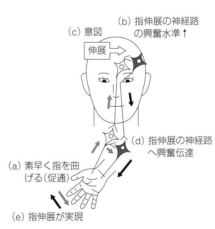

図1 促通反復療法の治療理論
治療者の指で患者の示指を素早く屈曲し,示指の伸展に関与する神経路の興奮水準を高め,同時に「伸ばして」と患者に運動努力を求めて,随意的な示指の伸展を実現し,それを反復して,その神経路の強化を図る(文献1より引用).

う歩行を実現することである[1].

治療効果の科学的検証

促通反復療法による片麻痺肢の麻痺[2,3]やADL[3]の改善効果が通常の治療より大きいことはランダマイズ化比較試験や比較対照試験,クロスオーバーデザインなどによる検証で確認されている[1].図2に回復期病棟例の片麻痺上肢の物品操作能力の改善を示すが,促通反復療法が通常の作業療法より改善が有意に大きい[2].図3に示すように,急性期脳梗塞例の片麻痺上肢への持続的電気刺激下の促通反復療法は通常治療より機能改善が有意に大きい[4].経頭蓋磁気刺激(TMS)や振動刺激などとの併用療法の麻痺改善効果も通常の治療より優れている[5].

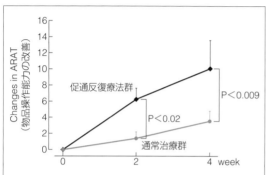

図2 促通反復療法による片麻痺上肢の物品操作能力の改善

回復期例における促通反復療法群と通常治療(作業療法)群の麻痺肢での物品操作能力の改善度は促通反復群が通常治療群より有意に大きかった(文献2より引用).

効果が確認された障害

促通反復療法の治療効果が確認された障害は以下の通りである.

①脳卒中片麻痺,歩行・ADL障害:回復期の重度(持続的電気刺激下)から中・軽度の麻痺,急性期(持続的電気刺激下)から回復期,慢性期,②脳卒中後の外眼筋麻痺,③大脳皮質基底核変性症の肢節運動失行,④中心性脊髄損傷の上肢麻痺.

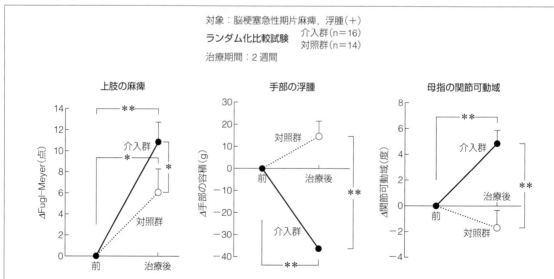

図3 持続的電気刺激下の促通反復療法の急性期リハビリテーションの効果

脳梗塞急性期例への治療(30分間)による麻痺と浮腫,関節可動域の改善は持続的電気刺激下の促通反復療法が他動運動より有意に大きかった(文献4より引用).

おわりに

これからの麻痺へのリハビリテーションでは，促通反復療法は患者の試行錯誤を大幅に減らせることから，経頭蓋磁気刺激や電気刺激，ボツリヌス療法などによるニューロモデュレーションとの併用療法として，さらには神経系の再生医療後に不可欠な神経路の再建/強化を目的とした併用療法として，基盤的治療になるであろう．

| 川平和美
鹿児島大学大学院医歯学総合研究科

| 下堂薗　恵
鹿児島大学大学院医歯学総合研究科 リハビリテーション医学分野

▶文献

1) 川平和美：片麻痺回復のための運動療法　促通反復療法「川平法」の理論と実際．第2版, 医学書院, 2010, pp17-25.
2) Shimodozono M, Mikami A, et al : Benefits of a repetitive facilitative exercise program for the upper paretic extremity after subacute stroke : A randomized controlled trial. Neurorehabil Neural Repair, 27(4) : 296-305, 2013.
3) 木佐俊郎, 酒井康生・他：回復期脳卒中片麻痺患者のリハビリテーションに促通反復療法を取り入れた場合の片麻痺と日常生活活動への効果；無作為化比較対照試験による検討. Jpn J Rehabil Med, 48(11) : 709-716, 2011.
4) 前迫　篤, 長瀬愛美・他：脳梗塞急性期における片麻痺上肢への促通反復療法と持続的低周波電気刺激法の同時併用療法による運動機能と浮腫の改善. Jpn J Rehabil Med, 51(3) : 219-227, 2014.
5) 衛藤誠二, 松元秀次・他：片麻痺のリハビリテーション効果を高める工夫；経頭蓋磁気刺激・促通反復療法・振動刺激. Jpn J Rehabil Med, 47 : 156-159, 2010.

4 上肢関連

両側上肢訓練

両側上肢訓練の基本概念

日常生活活動(activities of daily living：ADL)において，両側上肢を用いる場面は多いが，片麻痺患者においては65％の患者が麻痺肢を機能的課題に使用していない[1]．両上肢の協調動作の機能は手段的ADL(instrumental ADL：IADL)と相関し[2]，両上肢の協調動作の回復は片麻痺患者のリハビリテーションにおいて重要な役割をもつ[3]．しかし，実際の回復期リハビリテーションにおいては，上肢の麻痺が重度の場合，早期にADLを自立させるため，非麻痺側上肢を使用したADL訓練を重視する傾向がある．一方，麻痺が比較的軽度の場合でも，麻痺側上肢に対する機能訓練が重視され両上肢の協調動作を訓練する機会は少ない．

神経生理学的には，一側上肢の動作と両上肢の協調動作の制御機構は異なることがわかっている[4]．両側上肢の運動がお互いに影響しあう現象はbimanual couplingとよばれているが，このような例は日常でも容易に体験できる．たとえば，両手にペンを持ち，右手で○，左手で□，というように別々の図形を同時に描こうとすると，大抵の場合は片手ずつ別々に描くよりも図形が歪んでしまいうまく描けない．一方，両手で同じ図形を描くことは比較的容易である．近年の神経生理学的知見からは両側上肢の協調運動により，補足運動野(supplementary motor area：SMA)や両側の一次運動野が賦活されることが示されており，

両側上肢動作訓練が一側上肢動作に転移する可能性が示唆されている[4]．

以上のように，ADL動作の機能的な側面と神経生理学的な知見の両面から両側上肢訓練の有用性が考えられてきた．両側上肢動作として，両側上肢を対称的に動かす動作と非対称的に動かす動作がある．前者は，重い物を持ち上げる動作や机を拭く動作のように両側を同じタイミングで動かす動作(in-phase)と，歩行時の腕の振りや梯子を上る動作のように交互のタイミングで動かす動作(anti-phase)に分けられる．実際のADL場面ではリンゴの皮をむく動作や紐を結ぶ動作のように非対称な動きが多い．両側上肢訓練としては対称的な動作を用いる場合が多いが，非対称的な動作を用いた報告もみられる[3]．

両側上肢訓練の神経学的基盤

両側上肢訓練の神経学的基盤として，両側上肢動作による運動制御系の両側性の賦活が考えられている．経頭蓋磁気刺激(transcranial magnetic stimulation：TMS)を用いた研究では両側上肢運動により，両側性に皮質内抑制(intracortical inhibition：ICI)の減少が認められた．一方，一側上肢の運動では対側の大脳半球にのみICIの減少，皮質内促通(intracortical facilitation：ICF)の増加が認められ，同側半球では持続的なICIの増加が認められた[5]．また，脳波を用いた研究では短時間の両側上肢訓練により，運動関連電位(movement related potential：MRP)の早期成分の振幅が増強し，反応時間(reaction time：RT)は短縮したことが示されている[6]．このような研究は健常者でのデータではあるが，非麻痺肢の使

---

keyword

bimanual coupling，きき手交換，両手協調動作

用が損傷半球を抑制する可能性を示唆するものとして両側上肢訓練やCI療法(constrained-induced movement therapy)の理論的根拠となっている(↔179頁参照).

片麻痺患者での研究では,短時間の両側上肢運動により麻痺側上肢のみの運動よりも損傷半球の興奮性が高まることが報告されている[8].長期間の訓練による神経生理学的指標を検討した研究としては,6週間の両側上肢訓練後,麻痺側上肢の運動により非損傷側の大脳半球が賦活されることがfMRIによって示されている[9].この研究では,非損傷側の賦活が見られた患者(9人中6人)で麻痺側上肢機能の改善とfMRIでの賦活が相関したとしている.

両側上肢運動による機能改善のメカニズムは解明されていないが,同側皮質脊髄路の賦活や両側運動に関わる赤核脊髄路や脊髄固有ニューロンと皮質との間の連絡強化などが考えられている[4](↔9頁,53頁参照).

両側上肢訓練のエビデンス

両側上肢訓練の効果に関するエビデンスとして,ven Delden ら[9]や Wolf ら[3]により複数の RCT が review されている.いずれの review においても両側上肢訓練の効果は認めているものの,CI療法や他の一側上肢での訓練法と比較して明らかな優位性は認められないと結論付けられている.また,両側上肢訓練のなかで訓練動作の種類による効果の差は認められなかった[3].

麻痺の重症度としては,比較的重度の患者で効果が高く,手指機能に対してより,上肢近位のコントロールに対してより効果が高かった[3,9].このことは前項で述べた神経生理学的知見から推測される機序と矛盾しない.

両側上肢訓練は現時点では一側上肢の訓練に比べて優位性が証明されてはいないが,重度の麻痺の患者で一側上肢の集中的な訓練が難しい症例に対しても適応でき,このような症例に対しては有効である.また,これまでの研究では訓練効果の評価として Fugl Meyer Assessment のような一側上肢の運動機能評価に重きがおかれており,両側上肢の協調動作に関する評価がされているものは少ない[3].今後,両側上肢協調動作に対する効果や重症度,病期,訓練動作の種類(対称的,非対称的)などによる効果の違いなどを検討した研究が待たれる.

| 水野勝広
慶應義塾大学医学部リハビリテーション医学教室

▶ 文献

1) Dobkin BH : Clinical practice. Rehabilitation after stroke. *N Engl J Med*, **352**(16) : 1677-1684, 2005.
2) Haaland KY, Mutha PK, et al : Relationship between arm usage and instrumental activities of daily living after unilateral stroke. *Arch Phys Med Rehabil*, **93**(11) : 1957-1962, 2012.
3) Wolf A, Scheiderer R, et al : Efficacy and task structure of bimanual training post stroke : a systematic review. *Top Stroke Rehabil*, **21**(3) : 181-196, 2014.
4) McCombe Waller S, Whitall J : Bilateral arm training : why and who benefits? *NeuroRehabilitation*, **23**(1) : 29-41, 2008.
5) McCombe Waller S, Forrester L, et al : Intracortical inhibition and facilitation with unilateral dominant, unilateral nondominant and bilateral movement tasks in left- and right-handed adults. *J Neurol Sci*, **269**(1-2) : 96-104, 2008.
6) Smith AL, Staines WR : Cortical adaptations and motor performance improvements associated with short-term bimanual training. *Brain Res*, **1071**(1) : 165-174, 2006.
7) Renner CI, Woldag H, et al : Change of facilitation during voluntary bilateral hand activation after stroke. *J Neurol Sci* **239** : 25-30, 2005.
8) Luft AR, McCombe-Waller S, et al : Repetitive bilateral arm training and motor cortex activation in chronic stroke : a randomized controlled trial. *JAMA*, **292** : 1853-1861, 2004.
9) van Delden AE, Peper CE, et al : Unilateral versus bilateral upper limb exercise therapy after stroke : a systematic review. *J Rehabil Med*, **44**(2) : 106-117, 2012.

4 上肢関連

Task-oriented training

Task-oriented training の基本概念

近年，運動学習理論を背景に脳の可塑性を誘導し，麻痺肢の機能改善を目指す運動療法の手法として，課題特異型訓練（Task-specific training：TST）や課題指向型訓練（Task-oriented training：TOT）が用いられている[1]。TST は特定の動作や課題を繰り返し行うことによって，課題特異的な訓練効果と同時に関連動作への汎化を目指すものである。一方，TOT は筋骨格系，知覚系，認知系，神経系など複数のシステムの相互作用を促すことで機能的な課題を再学習することを主眼とする[2]。しかし，TOT 自体の定義は明確ではなく，リーチ動作やポインティング動作のような単関節あるいは単一平面の運動を用いているものから，実生活上の道具を用いた意味のある複雑な運動を用いているものまで幅広い課題が用いられており，TOT として標準化された方法は確立されていない[3]。TST と TOT の境界も明確ではなく，TST を TOT のなかの一部として扱っている文献も散見される。

Timmermanns らは TOT の効果を検証した論文をレビューし，TOT を特徴づける要素として 15 項目（表）を抽出している[3]。そのなかでとくに「機能的運動」はすべての論文で用いられており，TOT を特徴づけるものといえるかもしれない。

他の項目のなかで頻度が高いものとして，「多様な運動プラン」「実生活物品の使用」「明確なゴール設定」「総合的な技能訓練」などがあげられる（表）[3]。また，Constrained-induced movement therapy（CI 療法），ロボット訓練，機能的電気刺激（functional electrical stimulation：FES）など，他の随意運動促通法と併用して TOT が用いられることも多い（↔ 179 頁，203 頁，219 頁参照）。

Task-oriented training の神経学的基盤

TOT の神経学的基盤としては動物実験による検証から，脳の可塑的な変化を誘導するためには，単なる運動の反復だけでは不十分であり，有意味

表 Task-oriented training の構成要素と使用された文献数（文献 4 より改変して引用）

構成要素	文献数
1. 機能的運動	17
2. 明確なゴール設定	12
3. 患者本位のゴール設定	4
4. 過負荷	7
5. 実生活物品の使用	13
6. 実生活の文脈に近い環境設定	6
7. 漸進的訓練	12
8. 多様な訓練	5
9. フィードバック	6
10. 多様な運動プラン	16
11. 総合的な技能訓練	12
12. 患者に応じた訓練負荷	9
13. 課題のランダム化	3
14. 訓練セッションの分散	1
15. 両手動作訓練	11

keyword

課題指向型訓練，使用依存可塑性，課題特異型訓練，運動学習理論

な課題を行うことで脳皮質再組織化が促されることが示唆されている[4]．このような結果から，特定の筋の筋力増強訓練のような要素的なトレーニングのみを行うより，有意味な課題を用いることで運動学習が促進されると考えられている．

ヒトの研究では，TOTにより機能的核磁気共鳴画像(functional magnetic resonance imaging：fMRI)で感覚運動野，運動前野，補足運動野などの活性化が認められたとする報告[5]や陽電子放射断層法(positron emission tomography：PET)により両側の下頭頂皮質や両側の運動前野，対側の感覚運動野の活性化が認められたとする報告[6]がある．また，6時間の点字の読字により運動野の皮質マップが拡大したという報告もある[7]．

運動学習効果を高めるために，患者の能力に応じた課題の難易度設定が不可欠である．また，習得した運動スキルを定着させるためには，様々な課題をランダムに組み合わせる(random practice)ことで患者の検索学習(retrieval practice)を促すことが推奨される[1]．

Task-oriented training のエビデンス

Timmermansら[3]は，2009年3月までに発表されたTOTの効果を検証した16のランダム化比較試験(randomized controlled trial：RCT)をレビューし，TOTの15の構成要素(表)と効果の大きさ(effect size：ES)との関係について検証している．その結果，構成要素の数とESの間には明らかな相関はなかった．個別の構成要素とESとの関係では，「訓練セッションの分散」と「フィードバック」が即時的効果を高め，「課題のランダム化」と「明確なゴール設定」が効果を持続させることに寄与している可能性が示唆された．

「訓練セッションの分散」とは短いインターバルで長時間の訓練を続けて行うのではなく，セッション間に比較的長いインターバルをとることであり，これにより，①疲労の悪影響が少ない，②課題の施行のためにより認知的努力が要求される，③運動記憶が強化されやすい，などが運動学習の促通に寄与していると考えられる．「課題のランダム化」は，前述のように検索学習を促し，獲得された課題が記憶として保持されることに寄与する．課題の達成度を適切に「フィードバック」することは，達成感をもたらし課題に対するモチベーションを高める効果があると考えられるが，フィードバックの与え方に関して標準化された方法はない．「明確なゴール設定」をすることによって，患者は訓練期間が終了した後も習得した課題を日常生活で繰り返し行うことになり，使用依存可塑性を促し，運動スキルが定着すると考えられる[8]．

おわりに

TOTは運動学習理論に根差した効果的なリハビリテーション技術であり，エビデンスも確立されている．このような考え方はリハビリテーションの基本的理念にも合致するものであり，日常臨床にも取り入れやすい．今後，TOTに新しい手法を組み合わせた研究も展開されることが期待される．

| 水野勝広
慶應義塾大学医学部リハビリテーション医学教室

▶文献

1) 長谷公隆：実践脳卒中リハビリテーション，脳卒中リハビリテーションにおける運動学習とその治療戦略．Med Rehabil, **85**：25-33, 2007.
2) Schaechter JD：Motor rehabilitation and brain plasticity after hemiparetic stroke. Prog Neurobiol, **73**(1)：61-72, 2004.
3) Timmermans AA, Spooren AI, et al：Influence of task-oriented training content on skilled arm-hand performance in stroke：a systematic review. Neurorehabil Neural Repair, **24**(9)：858-870, 2010.
4) 松尾 篤，冷水 誠・他：動画で学ぶ脳卒中の課題指向型アプローチ，脳卒中の課題指向型アプローチの神経科学的基礎．理学療法，**27**(12)：1392-1397, 2010.
5) Jang SH, Kim YH, et al：Cortical reorganization induced by task-oriented training in chronic hemiplegic stroke patients. Neuroreport, **14**(1)：137-141, 2003.
6) Nelles G, Jentzen W, et al：Arm training induced brain plasticity in stroke studied with serial positron emission tomography. Neuroimage, **13**(6 Pt 1)：1146-1154, 2001.
7) Pascual-Leone A, Wassermann EM, et al：The role of reading activity on the modulation of motor cortical outputs to the reading hand in Braille readers. Ann Neurol, **38**(6)：910-915, 1995.
8) 宮井一郎：最近注目される脳神経疾患治療の研究，リハビリテーション医学の神経科学．Brain Nerve, **59**(4)：347-355, 2007.

筋電図バイオフィードバック療法

筋電図バイオフィードバック療法とは

筋電図バイオフィードバック療法(EMG-BF)とは，筋活動により発生する微弱電流を計測し，それを知覚信号に変換して患者に提示し，新しいフィードバックシステムを構築することによって，筋再教育を図る手法である[1]（↔215頁参照）．表面電極を用いて骨格筋の筋電活動を計測し，一般的には視覚もしくは聴覚信号によって患者にフィードバックする．

EMG-BFの目的は不足した筋活動を促通することと，過剰な筋活動を抑制し弛緩させることに大きく分類される[2]．促通訓練では，筋力低下や麻痺筋など筋力増強を必要とする病態に対して筋肉の活動を増加させ，弛緩訓練では痙縮や不随意運動など過剰な筋収縮を抑制する目的で施行される．

リハビリテーション（以下，リハ）医療におけるEMG-BFの適応は，①訓練目標を患者に明確に提示したい場合，②通常の訓練では目的とする事象の制御が困難な場合，である．患者側の必要条件は，①訓練意欲があること，②指標として提示される感覚機能が正常であること，である[3]．

keyword
筋電図バイオフィードバック療法(EMG-BF)，アーチファクト(motion artifact)，局所性ジストニア，筋力増強訓練，中枢性麻痺，顔面神経麻痺

筋電図バイオフィードバック療法の原理

(1) 標的筋の選定

運動は複数の筋肉の収縮と弛緩の結果として起こるが，EMG-BFによって制御できるのは多くても2筋までである．したがって，目的とするパフォーマンスに改善が得られるような筋肉を制御対象として選定することが重要となる．

(2) 効果的な指標の提示

EMG-BFにおける指標は筋収縮の程度である．EMG-BF機器には，表示器，スピーカ，感度調節つまみ，積分器が組み込まれ，筋電信号の大きさを視覚・聴覚的に提示できるようになっている（図1）．

①増幅

電気信号を増幅することにより，対象者に微小な筋活動電位の変化をフィードバックすることができる．増幅の程度は感度調節つまみを用いて調

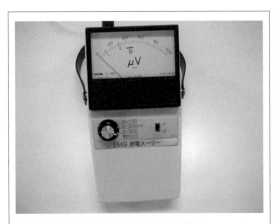

図1 筋電バイオフィードバック機器

節する．最大筋収縮により得られる筋活動電位の最大値がモニターや音量の上限を超えないように設定する．

②フィルタリング

計測すべき筋活動電位以外のアーチファクトを取り除く必要がある．動きによって生じる電極コードの揺れなどが原因で生じるアーチファクト（motion artifact）は100 Hz以下，電子機器から生じるアーチファクトは1000 Hz以上であり，筋活動電位の周波数帯域も概ね100〜1000 Hzであるため，この周波数帯域が用いられることが多い．

代償運動の抑制などを目的に単一の筋から筋電信号を選択的に導出する必要がある場合には，電極間距離を短くして隣接する筋からの筋電の混入（クロストーク）を防ぐ．一方，弛緩訓練を行う場合には，広範囲の筋活動を計測するために電極間距離を長くする．

③整流と平滑化・積分

正と負の両極信号である筋電図の信号を正の信号のみに全波整流する．整流のみされた波形は周波数が大きく，このまま視覚や聴覚にフィードバックしても直感的に筋活動を認識しづらいため，平滑化，積分などの手法を用い，滑らかな波に変換される[4]．

(3)汎化

EMG-BFは，動作の一部分を抽出し，筋収縮の制御を設定された場面のなかで学習させる要素訓練として実施される．要素訓練で習得した成果が異なった事象にも効果を及ぼし，実際の生活場面に汎化されることが最終目標である[5]．

リハビリテーション医療における臨床応用

EMG-BFは，筋力増強や運動調節の治療に限らず，頭痛，頸部や腰部の慢性疼痛，顎関節症などに広く応用されている．リハ医療において，運動障害の治療としてEMG-BFの効果が示されているのは，①骨盤底筋を含む筋力増強訓練，②脳卒中・脊髄損傷・脳性麻痺患者の筋再教育，③痙性斜頸に対する筋弛緩訓練である．

以下，上肢の運動障害に対するEMG-BFの応用例を解説する．

(1)筋力増強訓練

筋・腱・靱帯損傷などに対する再建術後の筋力増強はEMG-BFの良い適応となる．ギプスなどによる固定期間においても，EMG-BFを用いることで安全かつ簡単に筋力増強訓練を施行することが可能である．エビデンスが示されている研究の標的筋は，いずれも下肢筋である．

(2)中枢性麻痺の筋再教育

中枢性麻痺患者では，①障害されている範囲が広い，②麻痺と脱抑制による筋緊張の亢進が共存している，③多くは主動筋と拮抗筋が同時に障害されている，という理由から，EMG-BFによる筋再教育は，促通と抑制を併用しながら特定の動作に焦点をあてて実施される[3]．

中枢神経障害においては，本来の主動筋を収縮させるのに必要な感覚入力は，それに拮抗する痙縮筋からの求心性入力によってマスクされやすく，共同運動パターンのなかで代行しようとする．このような代行筋による運動は過度の努力を必要とし，その結果として慢性的な筋緊張と二次的な痙縮や疼痛を助長する悪循環に陥ってしまう．EMG-BFは，この負の要素を避けながら，個別的に筋再教育を行う手段として有用である（図2）[3,6]．

脳卒中麻痺側上肢を例にあげると，第一に近位筋群の個別性と安定性を高めて肩甲帯の固定性を確保し，大胸筋の持続的収縮の抑制と外旋運動の強化によって屈曲共同運動パターンを避け，そのうえで三角筋前部線維の個別の強化や肘伸展位での前腕回外運動の促通へと進める[3,6]．

脳卒中片麻痺患者の運動機能回復に対する

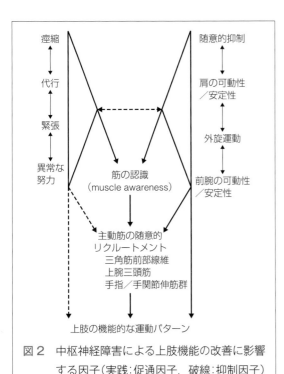

図2 中枢神経障害による上肢機能の改善に影響する因子(実線:促通因子,破線:抑制因子)
(文献3, 6から引用,一部改変)

EMG-BFの効果は,2007年にCochraneレビューが報告された.上肢機能に関しては,手関節可動域の改善は認めなかったが,肩可動域の有意な改善が得られ,通常の理学療法のみと比較してEMG-BFを併用したほうが,機能的回復が良好であることが示された[7].

その後の研究では,Dogan-Aslanら[8]は,40名の脳卒中片麻痺患者のランダム化比較試験を実施し,介入群では通常のリハに加えてEMG-BFを週5回,3カ月実施したところ,対照群と比較して痙縮・上肢運動機能・日常生活活動の有意な改善が得られたことを示した.Lourencaoら[9]は,59名の脳卒中片麻痺患者を作業療法と機能的電気刺激を週2回実施する群と,それに加えてEMG-BFを週1回実施する群の2群に分けて訓練効果を検討したところ,6カ月後の評価では,後者は前者に比べて上肢機能の有意な回復が認められ,EMG-BFは脳卒中リハにおける重要な治療法であると結論した.Hemmenら[10]は,27名の脳卒中片麻痺患者を,通常のリハとともに,電気刺激を実施する群と運動イメージとEMG-BFを併用する群とにランダムに分け,週5日実施したところ,開始から3カ月後の評価では両群間で有意差を認めなかったものの,両群ともに有意な改善を認めたと報告した.

脳性麻痺児および頭部外傷児に関しては,Bloomら[11]が6〜11歳までの11名を対象に,振動でフィードバックされるポータブルタイプのEMG-BF機器を少なくとも1日5時間,上肢に装着したところ,1カ月後の評価では完遂できた10名すべてに有意な上肢機能の改善効果が得られたことを示した.

(3)不随意運動に対する筋弛緩訓練

顔面神経麻痺や腕神経叢麻痺の回復過程にみられる随伴運動(synkinesis)や過誤神経支配(misdirection)に対して,不要な筋収縮を抑制し,分離した運動を促通する手段として,EMG-BFが用いられる.

また,痙性斜頸や書痙などの局所性ジストニアや全身性ジストニアについては,リラクセーションを獲得するための一手法として,筋弛緩を中心としたEMG-BFが臨床的に用いられている[12].

| 辻　哲也
慶應義塾大学医学部リハビリテーション医学教室

▶文献

1) Basmajian JV : Biofeedback : Principles and Practices for Clinicians, 3rd ed, Williams & Wilkins, Baltimore, 1989, pp1-4.
2) Giggins OM, Persson UM, et al : Biofeedback in rehabilitation. J Neuroeng Rehabil, **10** : 60, 2013.
3) 長谷公隆：筋電図バイオフィードバック療法. 総合リハ, **32**(12) : 1167-1173, 2004.
4) 甲田宗嗣, 工藤弘行・他：表面筋電図バイオフィードバックの臨床応用. PTジャーナル, **44**(8) : 693-699, 2010.
5) Poppen R, Hanson HB, et al : Generalization of EMG biofeedback training. Biofeedback Self Regul, **13** : 235-243, 1988.
6) Tries J : EMG feedback for the treatment of upper-extremity dysfunction ; can it be effective? Biofeedback Self Regul, **14** : 21-53, 1989.
7) Woodford H, Price C : EMG biofeedback for the recovery of motor function after stroke. Cochrane Database Syst Rev 2007, **2** : CD004585.
8) Doğan-Aslan M, Nakipoğlu-Yüzer GF, et al : The Effect of Electromyographic Biofeedback Treatment in Improving Upper Extremity Functioning of Patients with Hemiplegic Stroke. J Stroke Cerebrovasc Dis, **21**(3) : 187-192, 2010.
9) Lourenção MI, Battistella LR, et al : Effect of biofeedback accompanying occupational therapy and functional electrical stimulation in hemiplegic patients. Int J Rehabil Res, **31**(1) : 33-41, 2008.
10) Hemmen B, Seelen HA : Effects of movement imagery and electromyography-triggered feedback on arm hand function in stroke patients in the subacute phase. Clin Rehabil, **21**(7) : 587-594, 2007.
11) Bloom R, Przekop A, et al : Prolonged electromyogram biofeedback improves upper extremity function in children with cerebral palsy. J Child Neurol, **25**(12) : 1480-1484, 2010.
12) Jahanshai M, et al : EMG biofeedback treatment of torticollis ; controlled outcome study. Biofeedback Self Regul, **16** : 413-448, 1991.

4 上肢関連

HANDS therapy

HANDS therapy とは

HANDS therapy (Hybrid Assistive Neuromuscular Dynamic Stimulation)は，脳卒中片麻痺患者における上肢機能を改善させる目的で開発された新たな治療法である．後述する随意運動介助型電気刺激装置と上肢装具を1日8時間装着し，3週間行う治療である[1-3]．

HANDS therapy(図1)で用いる電気刺激は，"随意運動を介助するための"電気刺激という概念である．これは訓練でたとえると，自動運動介助に近い．つまり，運動の主体は患者自身が行うactiveな運動であり，その運動を正しい方向または動きを出しやすいように治療者(HANDSの場合は装具と随意運動介助型電気刺激装置)が手伝い，目的とする動作を獲得していくという考え方である．そのため，電気刺激のみで他動的な運動を再現することが目的ではない．そういう意味では，代償的に電気刺激を用いてpassiveに特定の動作を行わせるタイプの機能的電気刺激とは異なり，あくまでも患者自身の麻痺側上肢機能を改善させるための治療的な介入方法である．

よって，HANDS therapyは単純な電気刺激による反復訓練を目的とするものではなく，電気刺激と装具を用いて，患者自身の随意運動(主な標的は手指伸展動作)を訓練の場面だけでなく，日常生活での麻痺肢の使用を通じて促し，機能を回復させる治療といえる．

HANDS therapyで用いる随意運動介助型電気刺激装置(Integrated Volitional control Electrical Stimulation：IVES)は，村岡により開発されたものである[4]．IVESでは標的筋の随意筋電量に比例した電気刺激が可能である．装着時には標的筋を動かそうとしたときのみ電気刺激が行われ，随意収縮をやめれば刺激は行われなくなる．よって刺激強度，刺激時間は患者自身の随意収縮によりコントロールされるため，一度設定をすれば，患者自身がスイッチを操作する必要はない．刺激は患者が標的筋に力を入れているときだけ与えられ，力を抜けば刺激は止まる．すなわち，刺激はオンデマンドに与えられる．よってIVESは長時間の装着が可能である．また筋電をピックアップする電極から刺激が行えるので，適確に標的筋への刺激が可能である．

HANDS therapyでは，IVESとともに装具を用いる．用いる装具はいわゆる長対立装具である(状態に応じて，手関節装具と短対立装具に分ける場合もある)．

HANDS therapyの目的は，機能回復による日常生活での麻痺肢の実用性の改善である．上肢の機能を考えた場合，日常での実用性を改善させるためには，近位ではリーチング動作，手指機能ではgrip and release(握る・離す)，pinch and release(つまむ・離す)が重要である．これらの機能の再建には手指伸展機能だけでなく，母指の外転，対立位の保持や掌側ささえによる手掌アーチの再建が重要である．また手関節固定装具により手関節を中間位に保持することにより痙性抑制効果が得られ，屈筋共同運動パターンの患者で随意運動時の屈筋群の過剰な筋活動を抑制できること

keyword

脳卒中，片麻痺，上肢運動機能，電気刺激，装具

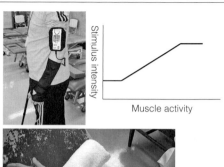
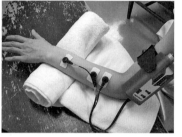

図1　HANDS therapy の概略図
Integrated Volitional control Electrical Stimulation (IVES) と手関節固定装具 (長対立装具) を日中8時間装着し，刺激装置はアームケースに収納し携帯する．訓練のみならず，日常生活での麻痺肢の使用を積極的に促す．手指機能に応じて短対立装具なども併用する．

が報告され，さらに日中8時間の装着により自動運動可動域ならびに痙縮の改善を認めることが報告されている[5]．日中の活動時に装着することにより日常生活の諸動作による上肢筋緊張の増強を抑制し，連合反応などの出現も抑制することが可能である．痙縮の抑制効果は手関節のみならず，手指，肘，肩にも及ぶ．機序に関しては持続伸張による monosynaptic spinal reflex の抑制のみならず，type Ⅱ afferent を介する polysynaptic spinal reflex pathway の関与も示唆されている[6]．

HANDS therapy の適応

対象は脳卒中，脳損傷後の片麻痺患者である．HANDS therapy の目的は手指伸展機能の改善による grip and release (握る・離す)，pinch and release (つまむ・離す) の改善による，麻痺側上肢の日常生活動作における実用性の獲得である．近位部も含めて，筋活動を認めないような症例では適応とならない．また，表面電極により筋活動の記録が可能である総指伸筋 (EDC)，長母指伸筋 (EPL) などの手指伸筋群のいずれかに筋活動を認める必要がある．機能回復のメカニズムとしては，afferent への入力も重要であるため，手指の位置覚が消失している例では効果が得られにくい．またジストニアなどの不随意運動の例では，かえって不随意運動を増強する可能性があるので，行っていない．

対象となる患者は Stroke Impairment Assessment Set (SIAS)[7] finger function score で 1a (集団屈曲レベル) から 3 (分離運動は可能だが拙劣) までとなる．痙縮の影響もあり，繰り返し動作では伸展が困難になる例では，分離運動が可能なレベルでも適応となる．また，日常生活で使うということを考えると近位筋の機能も重要であり，同じく SIAS の knee-mouth test が 2 (麻痺手を胸の高さまで挙げることができる) 以上が必要であると考える．

治療プログラム

IVES の刺激兼導出電極は基本的には麻痺側総

指伸筋（EDC）上に置き，刺激強度は安静時には運動閾値下で刺激を感じない程度の刺激とし，EDC随意収縮時には指の伸展運動が認められる程度に調整する．装着中は刺激装置をアームホルダーに収納し，日中施行中は携帯させる．介助刺激なしには，指の伸展が不十分な例においても，刺激により随意的な指の伸展運動が促され，麻痺肢によるgrip and release（握る・離す）が助けられ，日常での使用頻度を増加させることが可能である．

治療期間は3週間で，1日8時間，装具とIVESを装着する．OT訓練（1日60～90分）と併用し，訓練以外の時間の日常生活でも麻痺手の使用を促すため，機能障害の程度と患者のニーズを考慮して，日常生活での麻痺手の使用方法を十分に指導する．重要なのは，補助的にでも麻痺手を使用することである．

治療エビデンス

HANDS therapyに関しては，2009年にFujiwaraらが慢性期片麻痺患者への効果を報告し，その長期的な効果も報告されている[1]．慢性期の重度～中等度片麻痺患者において3週間のHANDS therapyは有意に手指運動機能の改善を認め，日常生活での上肢の実用性の改善を認めた．また描円課題における筆圧の改善など，巧緻性の客観的評価法においても改善を認めた．3週間の治療後の長期的な効果の持続もfollow up studyにて確認されている．

さらに2011年には，Shindoらがrandomized control trial（RCT）を亜急性期の患者で行い，Fugl-Meyer上肢運動項目の改善は装具のみを使用した対照群と比較し有意な改善を認め，特に手指機能の顕著な改善が認められたと報告している[8]．

またその機序に関しても，前述したFujiwaraら[2]はHANDS therapy前後におけるpaired pulse Transcranial Magnetic Stimulation（TMS）によるshort intracortical inhibition（SICI）[9]ならびに橈側手根屈筋H波を用いたcondition-test H reflexによる脊髄相反性抑制（reciprocal inhibition：RI）[10]の評価を行っている（evidence level Ⅱb）．

HANDS therapyでは臨床的な運動機能の改善だけでなく，それに伴う皮質運動野における抑制系介在ニューロンによる皮質内抑制の脱抑制が起こり，皮質運動野の興奮性の増大ならびにシナプスの可塑的変化が誘導されていることが示された．また脊髄レベルにおいても，治療前にはうまく機能していなかった2シナプス性相反性抑制ならびにシナプス前相反性抑制が治療後に機能するようになり，これが痙縮の改善ならびに手指伸展運動時の拮抗筋である手指屈筋群の過剰な筋活動の抑制に寄与しているものと考えられた．

Schweighoferら[11]はEXCITE trialの結果からいわゆる片麻痺上肢の機能回復におけるdose dependent recoveryに関して，functional thresholdの概念をシミュレーションにて検証している．Functional thresholdとは麻痺手の上肢を訓練が終了した後にも使うようにするためには，その訓練回数がfunctional thresholdを越えなくてはならない．Functional thresholdを越えれば，訓練終了後にも，麻痺側上肢の使用が持続するが，functional thresholdを越えない場合には，その効果は持続せず，また患者は麻痺側を使用しなくなるというものである．

Schweighoferらは同論文にて，CI療法とともにHANDS therapyにおいて，治療が終わってからもその機能回復が維持され，麻痺側上肢の使用が維持または一部では増加する理由として，HANDS therapy治療期間における麻痺肢の使用がいわゆるfunctional thresholdを越えていることを推察している．

藤原俊之
東海大学医学部専門診療学系リハビリテーション科学

▶文献

1) 藤原俊之, 阿部 薫：HANDS therapy 脳卒中片麻痺上肢の新しい治療戦略, 医歯薬出版, 2015.
2) Fujiwara T, Kasashima Y, et al：Motor improvement and corticospinal modulation induced by hybrid assistive neuromuscular dynamic stimulation (HANDS) therapy in patients with chronic stroke. *Neurorehabil Neural Repair*, **23**：125-132, 2009.
3) 笠島悠子, 藤原俊之・他：慢性期片麻痺患者の上肢機能障害に対する随意運動介助型電気刺激と手関節固定装具併用療法の試み. *Jpn J Rehabil Med*, **43**：353-357, 2006.
4) 村岡慶裕, 鈴木里砂・他：運動介助型電気刺激装置の開発と脳卒中片麻痺患者への使用経験. 理学療法学, **31**：29-35, 2004.
5) Fujiwara T, Liu M, et al：Electrophysiological and clinical assessment of a simple wrist-hand splint for patients with chronic spastic hemiparesis secondary to stroke. *Electromyogr Clin Neurophysiol*, **44**：423-429, 2004.
6) Ushiba J, Masakado Y, et al：Changes of reflex size in upper limbs using wrist splint in hemiplegic patients. *Electromyogr Clin Neurophysiol*, **44**：175-182, 2004.
7) Chino N, Sonoda S, et al：Stroke Impairment Assessment Set (SIAS)-a new evaluation instrument for stroke patients. リハ医学, **31**：119-125, 1994.
8) Shindo K, Fujiwara T, et al：Effectiveness of Hybrid Assistive Neuromuscular Dynamic Stimulation Therapy in patients with subacute stroke：A randomized controlled pilot trial. *Neurorehabil Neural Repair*, **25**：830-837, 2011.
9) Kujirai T, Caramia MD, et al：Cortico-cortical inhibition in human motor cortex. *J Physiol*, **471**：501-519, 1993.
10) Day BL, Marsden CD, et al：Reciprocal inhibition between the muscles of the human forearm. *J Physiol*, **349**：519-534, 1984.
11) Schweighofer N, Han CE, et al：A functional threshold for long-term use of hand and arm function can be determined：predictions from a computational model and supporting data from the extremity constraint induced therapy evaluation. *Phys Ther*, **89**：1327-1336, 2009.

4 上肢関連

機能回復型 BMI

はじめに

ブレイン・マシン・インターフェース(Brain Machine Interface：BMI)とは，脳(brain)と機械(machine)をつないで(interface)，脳活動を機械で読み解く新しい技術である．このBMIをリハビリテーション(以下，リハ)に応用する研究は，損なわれた機能の代償を目的とする「機能代償型BMI」と，機能回復を目的とする「機能回復型BMI」の2種類がある．

機能回復型 BMI とは

BMIを構成する要素は3つあり，①脳活動を読み取る方法，②得られた脳活動を機械に送る信号へと変換処理する解析プログラム，③解析結果を出力する装置(デバイス)，がある(図1)．障害をもつ多くの患者にBMIを適用することを考えれば，脳活動を高い精度で，かつ非侵襲的に測定することが求められ，頭皮脳波(EEG)や近赤外分光法(NIRS)は，そのコスト，操作の容易さ，リアルタイム処理の点から優れている[1](↔84頁，111頁参照)．

機能回復を目的とする機能回復型BMIは，脳の可塑性や運動学習の知見にもとづいて構築されることが肝要である．機能回復型BMIの戦略の一つとして，装置(ロボットや電気刺激など)が正常に近い運動をサポートして正しい感覚入力を生じることで，脳の可塑性を誘導する方法が提案されている[1]．

---

keyword

運動イメージ，脳卒中，ERD，脳波

諸外国における機能回復型 BMI

機能回復型BMIが対象とするのは，様々な神経リハでもアプローチが困難である重度の運動麻痺であり，その試みは，2008年のBachらの報告[2]に始まる．麻痺側指伸展が困難な慢性期脳卒中患者8例を対象に，脳磁図(MEG)を用いた機能回復型BMIを構築した(↔92頁参照)．麻痺側指で運動イメージしたときの体性感覚運動野近傍の頭皮から記録されるμ(ミュー)律動の減衰(事象関連脱同期，event-related desynchronization：ERD)をMEGで記録し(↔171頁参照)，プログラム解析した結果をパソコン上で視覚的にフィードバックした．運動イメージをしたと解析された場合には，麻痺側指に装着した装置で指を他動的に動かした．このようなBMI訓練を，週3〜5回，合計13〜22回行ったが，麻痺側上肢機能には変化がみられなかった．Angら[3]は，慢性期脳卒中患者25例を対象とし，訓練ロボットで麻痺側上肢を動かす訓練と，運動イメージ時の脳波ERDを用いたBMIとロボットを組み合わせた訓練を比較した．1回1時間で4週間，合計12回の訓練を行った結果，両群ともに麻痺側上肢機能が有意に改善したが，改善幅には統計学的な有意差がみられなかった．2013年，麻痺側指伸展困難な慢性期脳卒中患者32例を2群に分け，BMI訓練の効果を検証したランダム化比較試験(RCT)が報告された[4]．運動イメージ時の脳波ERDを解析し，BMI訓練では，脳波変化に対応

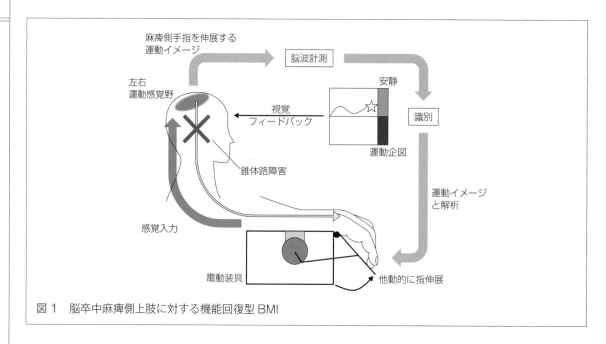

図1 脳卒中麻痺側上肢に対する機能回復型BMI

して上腕ロボットや指装具を動かし，一方，対照群ではランダムに動かした．平均17.8日の介入の結果，BMI訓練群では麻痺側上肢機能が有意に改善し，また，その改善は随意収縮時の筋電図量や機能的MRI(fMRI)での非損傷半球から損傷半球への活動シフトと関連していたと報告している．このように，BMIを機能回復に役立てる動きは，世界的に注目されている．

わが国における機能回復型BMI

筆者が所属する慶應義塾大学リハビリテーション医学教室，および同大学理工学部生命情報学科では，平成20年度から5年間実施された文部科学省脳科学研究戦略推進プログラム「ブレイン・マシン・インターフェース(BMI)の開発：研究開発拠点整備事業(課題A)」に携わり，非侵襲的なBMIの開発に取り組んできた(↔246頁参照)．独自に開発した運動イメージに関連する脳活動を高い精度で解読可能な頭皮脳波BMIシステムを用いて，セカンドライフ®内のアバターの制御に成功した[5]．

2011年，脳波BMIニューロリハシステムを開発し，慢性期脳卒中患者8例を対象に，BMI訓練を1回1時間，週1〜2回の頻度で，合計10〜20回の訓練を行った(図1)[6]．結果，4例で指伸展筋の随意収縮を新たに認めるようになり(図2A)，2例で不随意筋活動の低下を認めた．また，運動イメージ時の脳波ERDは有意に大きくなり(図2B)，経頭蓋磁気刺激(TMS)によって大脳皮質興奮性が促通されたことを示した．本研究は，BMI訓練による臨床効果を示した世界初の報告となった．

その後，BMI訓練により，運動イメージ時の障害半球ERDとともに，機能的MRI(fMRI)による損傷側運動野のBOLD信号がみられようになることを確認した[7]．視覚より体性感覚によるフィードバックのほうが，より高い回復効果が得られ[8]，運動イメージ時のフィードバックを適切に行ったほうが，BMI介入効果があることを実証した[9]．さらには，経頭蓋直流電気刺激(tDCS)により，BMI訓練の信号源として重要な脳波ERDを促通し[10]，さらにBMI訓練にtDCSを併用することにより，より大きな臨床効果が得られることを示した[11] (↔138頁参照)．

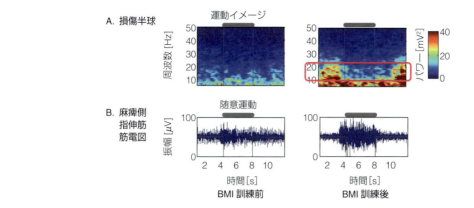

図2 BMI訓練前後の脳波および筋電図の変化
A. 運動イメージ時の脳波変化(損傷半球), B. 随意運動時の筋活動(麻痺側指伸筋筋電図)

今後の展望

現在,より機能的に指を動かすロボットを用いたBMI訓練を,10日間の入院で行うことにより,BMI訓練の臨床効果を蓄積している.また,より高いエビデンスを確立するためにRCTを進めているところである.一方,BMI訓練により指伸展筋の随意収縮を新たに獲得することによって,HANDS療法(↔ 195頁参照)を行えるようになり,より大きな臨床効果が得られた症例があることを確認している.

平成25年度からの文部科学省脳科学研究戦略推進プログラム「BMI技術を用いた自立支援,精神・神経疾患等の克服に向けた研究開発」にて,指単関節のBMI訓練システムから,より複雑で実用的なBMIとなる,①上肢多関節複合運動を回復するBMI,②歩行回復BMI,の開発を進めている.さらには,平成26年度からのNEDO未来医療プロジェクトにおいて,医療機器としての製品化と薬事認証に向けて取り組んでいる.

新藤恵一郎
東京都リハビリテーション病院リハビリテーション科

▶文献

1) Daly JJ, Walpaw JR : Brain-computer interfaces in neurological rehabilitation. *Lancet Neurol* **7** : 1032-1043, 2008.
2) Buch E, Weber C, et al : Think to move : a neuromagnetic brain-computer interface (BCI) system for chronic stroke. *Stroke* **39** : 910-917, 2008.
3) Ang KK, Guan C, et al : Clinical study of neurorehabilitation in stroke using EEG-based motor imagery brain-computer interface with robotic feedback. *Conf Proc IEEE Eng Med Biol Soc* **1** : 5549-5552, 2010.
4) Ramos-Murguialday A, Broetz D, et al : Brain-machine interface in chronic stroke rehabilitation : a controlled study. *Ann Neurol*, **74** : 100-108, 2013.
5) Hashimoto Y, Ushiba J, et al : Change in brain activity through virtual reality-based brain-machine communication in a chronic tetraplegic subject with muscular dystrophy. *BMC Neurosci*, **11** : 117, 2010.
6) Shindo K, Kawashima K, et al : Effects of neurofeedback training with an electroencephalogram-based brain-computer interface for hand paralysis in patients with chronic stroke : a preliminary case series study. *J Rehabil Med* **43** : 951-957, 2011.
7) Ono T, Tomita Y, et al : Multimodal Sensory Feedback Associated with Motor Attempts Alters BOLD Responses to Paralyzed Hand Movement in Chronic Stroke Patients. *Brain Topogr*, 2014. (DOI : 10.1007/s10548-014-0382-6)
8) Ono T, Shindo K, et al : Brain-computer interface with somatosensory feedback improves functional recovery from severe hemiplegia due to chronic stroke. *Front Neuroeng*, **7**(7) : 19, 2014.
9) Mukaino M, Ono T, et al : Efficacy of brain-computer interface-driven neuromuscular electrical stimulation for chronic paresis after stroke. *J Rehabil Med*, **46** : 378-382, 2014.
10) Kasashima Y, Fujiwara T, et al : Modulation of event related desynchronization during motor imagery with transcranial direct current stimulation (tDCS) in patients with chronic hemiparetic stroke. *Exp Brain Res*, **221** : 263-268, 2012.
11) Kasashima-Shindo Y, Fujiwara T, et al : Brain-computer interface training combined with transcranial direct current stimulation in patients with chronic severe hemiparesis : proof of concept study. *J Rehabil Med*, **47** : 318-324, 2015.

4 上肢関連

ロボティクス

はじめに

近年のロボティクス(robotics)の発展は，リハビリテーション(以下，リハ)の分野で利用されるロボット(リハロボット)のあり方を大きく変えている．リハロボットは，体に装着して身体機能の低下を補うロボット義肢装具(robotic orthotics and prosthetics)，生活支援用ロボットアームや食事介助ロボットなどの身体に装着はしないが操作や移動を補助するアシストロボット(assistive robot)，リハ訓練に活用される治療ロボット(therapeutic robot)などに分類される[1]が，近年は特に治療ロボットの脳卒中リハ訓練への応用がめざましい(↔164頁，229頁参照)．

上肢訓練へのロボット導入の背景

基礎・臨床研究の知見から，脳卒中リハの効果的な訓練条件として，質的な点で課題特異的訓練の繰り返しと，量的な点で一定の訓練強度の確保が重要であることがわかってきた[2]．ロボット支援訓練は，麻痺が重度でも訓練が可能であり，訓練強度を確保できる点で有利であるうえ，療法士の負担も軽減できる．1990年後半から上肢訓練用としてMIT-Manus[3]やMIME(Mirror-Image Movement Enabler)[4]などの開発が始まり，現在では多くのロボットが臨床で使用されている．

keyword

ロボット，上肢訓練，リーチ訓練，
両側トレーニング

上肢ロボット支援訓練の基本

上肢ロボット支援訓練の基本は，麻痺側上肢の積極的な使用をアシストする点と十分な訓練強度を確保する点である．訓練様式は，上肢のリーチ訓練と両側トレーニングに分類できる(図)．

(1)訓練様式
①上肢のリーチ訓練

麻痺側上肢をフレームやハンドルに固定し，重力を相殺して動かしやすくする．ロボットのアシスト下で，平面あるいは空間内でのリーチ運動をディスプレイに示される課題に沿って行う．主に上肢近位の訓練に有利である．MIT-Manus(In-MotionARM™)，ARM Guide[5]，ARMin(Armeo®, Hocoma)，EMUL[6]，ReoGo™(Motorika)[7]などがある．

②両側トレーニング

上肢遠位をフレームやハンドルに固定，両上肢を左右対称(鏡像)に動かすトレーニングをロボットがアシストする．この方法は脳梁を介した神経回復に有利であることを根拠としている．主に上肢遠位の効果が期待される．Bi-Manu-Track(Reha-Stim)[8]やMIMEなどがある．

(2)アシスト機能
①アシスト形式

多くのロボットが複数のアシスト形式を備えていて，麻痺の程度に応じて選択する．麻痺が重度な場合には，上肢の動きをロボットが完全に行う受動(passive)モードが，麻痺上肢を少し動かせる場合は，ロボットがその動きの一部を行う能動アシスト(active-assistive)モードが用いられる．

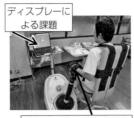 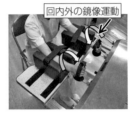

図　上肢ロボット支援ロボットの訓練様式

②アシストのジレンマ

　ロボットのアシストは訓練に有用だが，多すぎると逆に学習を阻害するため，軌道の一部のみアシストや，重力のみ相殺，筋電を利用，インピーダンス制御など患者の能動性を引き出す工夫[9]も行われている．また，モチベーションを維持するため，課題にゲーム性をもたせることもある．

上肢ロボット支援訓練の実際

(1) 上肢ロボット支援訓練のプロトコール

　統一されたプロトコールはまだない．既に実施された臨床試験では，1日あたりの訓練の時間は20〜90分，期間は2〜12週（主に5〜6週間）とばらつきが大きい．訓練の強度についても統一した見解がない．筆者の病院ではBi-Manu-Trackは1日800回程度を標準としている．

(2) 上肢ロボット支援訓練の効果

　上肢のロボット支援訓練は，下肢に比べて多くのランダム化比較試験（RCT）が行われている．2012年のCochraneレビューでは18件のRCTについて解析し，有害事象の発生がほとんどなく，通常訓練に比べて上肢機能が改善することに加え，急性期や亜急性期ではADLもより改善することを報告している[10]．しかし，訓練の強度が同じであれば従来の訓練と効果は同程度であるとの報告もある[11]．現在のあるロボットは，更衣や整容など実際の日常生活動作を直接訓練することができないため，課題特異的な訓練をどのように組み込むかは今後の大きな課題である．

(3) 脳卒中以外の疾患への臨床応用

　多発性硬化症[12]，パーキンソン病[13]，脳性麻痺[14]，脊髄損傷[15]などの訓練に使用されているが，いずれも効果を検証するには症例数が少ない．

(4) 手指ロボット支援訓練

　手指用のロボットは臨床応用に至っているものが少なく，今後の発展が期待される分野である．手指は関節が多く，ロボットが複雑になることが阻害因子となっている[16]．Hand Master II[17]，In-Motion Hand Robot[18]，HEXORR[19]などがある．

(5) 上肢ロボット支援訓練の経済的問題

　上肢用ロボットは下肢用に比べて価格が低く普及が期待される．脳卒中亜急性期において個別訓練単独とロボット支援訓練の併用との比較では，機能的改善は同等で，コスト面でロボット併用のほうが有利との報告もある[20]．

(6) ロボットと他の治療との併用

訓練効果をさらに高めるため, 経頭蓋磁気刺激, 経頭蓋直流電気刺激[21], FES[22], 振動刺激[23], ボツリヌス療法, BMI[24]など他の治療との併用ついても研究が進められている (↔138頁, 142頁, 199頁, 206頁, 219頁参照).

和田　太
産業医科大学リハビリテーション医学講座

文献

1) Speich J, Rosen J : Medical robotics, Encyclopedia of Biomaterials and Biomedical Engineering (Wnek G and Bowlin G, eds). Marcel Dekker, New York, 2014, pp983-993.
2) Langhorne P, Coupar F, et al : Motor recovery after stroke : a systematic review. *Lancet Neurol*, **8**(8) : 741-754, 2009.
3) Marchal-Crespo L, Reinkensmeyer DJ : Review of control strategies for robotic movement training after neurologic injury. *J Neuroeng Rehabil*, **6**(1) : 20, 2009.
4) Mehrholz J, Hädrich A, et al : Electromechanical and robot-assisted arm training for improving generic activities of daily living, arm function, and arm muscle strength after stroke. *Cochrane Database Syst Rev*, **6**, 2012.
5) Norouzi-Gheidari N, Archambault PS, et al : Effects of robot-assisted therapy on stroke rehabilitation in upper limbs : Systematic review and meta-analysis of the literature. *J Rehabil Res Dev*, **49**(4) : 479-496, 2012.
6) Carpinella I, Cattaneo D, et al : Robot-based rehabilitation of the upper limbs in multiple sclerosis : feasibility and preliminary results. *J Rehabil Med*, **41**(12) : 966-970, 2009.
7) Picelli A, Tamburin S, et al : Robot-assisted arm training in patients with Parkinson's disease : a pilot study. *J Neuroeng Rehabil*, **11** : 28, 2014.
8) Meyer-Heim A, van Hedel HJ : Robot-assisted and computer-enhanced therapies for children with cerebral palsy : current state and clinical implementation. *Semin Pediatr Neurol*, **20**(2) : 139-145, 2013.
9) Krebs HI, Dipietro L, et al : A paradigm shift for rehabilitation robots. *IEEE-EMBS Magazine*, **27**(4) : 61-70, 2008.
10) Lum PS, Godfrey SB, et al : Robotic approaches for rehabilitation of hand function after stroke. *Am J Phys Med Rehabil*, **91**(Suppl) : S242-254, 2012.
11) Hesse S, Heß A, et al : Effect on arm function and cost of robot-assisted group therapy in subacute patients with stroke and a moderately to severely affected arm : a randomized controlled trial. *Clin Rehabil*, **28**(7) : 637-647, 2014.
12) Ochi M, Saeki S, et al : Effects of anodal and cathodal transcranial direct current stimulation combined with robotic therapy on severely affected arms in chronic stroke patients. *J Rehabil Med*, **45**(2) : 137-140, 2013.
13) Hu XL, Tong KY, et al : The effects of electromechanical wrist robot assistive system with neuromuscular electrical stimulation for stroke rehabilitation. *J Electromyogr Kinesiol*, **22**(3) : 431-439, 2012.
14) Sui J, Shull P, et al : Pilot study of vibration stimulation on neurological rehabilitation. *Biomed Mater Eng*, **24**(6) : 2593-2601, 2014.
15) A Ramos-Murguialday A, Broetz D, et al : Brain-machine interface in chronic stroke rehabilitation : A controlled study. *Ann Neurol*, **74**(1) : 100-108, 2013.

④ 上肢関連

ボツリヌス療法

はじめに

　上肢および下肢痙縮に対するボツリヌス療法は，わが国では 2010 年 10 月にボトックス®が厚生労働省より適応追加の承認を受けた．痙縮は筋緊張が亢進した状態であるため，上肢の肢位や随意性に影響を与え，関節可動域（Range of motion：ROM）の減少や筋力低下により Activities of daily living（ADL）や Quality of life（QOL）の低下を引き起こす．

　これまで内服薬やフェノールブロックなどによる痙縮の軽減が行われてきたが，ボツリヌス療法の登場により，その治療戦略が大きく変わってきた（↔ 232 頁参照）．ボツリヌス療法は手技の簡便さから，患者にかかる負担（施注による疼痛や治療にかかる時間など）も少ないため，上肢随意性改善にむけた重要かつ新たな治療方法となっている．

上肢ボツリヌス療法の治療対象

（1）脳卒中

　発症後 3～6 カ月の脳卒中患者では，20～40％に痙縮を認めると報告されている[1,2]．この筋緊張亢進は主動筋，拮抗筋の同時収縮や筋の短縮をおこし，ひいては上肢の随意性低下へとつながっていく．したがって，筋緊張亢進をきたしている筋を同定し，肢位や随意性改善のためにボツリヌス療法を行うことが重要となる．ボツリヌス療法の効果持続期間は通常 3～4 カ月といわれており[3]，たいていは反復して施注することが必要となる．A 型ボツリヌス毒素製剤で治療された患者のうち，83％で Modified Ashworth Scale（MAS）[4]（表）で 1 以上の改善を認めたとの報告もあり[3]，筆者の経験を含めても，ボツリヌス療法の効果はてきめんであるといえる．さらに有害事象の報告も稀であり[5]，脳卒中患者の上肢に対しては安全に使用できる薬剤と考えられる．

　ボツリヌス療法と機能的電気刺激を併用すると，ボツリヌス療法単独よりも筋緊張が軽減し，手関節の自動および他動 ROM および上肢筋力が改善したと報告されており[6]，ボツリヌス療法とリハビリテーション（以下，リハ）を組み合わせることで，痙縮軽減期間を延長させたり，ROM や上肢機能をより改善させることが可能である．しかし，最大効果を得るために，どのようなリハをいかにして併用すればよいかについては確立した方法はなく，これからの検討課題である．

表　Modified Ashworth Scale（MAS）

0	筋緊張の亢進はない
1	軽度の筋緊張亢進がある．引っ掛かりとその消失，または屈曲・伸展の最終域でわずかな抵抗がある
1+	軽度の筋緊張亢進がある．明らかな引っ掛かりがあり，それに続くわずかな抵抗を可動域の 1/2 以下で認める
2	よりはっきりとした筋緊張亢進を全可動域で認める．しかし，運動は容易に可能
3	かなりの筋緊張亢進がある．他動運動は困難
4	患部は固まり，屈曲・伸展は困難

keyword

上肢，痙縮，ボツリヌス毒素，脳卒中

(2) 局所性ジストニア

わが国では保険適用外であるが，世界的には書痙などの局所性ジストニアの治療にボツリヌス療法が用いられている．これらの疾患には，痙縮の治療に用いるのと同等（各筋に 50～100 単位：手指屈筋は手関節屈筋より少量の薬剤を使用）のA型ボツリヌス毒素製剤が用いられており，施注後3カ月以内に最大の効果があらわれるといわれている．さらに経頭蓋磁気刺激を用いた研究では，書痙患者における手や前腕の運動を司る一次運動野の，構造的に異常な皮質マップが，ボツリヌス療法後に正常化すること，またこの変化は，施注後3カ月以上経過してボツリヌス毒素製剤の効果が減弱すると，もとの異常な皮質マップに戻ってしまうことが報告されている[7]．ボツリヌス療法による筋収縮能力の変化が求心性に影響を及ぼし，大脳皮質レベルでの変化を引き起こすことは，神経科学の観点から非常に興味深い．

(3) 疼痛

これもわが国では保険適用外ではあるが，ボツリヌス療法は疼痛コントロールにも用いられている．複合性局所疼痛症候群(complex regional pain syndrome：CRPS)による肩の疼痛に対して25～50単位のA型ボツリヌス毒素製剤を使用すると，疼痛や皮膚の色調，浮腫が軽減したと報告されている[8]．ボツリヌス療法の疼痛軽減機序が解明されれば，上肢運動機能に対する疼痛の悪影響を除去できる可能性があり，リハの分野にとっては期待がもてる治療手段の一つとなりうる．

ボツリヌス療法の施注の実際

的確な治療を行うためには，筋緊張亢進を認める筋に正確に施注することが必要となる．前腕筋では橈側手根屈筋(FCR)，尺側手根屈筋(FCU)，

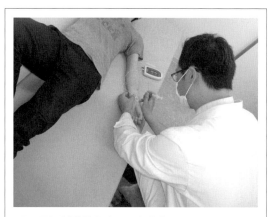

図　電気刺激装置を用いた施注

浅指屈筋(FDS)，深指屈筋(FDP)に施注することが多い．これらの筋を触診と解剖学的位置から同定した場合，刺入後，超音波で針先を確認すると，正確に刺入されていたのは全体の 51.2% であり，手指屈筋は 63.4%，手関節屈筋は 39.0% であったと報告されている．これは手指屈筋のほうが手関節屈筋より厚いためとされている[9]．より正確に施注するためには，電気刺激や超音波による筋同定が勧められている（図）[10]．

おわりに

最近，ボツリヌス療法とCI療法(Constraint-induced movement therapy)を組み合わせたリハの有効性および効果の持続性が報告されており[11]（↔179頁参照），今後，上肢機能障害の改善，ひいてはADL，QOLの改善のために，ボツリヌス療法はますます他の治療法と併用されるものと思われる．

| 大田哲生
旭川医科大学病院リハビリテーション科

▶文献

1) Sommerfeld DK, Eak EU, et al : Spasticity after stroke : Its occurrence and association with motor impairments and activity limitations. *Stroke*, **35** : 134-140, 2004.
2) Urban PP, Wolf T, et al : Occurrence and clinical predictors of spasticity after ischemic stroke. *Stroke*, **41** : 2016-2020, 2010.
3) Brashear A, Gordon MF, et al : Intramuscular injection of botulinum toxin for the treatment of wrist and finger spasticity after stroke. *N Engl J Med*, **347** : 395-400, 2002.
4) Bohannon RW, Smith MB : Interrater reliability of a modified Ashworth scale of muscle spasticity. *Phys Ther*, **67** : 206-207, 1987.
5) Kalliainen LK, O'Brien VH : Current uses of botulinum toxin A as an adjunct to hand therapy interventions of hand conditions. *J Hand Therapy*, **27** : 85-95, 2014.
6) Pieber K, Herceg M, et al : Functional electrical stimulation combined with botulinum toxin type A to improve hand function in children with spastic hemiparesis - a pilot study. *Wien Kiln Wochenschr*, **123**(3-4) : 100-105, 2011.
7) Byrnes ML, Thickbroom GW, et al : The corticomotor representation of upper limb muscles in writer's cramp and changes following botulinum toxin injection. *Brain*, **121** : 977-988, 1998.
8) Argoff CE : A focused review on the use of botulinum toxins for neuropathic pain. *Clin J Pain*, **18** (6) : s177-s181, 2002.
9) Picelli A, Roncarl L, et al : Accuracy of botulinum toxin type A injection into the forearm muscles of chronic stroke patients with spastic flexed wrist and clenched fist : manual needle placement evaluated using ultrasonography. *J Rehabil Med*, **46** : 1042-1045, 2014.
10) Picelli A, Lobba D, et al : Botulinum toxin injection into the forearm muscles for wrist and fingers spastic overactivity in adults with chronic stroke : a randomized controlled trial comparing three injection techniques. *Clin Rehabil*, **28** : 232-242, 2014.
11) Amano S, Takebayashi T, et al : Constraint-induced movement therapy after injection of botulinum toxin type A for a patient with chronic stroke : one year follow-up case report. *Phys Ther*, **15**, Epub ahead of print, 2015.

⑤ 下肢・歩行関連

各種治療の使い分けと適応判断

はじめに

　神経疾患による下肢機能障害に対するリハビリテーション（以下，リハ）治療の目標は，移動（locomotion）における安定性，効率性の確保である．日常生活でこれらが保障されれば，生活を営むことでその動作に関する潜在学習効果が期待できる．二足歩行による移動の獲得が最終目標であり，その達成に必要な機能代償による運動制御も考慮に入れた治療法の選定が必要である．

二足立位・歩行障害の評価

　二足立位・歩行の運動制御における病態とその重症度を，運動麻痺をきたす運動出力系と不随意運動などが問題となる感覚-運動制御系に分けて評価する．神経疾患によって下肢・体幹のアライメントが二次的に障害される場合もある．歩行能力の再建には，動作解析にもとづいた運動学的問題と学習能力を含めた神経生理学的問題に対応可能な治療法を選定して運動療法を展開する（表）．

歩行・姿勢制御障害に対するリハ治療の概要

(1) 麻痺に対する運動出力の改善

① **中枢性麻痺**：抗重力位で身体を支持するための荷重感覚（load sense）を入力しながら，歩行・姿勢制御の治療課題を反復して，課題特異的効果（task-specific effects）による運動出力の改善を目指す．したがって，歩行困難な急性期あるいは重度麻痺患者に対する歩行再建では，下肢・体幹装具やロボティクス[1]を用いた治療課題が適応となる（↔229 頁参照）．ペダリングは，歩行パターンを形成する運動出力を歩行困難な患者に誘導できる可能性があり，機能的電気刺激の併用による有効性が示されている[2]（↔212 頁参照）．部分免荷トレッドミル訓練も重度麻痺患者の歩行パターンの形成に適用されるが，療法士による促通が重要であり[3]，片麻痺歩行ではむしろ歩行可能な患者の歩行持久力の改善に有効である[4]（↔226 頁参照）．

　中枢性麻痺の陽性徴候[*1]である痙縮は拮抗筋の運動出力を低下させる一因となる．一方で，痙縮を利用して支持性を管理している場合もあるので，運動制御を阻害している筋を動作解析などで同定し，選択的に痙縮筋をブロックするボツリヌス療法が適用される[5]（↔232 頁参照）．

② **末梢神経麻痺**：重度な脱神経筋に対する過度の運動負荷[6]や電気刺激[7]は神経再生抑制を招く危険がある．脱髄・軸索変性に伴う運動麻痺に対しては，神経再生のための生体環境を保つためにも，装具や歩行補助具による機能代償を用いて過

[*1] 陰性徴候と陽性徴候：神経疾患における臨床症状は，神経障害によって機能が失われる陰性徴候（麻痺や失語など）と，正常ではみられなかった症状が現れる陽性徴候（不随意運動や痙縮，疼痛など）とに大別される．陰性徴候に対しては機能回復のための治療が行われる一方で，陽性徴候に対しては症状を制御・抑制するための治療が必要となる．

keyword

移動，歩行障害，課題特異的効果，運動出力，運動制御能力，活動再建

表　神経疾患による異常歩行と治療概要

歩行障害の種類	歩容の特徴	歩行練習の概要
麻痺性歩行 　末梢神経疾患	鶏歩 下垂足	神経再支配のための生体環境保護 FBや補装具を用いた歩行制御練習 補装具等による機能代償
痙性歩行 　片麻痺 　痙性対麻痺 　脳性麻痺	骨盤挙上 分回し 同側上肢の間欠的外転 引きずり はさみ足歩行 かがみ歩行	重度麻痺患者への補装具・ロボティクスによる荷重練習 FBや補装具を用いた歩行制御練習 トレッドミル，ペダリング，機能的電気刺激等による歩行パターン練習 補装具等による機能代償 ボツリヌス療法等による痙縮治療
失調歩行 　小脳性 　脊髄性 　前庭性	開脚歩行 酩酊歩行 閉眼で増悪 Unterberger test	FBや補装具を用いた歩行制御練習 補装具等による機能代償 ペダリング
パーキンソン歩行	小刻み歩行 すくみ足歩行	聴覚的キュー等のFBを用いた歩行練習 トレッドミル歩行練習 ペダリング
高次歩行障害 　前頭葉型 　頭頂-側頭-後頭葉型	歩行失行 Pusher syndrome	FBや補装具を用いた歩行制御練習 認知課題を負荷した姿勢・歩行制御練習（二重課題）
ジスキネジア歩行	はね上がり歩行	FBや補装具を用いた歩行制御練習

FB：フィードバック

用（overwork）に留意しながら移動手段の習得を目指す．

(2) 運動制御能力の改善

移動に必要な運動スキルの習得には，運動学習を基盤とした運動療法が実施される．麻痺患者では，運動出力の改善と並行して，課題特異的効果を目指した運動療法を行う．運動制御の修正に必要な情報を課題遂行中に呈示するバイオフィードバックは，練習直後の改善が得られても長期的効果については明らかではなく[8]，フィードバックを呈示する頻度を徐々に減らす練習法を用いるなどの検討を要する[9,10]．感覚障害が重度な場合には，利用可能な感覚モダリティを用いた運動制御の習得を目指す．パーキンソン歩行の運動療法には，聴覚的・視覚的キューなどのフィードバックやトレッドミルが利用される[11,12]．歩行運動を一定の空間で反復できるトレッドミル訓練は歩行練習に広く用いられるが[12,13]，左右分離型トレッドミルはエラー制御の練習手段として利用できる[14]（↔223頁参照）．認知機能障害や半側空間無視等に伴う高次歩行障害に対してエビデンスが蓄積された定型的な治療方略はなく，認知機能の改善，認知課題を実施させながら行う姿勢・歩行制御練習などが試みられる[15,16]．また，深部脳刺激療法や経頭蓋磁気刺激療法などのニューロモデュレーションがパーキンソン歩行，ジスキネジア歩行，失調歩行などに適用されている（↔134頁参照）．

(3) 機能代償にもとづいた活動再建

重度麻痺患者に対しては，装具や歩行補助具による機能代償にもとづいた活動再建が必要となる．片麻痺歩行に対する機能的電気刺激は，装具の代替としての"orthotic effects"に加えて，電気刺激による促通効果，いわゆる"therapeutic effects"を期待して実施される（↔215頁参照）．長期間使用するには筋疲労の問題や，刺激部位の発赤等の管理が必須であり，表在感覚および深部感覚障

害のある患者では注意して適用する必要がある．片麻痺による下垂足に対して，総腓骨神経を刺激して足関節背屈を補助する単チャンネル刺激装置は，足関節背屈角度が0°程度で保持されていることが条件となるが，短下肢装具に代用することが可能であり，意欲が高く，歩行自立度の高い患者では満足感が得られやすく，治療効果が期待できる[17]．また，短下肢装具の使用によっても，装具を用いて歩行を反復することによる"therapeutic effects"が確認されている[18]．

長谷公隆
関西医科大学附属枚方病院リハビリテーション科

文献

1) Morone G, Iosa M, et al : Who may have durable benefit from robotic gait training? : a 2-year follow-up randomized controlled trial in patients with subacute stroke. *Stroke*, **43**(4) : 1140-1142, 2012.
2) Yamaguchi T, Tanabe S, et al : Immediate effects of electrical stimulation combined with passive locomotion-like movement on gait velocity and spasticity in persons with hemiparetic stroke : a randomized controlled study. *Clin Rehabil*, **26**(7) : 619-628, 2012.
3) Galvez JA, Budovitch A, et al : Quantification of therapists' manual assistance on the leg during treadmill gait training with partial body-weight support after spinal cord injury. *Conf Proc IEEE Eng Med Biol Soc*, 2007 : 2007 : 4028-4032.
4) Mehrholz J, Pohl M, et al : Treadmill training and body weight support for walking after stroke. *Cochrane Database Syst Rev*, **1** : CD002840, 2014.
5) Foley N, Murie-Fernandez M, et al : Does the treatment of spastic equinovarus deformity following stroke with botulinum toxin increase gait velocity? A systematic review and meta-analysis. *Eur J Neurol*, **17**(12) : 1419-1427, 2010.
6) Tam SL, Archibald V, et al : Increased neuromuscular activity reduces sprouting in partially denervated muscles. *J Neurosci*, **21**(2) : 654-667, 2001.
7) Love FM, Son YJ, et al : Activity alters muscle reinnervation and terminal sprouting by reducing the number of Schwann cell pathways that grow to link synaptic sites. *J Neurobiol*, **54**(4) : 566-576, 2003.
8) Tate JJ, Milner CE : Real-time kinematic, temporospatial, and kinetic biofeedback during gait retraining in patients : a systematic review. *Phys Ther*, **90**(8) : 1123-1134, 2010.
9) Jonsdottir J, Cattaneo D, et al : Task-oriented biofeedback to improve gait in individuals with chronic stroke : motor learning approach. *Neurorehabil Neural Repair*, **24**(5) : 478-485, 2010.
10) Yen SC, Landry JM, et al : Augmented multisensory feedback enhances locomotor adaptation in humans with incomplete spinal cord injury. *Hum Mov Sci*, **35** : 80-93, 2014.
11) Spaulding SJ, Barber B, et al : Cueing and gait improvement among people with Parkinson's disease : a meta-analysis. *Arch Phys Med Rehabil*, **94**(3) : 562-570, 2013.
12) Mehrholz J, Friis R, et al : Treadmill training for patients with Parkinson's disease. *Cochrane Database Syst Rev*, **1** : CD007830, 2010.
13) Polese JC, Ada L, et al : Treadmill training is effective for ambulatory adults with stroke : a systematic review. *J Physiother*, **59**(2) : 73-80, 2013.
14) Reisman DS, McLean H, et al : Repeated split-belt treadmill training improves poststroke step length asymmetry. *Neurorehabil Neural Repair*, **27**(5) : 460-468, 2013.
15) Gobbo S, Bergamin M, et al : Effects of exercise on dual-task ability and balance in older adults : a systematic review. *Arch Gerontol Geriatr*, **58**(2) : 177-187, 2014.
16) Borel L, Alescio-Lautier B : Posture and cognition in the elderly : interaction and contribution to the rehabilitation strategies. *Neurophysiol Clin*, **44**(1) : 95-107, 2014.
17) Bosch PR, Harris JE, et al : American Congress of Rehabilitation Medicine (ACRM) Stroke Movement Interventions Subcommittee. Review of therapeutic electrical stimulation for dorsiflexion assist and orthotic substitution from the American Congress of Rehabilitation Medicine stroke movement interventions subcommittee. *Arch Phys Med Rehabil*, **95**(2) : 390-396, 2014.
18) Kluding PM, Dunning K, et al : Foot drop stimulation versus ankle foot orthosis after stroke : 30-week outcomes. *Stroke*, **44**(6) : 1660-1669, 2013.

5 下肢・歩行関連

ペダリング運動

はじめに

ペダリング運動は、歩行と同様に両側下肢における屈曲伸展運動であり、主動作筋と拮抗筋の相反的かつ協調的な筋活動を賦活することから、歩行様の下肢交互運動の筋活動パターンを再学習するためのリハビリテーション（以下、リハ）として注目されている[1,2]。本稿では、ペダリング運動が中枢神経疾患の下肢運動障害に及ぼす効果とその臨床応用について概説する。

ペダリング運動による下肢運動障害への効果

Fujiwaraら[3]は、Stroke Impairment Assessment Set（SIAS）が2以下の重度の運動麻痺を呈した片麻痺患者に対してペダリング運動を適用し、重度運動麻痺を呈していても、ペダリング周期に合った筋活動の促通と選択的・相動的な賦活が可能なことを報告している。また、Katz-Leurerら[4]は、発症後2週間以内の急性期脳卒中片麻痺患者に対して、通常のリハに加えて、ペダリング運動の介入時間を段階的に増加し、最大20分間の運動を週5回3週間実施した。その結果、通常のリハのみ群と比較して、バランス能力と歩行能力が有意に改善した。Tangら[5]は、発症後3カ月に満たない回復期脳卒中患者に対して、通常のリハに加えて30分間のペダリング運動を週3回、退院まで実施した結果、6分間歩行距離の改善率が介入前から53％（通常のリハのみ群は23％）であり、通常のリハの補助手段として、その有効性を示唆している。また、どちらの報告も副作用は認めず、脳卒中発症後の急性期や回復期においても、安全に実施できることが述べられており、発症後早期からのペダリング運動を行うことの意義を述べている。

一方で、Sullivanら[6]は、維持期脳卒中の片麻痺患者において、体重免荷トレッドミル歩行や高負荷強度のペダリング運動、それぞれを組み合わせた課題などの4群に分けて、週4回6週間の課題を実施し、体重免荷トレッドミル歩行と高負荷強度のペダリング運動の両課題において介入前と比較し、歩行距離は有意に延長したが、高負荷強度のペダリング運動と比較し、体重免荷トレッドミル歩行のほうが有意に歩行速度が改善することを報告しており、歩行能力改善にはより課題特異的なトレーニングが重要であることを示している。しかしながら、この研究の対象者は初回の歩行速度が各群で平均値0.65〜0.75m/sと、比較的高い歩行能力を有しており、開始時に十分な歩行トレーニングが適応できる能力を有していた。すなわち、ペダリング運動の適応は、通常の歩行リハが十分に行えない急性期や回復期、また十分に運動量が確保できない運動麻痺が重い対象者において、より有効である可能性が高いと考えられる。

---

keyword

下肢交互運動，歩行，痙縮，H反射，相反性抑制，シナプス前抑制

ペダリング運動が中枢神経系に及ぼす効果

ペダリング運動中には,歩行と類似した筋活動の賦活だけでなく,中枢神経系の活動においても歩行との類似性が報告されている[7]．まず脳についは,健常者を対象としたPET(positron emission tomography)を用いた研究から,下肢運動に関連した両側の一次体性感覚野および一次運動野,さらにリズミックな運動の発現や調節に関連する運動前野,補足運動野,小脳の賦活が報告されている[8]．また,経頭蓋磁気刺激(transcranial magnetic stimulation:TMS)や誘発筋電図を用いた研究では,ペダリング周期に合わせて一次運動野および脊髄レベルで,周期的な神経活動の賦活が報告されている[9,10]．

たとえば,ペダリング周期における下肢の屈曲相では,前脛骨筋の運動誘発電位(motor evoked potential:MEP)が高まり,伸展相ではMEPは低下する．一方で,拮抗筋であるヒラメ筋では,下肢の伸展相でMEPやH反射振幅が高まり,屈曲相で両者は低下する．また,脊髄抑制性介在ニューロンである相反性抑制は,下肢の屈曲相で足関節背屈筋から底屈筋への抑制が増強し,下肢の伸展相では抑制が減少する．

このように,ペダリング運動は周期的かつ相反的な中枢神経系の活動をモデュレーションすることが可能であり,中枢神経疾患を有した患者の障害された中枢神経系の調節機能に影響を与える可能性がある．さらに,ペダリング運動後においては,7分間という短時間のペダリング運動によっても,運動学習に関連する皮質内抑制回路や痙縮に関連する相反性抑制に変化を誘導することが報告されており,ペダリング運動のような,下肢交互の相反するリズミカルな運動は脳や脊髄レベルに可塑的変化をもたらすものと考えられる[11,12]（↔ 78頁参照）．

Motlら[13]は,多発性硬化症患者に対する20分間のペダリング運動後において,modified Ashworth scale(MAS)とHmax/Mmaxが少なくとも1時間後まで有意に減少し,痙縮が軽減することを報告している．また同研究グループが実施した長期間の介入による効果の検討では,20分間のペダリング運動を週3回,1カ月間実施した結果,MASとHmax/Mmaxには有意な変化を認めないが,主観的な筋緊張が有意に減少していた[14]．さらに長期介入による効果についてChangら[15]は,脊髄小脳変性症をもつ患者に対して,15分間のペダリング運動を週3回,1カ月間実施することで,健常者と比較して低下していた相反性抑制やシナプス前抑制が増加し,下肢運動の協調性と相反的な調節が改善することを報告している．したがって,ペダリング運動は主動作筋と拮抗筋の相反的かつ協調的な筋活動を促すことから,筋間を調節する脊髄介在ニューロンに影響を与え,協調的かつ相反的な運動を改善する可能性があると考えられる．

おわりに

ペダリング運動は,平地歩行やトレッドミル歩行と異なり,座位で運動が行えるため,転倒などのリスクが低く,長時間の立位や歩行が困難な患者においても安全に運動が可能である．したがって,一度セッティングを行えば自主トレーニングとして実施でき,通常のリハの補助的な使用が可能という利点がある．さらに,近年ではペダリング運動に電気刺激[16]やフィードバック[17]をあわせた治療の効果が報告されており,他治療との組み合わせによる相乗効果が期待できる．今後さらに研究が進み,臨床応用されていくことが望まれる．

山口智史
慶應義塾大学医学部リハビリテーション医学教室

▶文献

1) Raasch CC, Zajac FE : Locomotor strategy for pedaling : muscle groups and biomechanical functions. J Neurophysiol, **82**(2) : 515-525, 1999.
2) Fujiwara T, Liu M, et al : Pedaling exercise for neuromuscular re-education : a review. Crit Rev Phys Rehabil Med, **17**(3) : 163-178, 2005.
3) Fujiwara T, Liu M, et al : Effect of pedaling exercise on the hemiplegic lower limb. Am J Phys Med Rehabil, **82**(5) : 357-363, 2003.
4) Katz-Leurer M, Sender I, et al : The influence of early cycling training on balance in stroke patients at the subacute stage. Results of a preliminary trial. Clin Rehabil, **20**(5) : 398-405, 2006.
5) Tang A, Sibley KM, et al : Effects of an aerobic exercise program on aerobic capacity, spatiotemporal gait parameters, and functional capacity in subacute stroke. Neurorehabil Neural Repair, **23**(4) : 398-406, 2009.
6) Sullivan KJ, Brown DA, et al : Physical Therapy Clinical Research Network (PTClinResNet) : Effects of task-specific locomotor and strength training in adults who were ambulatory after stroke : results of the STEPS randomized clinical trial. Phys Ther, **87**(12) : 1580-1602, 2007.
7) Mazzocchio R, Meunier S, et al : Cycling, a tool for locomotor recovery after motor lesions? NeuroRehabil, **23**(1) : 67-80, 2008.
8) Christensen LO, Johannsen P, et al : Cerebral activation during bicycle movements in man. Exp Brain Res, **135**(1) : 66-72, 2000.
9) Pyndt HS, Nielsen JB : Modulation of transmission in the corticospinal and group Ia afferent pathways to soleus motoneurons during bicycling. J Neurophysiol, **89**(1) : 304-314, 2003.
10) Pyndt HS, Laursen M, et al : Changes in reciprocal inhibition across the ankle joint with changes in external load and pedaling rate during bicycling. J Neurophysiol, **90**(5) : 3168-3177, 2003.
11) Yamaguchi T, Fujiwara T, et al : Effects of pedaling exercise on the intracortical inhibition of cortical leg area. Exp Brain Res, **218**(3) : 401-406, 2012.
12) Yamaguchi T, Fujiwara T, et al : The effect of active pedaling combined with electrical stimulation on spinal reciprocal inhibition. J Electromyogr Kinesiol, **23**(1) : 190-194, 2013.
13) Chang YJ, Chou CC, et al : A cycling regimen induces spinal circuitry plasticity and improves leg muscle coordination in individuals with spinocerebellar ataxia. Arch Phys Med Rehabil, 2015 [Epub ahead of print].
14) Motl RW, Snook EM, et al : Effect of acute leg cycling on the soleus H-reflex and modified Ashworth scale scores in individuals with multiple sclerosis. Neurosci Lett, **406**(3) : 289-292, 2006.
15) Sosnoff J, Motl RW, et al : Effect of a 4-week period of unloaded leg cycling exercise on spasticity in multiple sclerosis. NeuroRehabil, **24**(4) : 327-331, 2009.
16) 松永 玄, 山口智史・他：ペダリング運動と治療的電気刺激の併用が回復期脳卒中片麻痺患者の歩行能力へ及ぼす影響―シングルケースデザインによる検討―. 理学療法学, **40**(5) : 371-377, 2013.
17) Johannsen L1, Wing AM, et al : Seated bilateral leg exercise effects on hemiparetic lower extremity function in chronic stroke. Neurorehabil Neural Repair, 24(3) : 243-253, 2010.

5 下肢・歩行関連

筋電図バイオフィードバック療法

はじめに

下肢のリハビリテーション(以下，リハ)領域における筋電図バイオフィードバック療法(EMG-BF)では，末梢神経障害による運動麻痺，中枢神経障害による下肢痙性麻痺の筋再教育を目的とした筋電図バイオフィードバック療法[1,2]が広く行われている．また，大腿四頭筋の等尺性収縮による筋力増強訓練の"コツ"をつかむための導入として用いられることも少なくない．筋電図バイオフィードバック療法は広く知られた治療法であるので，ここでは実施にあたっての留意点を中心に述べる(↔ 191 頁参照)．

末梢神経障害に対する筋電図バイオフィードバック療法

臨床的には，大腿神経麻痺による大腿四頭筋，腓骨神経麻痺による前脛骨筋の再教育に対して，筋電図バイオフィードバック療法が広く用いられている．大腿神経麻痺は腰椎疾患，骨盤腔内手術の合併症，婦人科および前立腺手術の際の体位(砕石位)による鼠径靱帯や開創器による大腿神経の圧迫，腓骨神経麻痺は腰椎疾患や不良肢位による腓骨頭の圧迫によって生じることが多い．また坐骨神経麻痺でも腓骨神経支配筋の障害が主となる場合も少なくない．

keyword
筋電図バイオフィードバック療法，大腿神経麻痺，腓骨神経麻痺，クロストーク現象

筋電図バイオフィードバック療法では筋収縮を表面筋電図で検出し，それを聴覚，もしくは視覚で認識してフィードバック訓練を行う．したがって，目的筋の随意収縮が可能であることが必須であり，また筋力低下が軽度で自動運動が可能な例では一般的な筋力増強訓練で十分な効果が得られることから，筋電図バイオフィードバック療法ではその目的筋の徒手筋力テスト(manual muscle testing：MMT)が 1 もしくは 2⁻ の場合に適応となる．しかし，MMT が 0 か 1 かを触診のみで鑑別することは困難な場合が多く，その診断には針筋電図検査が有用である(図 1)．また，表面筋電図では，一見，筋活動が検出されているように見えても，それは拮抗筋の電位を検出してしまっている場合も多い(クロストーク現象，図 2)．とくに麻痺筋を収縮させようと過剰に努力することによって拮抗筋に強い筋収縮が惹起され，クロストークを生じやすくなるので目的筋の筋収縮と誤認しないように注意が必要である．

最近では筋収縮をトリガーとして，目的筋に電

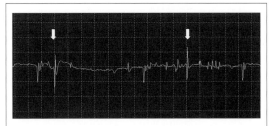

図 1　大腿神経麻痺患者の大腿直筋の針筋電図所見
多数の病的安静時自発電位が観察されるが，運動単位電位も出現していることが確認できる(矢印)．線維自発電位との鑑別では，随意収縮努力に伴い出現する電位であることをしっかりと確認することが重要である．

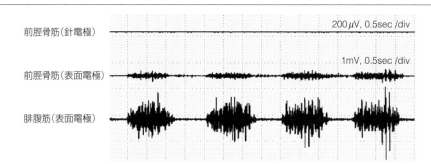

図2 腓腹筋収縮時の前脛骨筋の表面および針電極筋電図
健常人において腓腹筋を強収縮した際の前脛骨筋の筋活動を表面および針電極で記録したものである．前脛骨筋の表面電極では，一見前脛骨筋の筋活動が検出されているように見えるが(中段)，針筋電図では前脛骨筋の筋活動は検出されず(上段)，腓腹筋の収縮(下段)のクロストークであることがわかる．

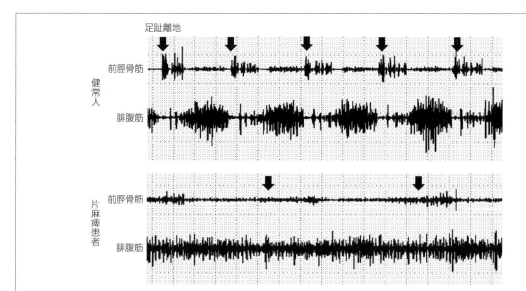

図3 健常人と片麻痺患者の歩行時の前脛骨筋と腓腹筋の筋活動
健常人では足趾離地の前後で前脛骨筋と腓腹筋が交互に収縮と弛緩を繰り返していることが観察できる(上段)．一方，片麻痺患者の麻痺側では前脛骨筋の収縮は適切なタイミングで認められるものの，腓腹筋の弛緩は認められず過緊張の状態となっていることがわかる(下段)．

気刺激を加えてより強い筋収縮を誘発する随意運動介助型電気刺激装置(integrated volitional control electrical stimulation：IVES)[3-5]による訓練も行われるようになってきている(↔195頁参照)．

下肢痙性麻痺に対する筋電図バイオフィードバック療法

脳血管障害による痙性片麻痺患者の下垂足は，腓骨神経麻痺とは異なり前脛骨筋の筋活動はある程度保たれているにもかかわらず，下腿三頭筋の過緊張が主原因となって生じることも少なくない(図3)．このような場合には下腿三頭筋のリラク

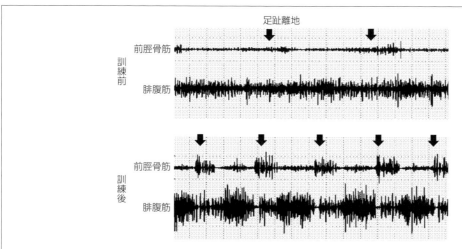

図4 片麻痺患者の筋電図バイオフィードバック療法前後の筋活動の比較
訓練前(上段)と訓練開始4週間後(下段)の前脛骨筋と腓腹筋の筋活動を示す．訓練後では筋活動パターンが正常に近づき，歩行速度も向上している．

セーションを目的とした筋電図バイオフィードバック療法が行われる．

訓練は2チャンネルのモニターが可能である訓練機器を使用し，前脛骨筋と腓腹筋の両筋の筋活動を記録するとよい．訓練当初は座位でモニター画面を見ながら足踏みを繰り返し，視覚によるフィードバックを用いて両筋の活動が正常パターンに近づくよう努力する．音は腓腹筋の筋活動を反映するようにセットしておく．ある程度両筋の活動が分離できるになったら，立位で手すりを把持するなど転倒予防策を講じたうえで同様の練習を行い，徐々に聴覚によるフィードバックが中心となるように訓練していく．聴覚のみでもフィードバックが可能となったら，歩行訓練へと移行していく．1チャンネル記録のみの機器の場合でも下垂足の主原因が前脛骨筋の筋出力不足か，腓腹筋の過緊張であるのかをしっかりと見極めて訓練を行うことにより，有効なリハが可能である（図4）[6]．

非麻痺筋の運動学習

膝関節手術前後では"セッティング"とよばれる大腿四頭筋の等尺性筋力増強訓練が広く行われているが，高齢者ではその"コツ"がうまくつかめず，その際には筋電図バイオフィードバック療法が有効である．この非麻痺筋の運動学習はスポーツ医学などへの応用が期待されている．アスリートのパフォーマンスは多数の筋の制御，すなわち収縮，弛緩のタイミングや強度の組み合わせによりコントロールされており，その解析と学習方法が重要な課題となっている．

赤星和人
市川市リハビリテーション病院リハビリテーション科

▶文献

1) 岡島康友：バイオフィードバック療法．現代リハビリテーション医学(千野直一編)，第3版，金原出版，2009，pp243-248．
2) 長谷公隆：筋電図バイオフィードバック療法．総合リハ，**32**：1167-1173, 2004．
3) Muraoka Y, et al：EMG-controlled hand opening system for hemiplegia. Proc.6th Vienna International Workshop on Functional Electrostimulation Basics Technology Application, 255-258, 1998.
4) Hara Y, Ogawa S, et al：Hybrid power-assisted functional electrical stimulation to improve hemiparetic upper-extremity function. *Am J Phys Med Rehabil*, **85**：977-985, 2006.
5) 石尾晶代，村岡慶裕子：リハビリテーションにおける臨床神経生理．リハビリテーション治療への応用 -IVES も含めて．*MB Med Reha*, **166**：79-85, 2014.
6) Basmajian JV, Kukulka CG, et al：Biofeedback treatment of foot-drop after stroke compared with standard rehabilitation technique：effects on voluntary control and strength. *Arch Phys Med Rehabil*, **56**：231-236, 1975.

5 下肢・歩行関連

FES

はじめに

　脳卒中や脊髄損傷などによる中枢神経の障害では，脳からの指令が神経を通して筋へ伝導することが難しくなることで運動麻痺が生じ，立ち上がりや歩行などの動作が困難になる．Functional electrical stimulation（FES）は，麻痺肢の神経や筋への電気刺激により，麻痺筋を収縮させることで，障害された動作を再建する．下肢に対するFESでは，歩行の遊脚相に総腓骨神経を刺激し，運動麻痺を呈した足関節の背屈筋を収縮させることで，麻痺肢の toe clearance を確保することを目的に用いられることが多い[1]．

　FESは，過去にはフットスイッチやハンドスイッチをトリガーとして，表面電極や埋込み電極を用いて多数の筋を収縮させる装置が開発されてきたが，侵襲性や実用性の面から臨床で使用される頻度は低かった[2]．しかしながら，近年の医工学研究の発展から，装置の機能は大幅に改善され，腓骨頭付近に巻き付ける装置の内部に表面電極やバッテリー，センサーが内蔵されるなど，簡単に装着でき，臨床場面や日常生活においても実用性の高い装置が開発されている．本稿では，中枢神経損傷後の歩行障害に対するFESの効果とその効果メカニズムについて，最近の動向を概説する．

keyword
電気刺激療法，歩行，運動麻痺，一次運動野，神経可塑性，脳卒中

歩行障害に対するFESの効果

　FESは脳卒中[1]をはじめ，脊髄損傷[3]や多発性硬化症[4]，脳性麻痺[5]などの中枢神経疾患の歩行障害へ適用されている．また，歩行のリハビリテーション（以下，リハ）としてFESを用いる場合には，平地での歩行だけでなく，トレッドミル歩行や体重免荷歩行，ロボット補助歩行などと合わせて用いられる[6]（↔223頁，226頁，229頁参照）．

　FESが歩行に与える効果として，歩行の遊脚相に総腓骨神経に対してFESを用いることで，刺激した足関節背屈筋の収縮により背屈角度が増加し，toe clearance が改善する[7,8]．さらに，屈曲反射を促通することで，股関節や膝関節の屈曲にも作用することが示唆されている[9]．また，Reisman ら[10]は，発症後6カ月以降の維持期脳卒中患者に対して，足関節背屈および底屈筋へのFESとトレッドミル歩行を合わせたトレーニングを週3回3カ月間実施した場合には，1カ月後の評価時点で，歩行速度と6分間歩行距離の改善，歩行遊脚期の膝屈曲角度の増加，麻痺肢の推進力が増加することを報告している．その他の効果として，両脚支持期時間，歩行非対称性やPhysiological Cost Index（PCI），バランス能力などの改善が報告されている[3,11-13]．

　近年，脳卒中後の歩行障害に対するFESの効果について，meta-analysis や systematic review が報告されている．Robbins ら[14]は，FESを適用した場合には，通常の歩行トレーニングや介入なしと比較して，歩行速度が0.18 m/s（95%信頼性区間 0.08-0.28）改善することを報告している．さらに，Pereira ら[15]は，歩行距離の延長に対する

FESの効果量として，通常の歩行トレーニングや介入なしと比べ，標準化平均値差(standardized mean differences：SMD)で，0.38(95％信頼性区間 0.08-0.68)であり，その効果量が小さいと述べている．また，直近の2015年に発表されたHowlettら[1]のmeta-analysisでは，FESによる歩行速度の改善は0.08 m/sであり，臨床的意義のある最小変化量(minimal clinical important difference：MCID)の0.10 m/sには近いが，十分でないことが報告されている．一方で，これら従来の治療法との比較において，一定以上の効果が得られることから，臨床や日常生活において，FESを使用することは有用であると考えられる．またFESは，通常の歩行トレーニングや体重免荷歩行，ロボット補助歩行などに加えて実施することが可能であり，他のトレーニングと組み合わせることで相乗効果が期待されている[6]．

FESは他の治療法との効果の比較において，歩行の遊脚相の toe clearance を確保する目的で使用されることが多いことから，短下肢装具(ankle foot orthosis：AFO)と比較されている[13,16,17]．Bethouxら[13]は，アメリカの30施設共同で，発症後6カ月以降の脳卒中患者384名をFES群とAFO群に分けて，1年間における日常生活での使用による歩行能力への効果を調査している．その結果，使用後1年時点では，FES群はAFO群と比較して，歩行速度や6分間歩行距離などの歩行能力に有意な差を認めなかった．一方で，FES群のみにおいて，初回評価と比較して，6分間歩行距離が有意に延長していた．この歩行距離の延長は，FESを日常生活で使用することで，日常生活における活動量が増加し，歩行持久力に影響を与えた可能性を示している．

Patriciaら[16]は，多施設共同ランダム化比較試験により，平均で発症後4年以上経過した維持期脳卒中患者197名をFESもしくはAFOの2群に分けて，30週間の使用後の効果を比較している．その結果，歩行速度や歩行距離，バランス，下肢機能の改善においては，FES群とAFO群に効果の相違はないことを報告している．また同様に，Everaertら[17]は，発症後1年未満の脳卒中患者121名に対して，クロスオーバーデザインによりFESとAFOをそれぞれ6週間(合計12週間)，もしくはAFOを12週間の3群に分け，FESとAFOによる歩行能力への効果を比較した結果，PCIには相違がなく，歩行速度においてはAFOと比較して高値であるが，有意な差がないことを報告している．しかしながら，これらの報告[16,17]において，AFOと比較してFESを使用した群では，患者の満足度がAFOよりも高く，治療の選択肢として検討する価値が十分にあることを示している．

FES治療効果のメカニズム

健常者において，歩行の遊脚相にFESを総腓骨神経に与えた状態で30分間トレッドミル歩行を行うことで，トレッドミル歩行単独と比較して，前脛骨筋の運動誘発電位(motor evoked potential：MEP)が有意に増大し，その効果はFES終了後少なくとも30分は持続することが報告されている[18]．一方で，脊髄レベルでは，刺激した前脛骨筋のH反射は変化がなかった．また，拮抗筋であるヒラメ筋においては，H反射が有意に減少するが，トレッドミル歩行においても同様に減少を認めている[19]．すなわち，歩行にFESを適用することで，刺激筋である前脛骨筋の一次運動野の興奮性を選択的に高めることが可能であると考えられる．さらに，トレッドミル歩行にFESを組み合わせることで，拮抗筋であるヒラメ筋の前角細胞の興奮性を減少させることが可能になると考えられる．これらの効果は，中枢神経損傷後の歩行障害における，足関節背屈運動の低下とヒラメ筋の異常筋緊張に対して有効である可能性を示していると考えられる．

Everaertら[20]は，脳卒中や多発性硬化症の患者に対して，FESを日常生活において3～12カ

月使用することで，前脛骨筋のMEPが有意に増大し，最大背屈時の前脛骨筋の表面筋電図の活動も向上することを報告している．さらに前脛骨筋の最大M波には変化がなかったことから，FESを長期間使用が一次運動野の賦活を強化することを示唆している．すなわち，歩行中のFESは，通常の歩行トレーニングより一次運動野の興奮性を高めることが可能であり，この一次運動野の賦活は中枢神経系の再構築に寄与すると考えられる．

おわりに

FESは，医工学の発展により臨床や日常生活内で十分に使用できるレベルにある．まだFESの歩行障害に対する効果の検証は十分とはいえないが，臨床場面において適応疾患を評価し，適切に使用することで，十分に効果が得られると考えられる．しかしながら，わが国において，FESは普及しているとはいえない．アメリカ・リハビリテーション医学会(American Congress of Rehabilitation Medicine)は，FESが普及しない理由としてセラピストの知識不足や費用の問題をあげており，十分に利用されていない現状に対して，エビデンスの不足や費用の問題もあるが，治療や日常生活における補助具としての選択肢として，FESの使用を推奨している[21]．今後，わが国においても対象者の利益を考慮し，適切な評価と治療選択に基づいてFESの適応と普及を促進していく必要がある．

山口智史
慶應義塾大学医学部リハビリテーション医学教室

文献

1) Howlett O, Lannin NA, et al : Functional electrical stimulation improves activity after stroke : A systematic review with meta- analysis. *Arch Phys Med Rehabil*, Epub ahead of print, 2015.
2) 加賀谷 斉：機能的電気刺激とシステムの変遷. 日物療学誌, **20**：5-9, 2013.
3) Kapadia N, Masani K, et al : A randomized trial of functional electrical stimulation for walking in incomplete spinal cord injury : Effects on walking competency. *J Spinal Cord Med*, **37**(5)：511-524, 2014.
4) Street T, Taylor P, et al : Effectiveness of Functional Electrical Stimulation on Walking Speed, Functional Walking Category, and Clinically Meaningful Changes for People With Multiple Sclerosis. *Arch Phys Med Rehabil*, Epub ahead of print, 2014.
5) Cauraugh JH, Naik SK, et al : Children with cerebral palsy : a systematic review and meta-analysis on gait and electrical stimulation. *Clin Rehabil*, **24**(11)：963-978, 2010.
6) Schuhfried O, Crevenna R, et al : Non invasive neuromuscular electrical stimulation in patients with central nervous system lesions : an educational review. *J Rehabil Med*, **44**(2)：99-105, 2012.
7) Voigt M, Sinkjaer T : Kinematic and kinetic analysis of the walking pattern in hemiplegic patients with foot-drop using a peroneal nerve stimulator. *Clin Biomech*, **15**(5)：340-351, 2000.
8) Kesar TM, Perumal R, et al : Functional electrical stimulation of ankle plantarflexor and dorsiflexor muscles : effects on poststroke gait. *Stroke*, **40**(12)：3821-3827, 2009.
9) Cikajlo I, Matjacic Z, et al : Development of gait re-education system in incomplete spinal cord injury. *J Rehabil Med*, **35**(5)：213-216, 2003.
10) Reisman D, Kesar T, et al : Time course of functional and biomechanical improvements during a gait training intervention in persons with chronic stroke. *J Neurol Phys Ther*, **37**(4)：159-165, 2013.
11) Burridge JH, Taylor PN, et al : The effects of common peroneal stimulation on the effort and speed of walking : a randomized controlled trial with chronic hemiplegic patients. *Clin Rehabil*, **11**(3)：201-210, 1997.
12) Chung Y, Kim JH, et al : Therapeutic effect of functional electrical stimulation-triggered gait training corresponding gait cycle for stroke. *Gait Posture*, **40**(3)：471-475, 2014.
13) Bethoux F, Rogers HL, et al : Long-Term Follow-up to a Randomized Controlled Trial Comparing Peroneal Nerve Functional Electrical Stimulation to an Ankle Foot Orthosis for Patients With Chronic Stroke. *Neurorehabil Neural Repair*, Epub ahead of print, 2015.
14) Robbins SM, Houghton PE, et al : The therapeutic effect of functional and transcutaneous electric stimulation on improving gait speed in stroke patients : a meta-analysis. *Arch Phys Med Rehabil*, **87**(6)：853-859, 2006.
15) Pereira S, Mehta S, et al : Functional electrical stimulation for improving gait in persons with chronic stroke. *Top Stroke Rehabil*, **19**(6)：491-498, 2012.
16) Kluding PM, Dunning K, et al : Foot drop stimulation versus ankle foot orthosis after stroke : 30-week outcomes. *Stroke*, **44**(6)：1660-1669, 2013.
17) Everaert DG, Stein RB, et al : Effect of a foot-drop stimulator and ankle-foot orthosis on walking performance after stroke : a multicenter randomized controlled trial. *Neurorehabil Neural Repair*, **27**(7)：579-591, 2013.
18) Kido Thompson A, Stein RB : Short-term effects of functional electrical stimulation on motor-evoked potentials in ankle flexor and extensor muscles. *Exp Brain Res*, **159**(4)：491-500, 2004.
19) Thompson AK, Doran B, et al : Short-term effects of functional electrical stimulation on spinal excitatory and inhibitory reflexes in ankle extensor and flexor muscles. *Exp Brain Res*, **170**(2)：216-26, 2006.
20) Everaert DG, Thompson AK, et al : Does functional electrical stimulation for foot drop strengthen corticospinal connections? *Neurorehabil Neural Repair*, **24**(2)：168-177, 2010.
21) Bosch PR, Harris JE, et al : Review of therapeutic electrical stimulation for dorsiflexion assist and orthotic substitution from the American Congress of Rehabilitation Medicine stroke movement interventions subcommittee. American Congress of Rehabilitation Medicine (ACRM) Stroke Movement Interventions Subcommittee. *Arch Phys Med Rehabil*, **95**(2)：390-396, 2014.

5 下肢・歩行関連

トレッドミル訓練

トレッドミルの特徴

　トレッドミルは屋内の限られたスペースで運動負荷量を調整しながら歩行ができることから，リハビリテーション（以下，リハ）においては，訓練装置としてだけではなく，運動耐容能を評価する心肺運動負荷試験としても，自転車エルゴメータ，6分間歩行テストなどとともに用いられている．

　脳卒中などによる麻痺や筋力低下，あるいは，変形性膝関節症などの整形外科疾患で体重を支えるのが困難な場合には，吊り下げ式のハーネスで体重を免荷する機能を有するトレッドミルもある（図1）．免荷は歩行動作の安定のため，体重の10〜40％程度にとどめるのが一般的である．吊り下げ式のハーネスは，転倒防止装置としての役割も果たしている（↔226頁参照）．

　歩行分析を行う際に，トレッドミルでは，一定の場所で所定の速度での歩行となり，ビデオ撮像が容易なことなどから，運動学的解析がしやすいことも長所である．床反力計を組み込んで床反力を計測し，運動力学的分析が可能な装置もある（↔129頁参照）．また，近赤外線分光計（near-infrared spectroscopic topography：NIRS）を用いた歩行中の脳活動の画像化もトレッドミルを用いることで可能となり[1]，脳卒中後の片麻痺患者の免荷トレッドミル歩行訓練中の脳活動もNIRSで計測されている[2]（↔111頁参照）．

keyword
トレッドミル，歩行訓練，免荷，脳卒中

トレッドミルを用いる疾患

　心筋梗塞，狭心症，慢性心不全，心臓大血管手術後，末梢動脈疾患などの心臓血管疾患，慢性閉塞性肺疾患，気管支喘息，気管支拡張症，肺結核後遺症などの呼吸器疾患の運動負荷試験，持久力トレーニングなどにトレッドミルは用いられている．トレッドミルの負荷量は，速度と傾斜角で調整できる．なお，脊髄損傷患者などで歩行が困難な場合には車いすトレッドミルが用いられる場合もある．

　トレッドミル訓練は，パーキンソン病患者の歩行速度，重複歩距離，歩行距離を改善させる[3]．また，脊髄損傷による歩行障害のリハにも用いられるが，他の介入方法と比較しての優位性は明らかではない[4]．

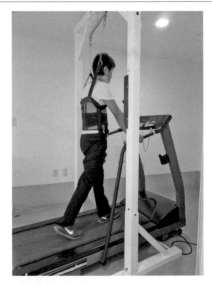

図1　体重免荷トレッドミル

脳卒中におけるトレッドミル歩行訓練

今から約20年前にHesseら[5]によって脳卒中後の歩行障害に対する免荷トレッドミル訓練の有効性が報告されて以来，多くの検討がなされてきた．そのねらいの一つは，免荷した状態で，脊髄のcentral pattern generator（CPG）を機能させて適切な歩行パターン形成の促進を図ることである．ただし，免荷なしと免荷ありのトレッドミル訓練の直接比較研究はほとんど行われていない．Visintinらは，亜急性期の脳卒中患者を対象に，免荷ありと免荷なしのトレッドミル訓練を6週間施行し，介入直後だけでなく，3カ月後でも，歩行速度や下肢の運動機能は免荷あり群が免荷なし群よりも有意に改善していたと報告している[6]．

平地歩行訓練とトレッドミル訓練を比較した研究は多くあるが，その結果は一致していない．最近の大規模な研究としては，Duncanらの報告があげられる[7]．発症2カ月以内の脳卒中患者408名を対象に，免荷トレッドミルでの歩行訓練を発症2カ月目に行う早期介入群，発症6カ月目に行う待機的介入群，発症2カ月目に理学療法士に管理されたプログラムを自宅で行う自宅訓練群の3群に分け，一年後の歩行能力に改善がみられた割合を比較した．結果は，全体として52.0%の患者に歩行能力の改善を認めたが，早期介入群と自宅訓練群，あるいは，待機的介入群と自宅訓練群の間に有意差を認めず，歩行速度の改善率なども同程度であった．

脳卒中後のトレッドミル訓練の効果を検証した最新のCochrane review[8]では，44文献，計2,658名の研究（免荷ありと免荷なしの両者を含む）のメタアナリシスを行い，トレッドミル訓練は他の介入方法と比較して，介入終了時に自立歩行に到達した率には有意な差を認めなかったが，とくに介入開始時に自立歩行が可能であった例では，歩行速度と歩行持久力（6分間歩行の距離）をより改善していた．しかし，他の介入方法との差は，歩行速度は0.1m/s程度，6分間歩行の距離は30m程度であり，臨床的に明らかな効果を認めるとまでは言いがたい．また，介入開始時に歩行自立にいたっていなかった患者では効果を見出せていない．免荷ありトレッドミル訓練だけを抽出したサブ解析でも介入開始時に歩行が自立していた群のみで歩行速度，歩行持久力の改善を認めた．免荷なしトレッドミル訓練のみのサブ解析では，介入開始時に免荷なしトレッドミル歩行が可能であった患者が対象となるが，歩行速度は有意に改善していたが，歩行持久力の改善はみられなかった．ただし，これまでの研究は介入方法が様々であり，トレッドミル訓練の有用性をより明確にするためには，今後，歩行速度や歩行時間などの負荷量を個別に調整した研究が必要である．

なお，脳卒中患者への有酸素トレーニングや筋力トレーニングが，日常生活動作やquality of life（QOL）を改善させ，さらに，心血管系のイベントを減少させることが種々の研究で実証されてきた[9]が，トレッドミル訓練は，日常生活に重要な歩行を運動課題としており，より効率的に日常生活動作やQOLの改善にも寄与しうること，手すりや免荷装置により麻痺のある患者でも歩行が可能[10,11]であり，運動負荷量を調整しやすいなどのメリットがある[9]．

免荷トレッドミルでの歩行訓練は，平地での歩行訓練と比較して療法士の負担は軽減されるが，それでも，歩行パターンを形成するためには療法士による麻痺肢や体幹への介入が必要であり，多大な労力を要する．この点を補うために，Gait Trainer（Reha-Stim社）やLokomat（Hocoma社）のようなロボット支援型のトレッドミル訓練装置も開発されている．また，興味深い試みとして，左右の足のベルトを分離させたsplit-belt型のトレッドミルを用いて，左右脚が異なる速度で歩行訓練を行い，脳卒中後の片麻痺歩行の非対称性を改善させようとする研究もある[12]．

平地歩行との比較

ところで，通常の平地歩行とトレッドミル歩行に違いがあるのか，というのは関心のあるテーマである．歩行中の視覚情報（optic flow）などが影響していると予想されるが，実際には，歩行率（ケーデンス）や股・膝関節の角度などの運動学的な検討を行った研究は数多く報告されているものの，結果は報告により様々である．年齢，歩行速度やトレッドミル環境への慣れの違いなどが結果のばらつきに関連していると考えられるが，いずれにせよ，差があったとしても，その差はわずかであると考えられている．むしろ，平地歩行の歩行パターンを維持するために，トレッドミル歩行中には，下肢の関節モーメントや筋出力を変化させているとする報告もある[13]．トレッドミル歩行のほうが同速の平地歩行よりも酸素摂取量が増加するという報告もある[14]．

おわりに

多くの疾患にトレッドミルを用いた評価や介入方法があり，トレッドミルはリハにとっては欠かすことのできない器具である．また，脳卒中後の歩行障害などでも，免荷トレッドミルを使用することで，一人の療法士の介助だけで歩行訓練が可能となれば，歩行訓練の機会が増え，患者の意欲の向上など心理面へのプラスの影響も期待される．

| 服部憲明
森之宮病院神経リハビリテーション研究部

文献

1) Miyai I, Tanabe HC, et al : Cortical mapping of gait in humans : a near-infrared spectroscopic topography study. *Neuroimage*, **14** : 1186-1192, 2001.
2) Miyai I, Suzuki M, et al : Effect of body weight support on cortical activation during gait in patients with stroke. *Exp Brain Res*, **169** : 85-91, 2006.
3) Mehrholz J, et al : Treadmill training for patients with Parkinson's disease. *Cochrane database Syst Rev*, CD007830 (2010). doi : 10.1002/14651858.CD007830.pub2.
4) Mehrholz J, Kugler J, et al : Locomotor training for walking after spinal cord injury. *Cochrane database Syst Rev*, **11** : CD006676, 2012.
5) Hesse S, Bertelt C, et al : Treadmill training with partial body weight support compared with physiotherapy in nonambulatory hemiparetic patients. *Stroke*, **26** : 976-981, 1995.
6) Visintin M, Barbeau H, et al : A new approach to retrain gait in stroke patients through body weight support and treadmill stimulation. *Stroke*, **29** : 1122-1128, 1998.
7) Duncan PW, Sullivan KJ, et al : Body-weight-supported treadmill rehabilitation after stroke. *N Engl J Med*, **364** : 2026-2036, 2011.
8) Mehrholz J, Pohl M, et al : Treadmill training and body weight support for walking after stroke. *Cochrane database Syst Rev*, **1** : CD002840, 2014.
9) Billinger SA, Arena R, et al : Physical Activity and Exercise Recommendations for Stroke Survivors : A Statement for Healthcare Professionals From the American Heart Association/American Stroke Association. *Stroke*, **45** : 2532-2553, 2014.
10) Globas C, Becker C, et al : Chronic stroke survivors benefit from high-intensity aerobic treadmill exercise : a randomized control trial. *Neurorehabil Neural Repair*, **26** : 85-95, 2012.
11) Mackay-Lyons M, McDonald A, et al : Dual effects of body-weight supported treadmill training on cardiovascular fitness and walking ability early after stroke : a randomized controlled trial. *Neurorehabil Neural Repair*, **27** : 644-653, 2013.
12) Reisman DS, McLean H, et al : Repeated split-belt treadmill training improves poststroke step length asymmetry. *Neurorehabil Neural Repair*, **27** : 460-468, 2013.
13) Lee SJ, Hidler J : Biomechanics of overground vs. treadmill walking in healthy individuals. *J Appl Physiol*, **104** : 747-755, 2008.
14) Parvataneni K, Ploeg L, et al : Kinematic, kinetic and metabolic parameters of treadmill versus overground walking in healthy older adults. *Clin Biomech (Bristol, Avon)*, **24** : 95-100, 2009.

5 下肢・歩行関連

部分免荷

はじめに

　下肢支持性の弱い脊髄損傷や脳卒中などの神経疾患患者に対する歩行訓練として，部分免荷歩行訓練がある．これは，上部から吊るしたハーネスで体幹を支え，体重を免荷したうえで歩行訓練を行うことで，体幹・下肢の支持性の弱い患者に対しても歩行訓練を行うことが可能となるものである．最近ではトレッドミルをはじめとした訓練機器の開発も進み，一つのリハビリテーション（以下，リハ）手技としての位置づけがなされつつある（←223頁参照）．ここでは，部分免荷での歩行訓練の意義や効果について概説する．

部分免荷歩行訓練

　脊髄損傷の動物実験モデルでは，脊髄の神経回路には末梢からの繰り返しの刺激に対して一種の学習能力があるというcentral pattern generator（CPG）の概念がある．CPGの存在を裏づける実験として，ネコの脊髄損傷モデルでは，後足を部分免荷してベルトの上を走らせる訓練を行うとほぼ正常に近い走行に回復するという報告もあり[1]，動物ではCPGを活性化することにより，必ずしも上位中枢からの入力がなくとも歩行を再獲得することが可能とされている．ヒトにおけるCPGの存在には議論があるが，この結果をもとに神経疾患による歩行障害の患者を部分免荷してトレッドミル上を歩かせる訓練に発展させたものが部分免荷トレッドミル歩行訓練である[2]．

　これは，上部から吊るしたハーネスを体幹に固定し，それによって下肢への荷重を左右対称に減らし，トレッドミル上で行う歩行訓練である（図1）．それにより，全荷重では歩けない患者の歩行を促通するものである．部分免荷にすることにより，体重が十分に支えられないときでも歩行のタイミングの練習が可能となり，介助者が密着して補助を行う必要もないため，心理的にも肉体的にもリラックスした状態での訓練が可能となる．

　トレッドミル歩行では平地歩行に比べ，歩調（cadence）の減少により歩行速度が遅くなり，患

keyword
central pattern generator（CPG），部分免荷歩行システム，トレッドミル訓練

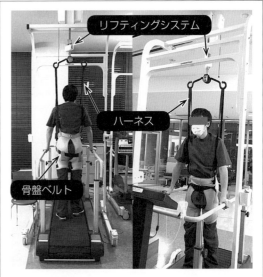

図1　部分免荷トレッドミル歩行訓練
骨盤帯〜体幹を骨盤ベルトで固定し，ハーネスを用いて上部のリフティングシステムで吊るす．免荷量は訓練者の能力に応じて変化させる．

側の片脚支持期が長くなり，左右対称性が増す．また，股関節の伸展補助があるため，患側の腓腹筋・脊柱起立筋の筋発火が小さくなり，前脛骨筋との腓腹筋の同時収縮が減少する[3]．通常の歩行と比較して免荷した際には筋緊張の指標である腓腹筋のH/M比が上がりにくいという報告もあり，そのため，脳卒中患者などでとくに問題となりやすい下腿三頭筋の痙縮を抑えながらの歩行訓練が可能となる[2,4]．さらに通常の全荷重での歩行訓練と比較し，心拍数の変動が少ないなど心肺系への負荷が少ないなどの特徴もあるため，様々な併存疾患をもった高齢の患者に対しても安全に歩行訓練が行えるなどのメリットもある[4]．

最近では，古くからのトレッドミル式の免荷歩行装置以外にも，自走式の免荷歩行器なども登場し，その目的に応じた免荷歩行訓練も可能となってきている(図2)．

免荷歩行訓練の対象として，厳密な禁忌などの規定はとくになく，通常の歩行訓練に制限がかけられていない患者であれば適応と考えてよい．ただし，免荷歩行訓練のメリットをいかすのであれば，歩行に中等度以上の介助を要し，通常の介助歩行訓練での歩行量の確保が困難な患者が良い適応と考えられる．臨床的には，脊髄損傷による対麻痺患者や脳卒中後の片麻痺患者などを対象として行うことが多い．

免荷歩行訓練の効果

免荷歩行訓練は歩行訓練としての有用性は確かにあるが，それが他の訓練と比較したうえで突出した効果があるかどうかということに関しては，現在まで十分なエビデンスが得られてはいない．

脳卒中を例にした場合，わが国では適切な脳卒中の診療・治療を目的として『脳卒中治療ガイドライン』が刊行されているが，そのなかで脳卒中後の歩行障害に対するリハとして，トレッドミル訓練，免荷式動力型歩行補助装置は脳卒中の歩行を改善するので勧められるものとしてグレードB

(行うように勧められる)と定められている[5]．ただし，免荷歩行訓練により歩行能力の向上が期待されるものの，それが単純なトレッドミル歩行訓練や通常の平地歩行訓練と比較した際に有意に歩行能力を改善するかに関しての有力なコンセンサスはない[6]．

408名の脳卒中片麻痺患者を対象とした研究では，発症後2カ月の時点で免荷トレッドミル歩行訓練を36回施行した群と，発症後6カ月の時点で同様の訓練を施行した群，発症後2カ月の時点で理学療法士による在宅歩行訓練を36回施行した群ではいずれも発症後1年の時点での歩行能力の改善に有意差を認めなかった[7]．また，15文献のメタアナリシスではトレッドミル歩行訓練は免荷のあるなしにかかわらず，他の治療法に比べて，歩行スピード，歩行介助量の改善に有意差はないが，トレッドミル上を介助なしで歩ける患者は，部分免荷トレッドミルにより歩行速度が改善する傾向があるとされた[8]．

部分免荷トレッドミル訓練の対象となりやすい脊髄損傷患者に対する調査でも，同様に部分免荷トレッドミル訓練が通常の歩行訓練と比較して有

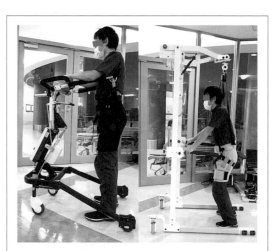

図2 部分免荷歩行システム
近年，免荷式のサスペンションリフトと歩行器を組み合わせることにより，平地歩行訓練を目的とした部分免荷歩行システムも登場している．

意に歩行能力を改善するとされてはおらず[9]，通常の平地歩行訓練やトレッドミル歩行訓練が可能であった場合には積極的に勧められるとはいえない状況である．

このように，部分免荷トレッドミル訓練は盲検試験における他の訓練との比較ではその優位性が十分に立証されているとは言い難い状況である．ただし，これは部分免荷歩行訓練以外の歩行訓練が可能である患者との比較であり，当然ながら，部分免荷歩行訓練以外の方法での十分な歩行訓練が困難であると考えられる患者においては，部分免荷歩行訓練を一つの選択肢として考えてよいものと考えられる．

おわりに

部分免荷での歩行訓練は，それ自体が絶対の訓練として行われるものではないが，通常の歩行訓練が困難な症例において，積極的に訓練量を増やしたり，歩行時の緊張を抑えたりした訓練としての役割は否定されるものではない．

そのため，装具や杖などのように歩行の難易度を調整したうえで十分な訓練量をとるための一つの手段という認識のもと，歩行を獲得するまでの長期的な治療戦略の一つの選択肢として考えていく必要がある．

| 補永 薫
東京湾岸リハビリテーション病院リハビリテーション科

文献

1) Visintin M, Barbeau H, et al : A new approach to retrain gait in stroke patients through body weight support and treadmill stimulation. *Stroke*, **29** : 1122-1128, 1998.
2) 越智文雄，村田賢二：歩行リハビリテーション-部分免荷トレッドミル歩行訓練．臨床リハ，**14** : 510-515, 2005.
3) Hesse S, Bertelt C, et al : Treadmill training with partial body weight support compared with physiotherapy in nonambulatory hemiparetic patients. *Stroke*, **26** : 976-981, 1995.
4) Watanabe S, Oya Y, et al : Influences of Changes in the Level of Support and Walking Speed on the H Reflex of the Soleus Muscle and Circulatory Dynamics on Body Weight-supported Treadmill Training: Investigation in Healthy Adults. *J Phys Ther Sci*, **26** : 1345-1350, 2014.
5) 篠原幸人・他編：歩行障害に対するリハビリテーション．脳卒中治療ガイドライン 2009, 協和企画, 2009, pp300-304.
6) Høyer E, Jahnsen R, et al : Body weight supported treadmill training versus traditional training in patients dependent on walking assistance after stroke: a randomized controlled trial. *Disabil Rehabil*, **34** : 210-219, 2012.
7) Duncan PW, Sullivan KJ, et al : LEAPS Investigative Team. Body-weight-supported treadmill rehabilitation after stroke. *N Engl J Med*, **26** : 2026-2036, 2011.
8) Mosely AM, Stark A, et al : Treadmill training and body weight support for walking after stroke. *Cochrane Database Syst Rev*, **4** : CD002840, 2005.
9) Wessels M, Lucas C, et al : Body weight-supported gait training for restoration of walking in people with an incomplete spinal cord injury: a systematic review. *J Rehabil Med*, **42** : 513-519, 2010.

5 下肢・歩行関連

ロボティクス

はじめに

下肢・歩行関連のリハビリテーションロボットには，装着して立位や歩行を実現するロボット装具（robotic orthotics），高機能の電動車椅子や歩行器などの移動を補助するアシストロボット（assistive robot），歩行訓練等の場面で機能回復に活用される治療用ロボット（therapeutic robot）がある[1]．歩行訓練を支援するロボットには，ハーネスで体幹を吊ってトレッドミル上を歩く部分免荷トレッドミル歩行訓練（BWSTT：Body Weight-Supported Treadmill Training）を支援するロボットや外骨格フレームにアクチュエータを組み込んだロボット装具，いわゆるウエラブルロボット（スーツ）などがある．以下，ロボット支援歩行訓練を中心に述べる（↔223頁，226頁参照）．

歩行訓練へのロボット導入の背景

BWSTTがヒトにおいても歩行中枢（CPG：Central Pattern Generator）の賦活を期待して，まず脊髄損傷者[2]に，ほぼ同時期に脳卒中患者[3]にも導入された．この方法は，課題特異的で負荷量が十分確保できるが，足の振りだしの補助が重労働である．この補助をロボットが代行する方法[4]が模索され，Gait Trainer（Reha-Stim）やLokomat®（Hocoma）などが実用化に至った．

一方，ウエラブルロボットは，その起源を1960年代のパワードスーツにさかのぼるが，コンピュータやアクチュエータの性能が不十分で実用化できなかった．その後の技術の発展により，ReWalk™（ReWalk Robotics），HAL®（CYBERDYNE）などが実用化に至っている．

ロボット支援歩行訓練の基本

ロボット支援歩行訓練は，麻痺などで立位が困難でもアシストにより訓練が実施できる点と訓練強度を確保できる点に利点がある．BWSTT形式では，主に2つの下肢の振りだし補助方式がある．一つは，外骨格に組み込まれたアクチュエータが補助する方式（exoskeleton）であり，Lokomat®，AutoAmbulator™（HealthSouth）などが採用している．もう一つは，足板を前後方向に交互にスライドさせて歩行様運動を行う方式（end-effector）であり，Gait TrainerやGait Master4などが採用している．

一方，ウエラブルロボットは当初，生活の場での使用を目的としていたが，近年，機能回復にも用いられるようになった．しかし，その訓練の理論，方法，効果は不明な点も多い．立位の制御様式で，ロボット単独で起立が保持できるREX（Rex Bionics），HAL®などと，ロフストランド杖や歩行器などが必要となるEkso™（Ekso Bionics），ReWalk™，Wearable Power-Asist Locomotor：WPAL（Aska）に分かれる．また，駆動への意思伝達には，ジョイスティック，スイッチ，傾きセンサー，筋電などが用いられている．

---

keyword

ロボット，歩行訓練，部分免荷，トレッドミル歩行訓練，ウエラブルロボット

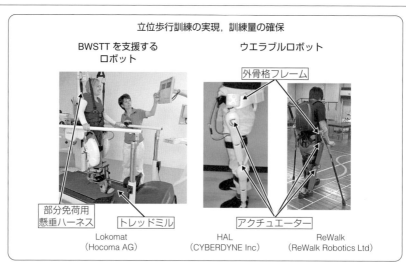

図1 下肢ロボット支援ロボット

ロボット支援訓練の実際

(1)アシスト形式

上肢ロボット支援訓練と同様に，麻痺に合わせて受動(passive)モード，能動アシスト(active-assistive)モードなどと使い分ける．また下肢では，筋力をさらに強化する場合には能動—抵抗(active-resistive)モードを使用することもある．

(2)下肢ロボット支援訓練のプロトコール

既に行われた脳卒中での臨床試験[5]では，1日あたりの訓練時間は20〜50分程度，期間は10日〜8週間(主に3〜4週間)とまだ統一されていない．

(3)下肢ロボット支援訓練の効果

2007年[6]と2013年[5]のCochraneレビューでは，脳卒中を対象としたロボット支援訓練と通常の訓練の組み合わせと，通常の訓練単独とを比較している．2007年では歩行の自立度と耐久性に，2013年では歩行の自立度にのみ，ロボット支援訓練の併用により多くの改善を認めている．しかし，臨床試験での検証は十分ではない．また，急性期での介入の効果が良いこと[5]やロボットの種類[7]によって差があることも指摘されている．一方，ウエラブルロボットでは効果の報告が出始めた段階である[8]．

(4)脳卒中以外の疾患への臨床応用

多発性硬化症[9]，パーキンソン病[10]，脳性麻痺[11]，脊髄損傷[12]などの訓練に使用されている．効果の検証には症例数がまだ少ない．

(5)歩行訓練以外の下肢ロボット支援訓練

足関節の訓練を中心に行うAnklebot(InMotion)や臥位で下肢の訓練を行うTEM LX2(Yasukawa)などがある．

下肢訓練支援ロボットの課題

運動のガイドは学習を阻害する可能性(guidance hypothesis)があり，必要十分なアシスト(assist-as-needed)が重要である．また，単調になりやすい歩行訓練において，より能動的な参加を促すためにバーチャルリアリティでの視覚や触覚フィードバック，ゲーム性の高い課題などが試みられている．下肢訓練支援ロボットは，価格，サイズと重量，装着や準備の手間，訓練方法などの解決すべき問題がまだ多い．

おわりに

ロボットの訓練効果をさらに高めるため，近年，バーチャルリアリティ環境[13]，経頭蓋直流電気刺激[14]，機能的電気刺激[15]，振動刺激[16]，ボツリヌス療法など他の治療方法との併用についても研究が進められている（↔138頁，146頁，232頁参照）．

和田　太
産業医科大学リハビリテーション医学講座

文献

1) 和田　太：リハビリテーションロボット．福祉技術ハンドブックー健康な暮らしをささえるためにー（産業技術総合研究所編），朝倉書店，2013，pp207-212．
2) Wernig A, Nanassy A, et al：Maintenance of locomotor abilities following Laufband (treadmill) therapy in para-and tetraplegic persons：follow-up studies. Spinal Cord, 36(11)：744-749, 1998.
3) Hesse S, Bertelt C, et al：Treadmill training with partial body weight support compared with physiotherapy in nonambulatory hemiparetic patients. Stroke, 26(6)：976-981, 1995.
4) Hornby TG：Clinical and quantitative evaluation of robotic-assisted treadmill walking to retrain ambulation after spinal cord injury. Topics Spinal Cord Injury Rehab, 11：1-17, 2005.
5) Mehrholz J, Elsner B, et al：Electromechanical-assisted training for walking after stroke. Cochrane Database Syst Rev, 2013.
6) Mehrholz J, Werner C, et al：Electromechanical-assisted training for walking after stroke. Cochrane Database Syst Rev, 2007.
7) Mehrholz J, Pohl M：Electromechanical-assisted gait training after stroke：a systematic review comparing end-effector and exoskeleton devices. J Rehabil Med, 44(3)：193-199, 2012.
8) Watanabe H, Tanaka N, et al：Locomotion improvement using a hybrid assistive limb in recovery phase stroke patients：a randomized controlled pilot study. Arch Phys Med Rehabil, 95(11)：2006-2012, 2014.
9) Straudi S, Benedetti MG, et al：Does robot-assisted gait training ameliorate gait abnormalities in multiple sclerosis? A pilot randomized-control trial. NeuroRehabilitation, 33(4)：555-563, 2013.
10) Picelli A, Melotti C, et al：Robot-assisted gait training versus equal intensity treadmill training in patients with mild to moderate Parkinson's disease：a randomized controlled trial. Parkinsonism Relat Disord, 19(6)：605-610, 2013.
11) Pajaro-Blazquez M, Shetye R, et al：Robotic-assisted gait training in children with Cerebral Palsy in clinical practice. Converging Clinical and Engineering Research on Neurorehabilitation. Biosystems & Biorobotics (Pons JL, Torricelli D, Pajaro M) Volume 1, 2013, pp29-33.
12) Shin JC, Kim JY, et al：Effect of robotic-assisted gait training in patients with incomplete spinal cord injury. Ann Rehabil Med, 38(6)：719-725, 2014.
13) Brütsch K, Koenig A, et al：Virtual reality for enhancement of robot-assisted gait training in children with central gait disorders. J Rehabil Med, 43(6)：493-499, 2011.
14) Geroin C, Picelli A, et al：Combined transcranial direct current stimulation and robot-assisted gait training in patients with chronic stroke：a preliminary comparison. Clin Rehabil, 25(6)：537-548, 2011.
15) Hu XL, Tong KY, et al：The effects of electromechanical wrist robot assistive system with neuromuscular electrical stimulation for stroke rehabilitation. J Electromyogr Kinesiol, 22(3)：431-439, 2012.
16) Sui J, Shull P, et al：Pilot study of vibration stimulation on neurological rehabilitation. Biomed Mater Eng, 24(6)：2593-2601, 2014.

5 下肢・歩行関連

ボツリヌス療法

下肢に対するボツリヌス療法の位置づけ

　下肢の治療の目的は，第1に移動能力の獲得と向上にある．そのために，痙縮の管理はかねてから大きな課題として捉えられており，ボツリヌス療法は，そのなかで近年，重要な役割を占めるようになっている（⇔ 206 頁参照）．

　痙縮とは，上位運動ニューロンの障害により運動速度依存性の伸張反射の亢進を呈し，深部腱反射の亢進を伴う運動障害とLanceにより定義され[1]，その定義は現在も広く使用されている．痙縮はクローヌス，屈筋および伸筋のスパズム，関節可動域制限などの運動障害の原因となり，さらにはADL（activities of daily living）の低下，歩行障害などの能力障害が引き起こされるため，その管理はリハビリテーション（以下，リハ）の分野において非常に重要である．痙縮の治療は，痙縮の分布（限局性か全身性か）と治療効果の持続性（可逆性か不可逆性か）によって，図1のように大別される[2]．

　ボツリヌス療法の作用部位はアセチルコリン作動性終末，つまり神経筋接合部，交感神経節後線維末端などである．ボツリヌス療法は神経終末にある受容体に結合し，その親和性は極めて高い．結合した毒素は細胞内に取り込まれ，構造が変化し，毒性部分である軽鎖が細胞内に注入される．

keyword
痙縮，歩行，リハビリテーション，内反尖足

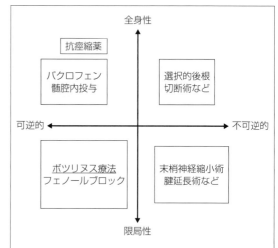

図1　痙縮に対する治療選択（文献2より引用改変）
痙縮の分布（限局性／多限局性，局所性，あるいは全身性）と治療法の可逆性，不可逆性に応じて，治療法を選択する．

その軽鎖がカルシウム依存性アセチルコリン放出を阻害する．また，筋収縮の直接の作用以外にも，筋紡錘に対する作用，中枢への作用も報告されている．

　ボツリヌス療法の作用は12～24時間以内に認められるが，臨床効果は数日後からである．効果の持続期間は通常12週間前後で，神経末端の再生によって効果が減弱してくる．

ボツリヌス療法の実際

　ボツリヌス毒素は注射薬である．使用単位数や，どの筋に対して使用するか，また希釈濃度などは，治療をする医師が患者の症状，症候，痙縮治療の目的などから決定し，施行する．わが国では，ボツリヌス療法は既定の講習を受講し，ボツリヌス療法施行の資格を取得した医師のみが行える治療

法である.

(1) 下肢に対するボツリヌス療法の目的

痙縮の治療に関しては，何をターゲットにして治療を行うかを明確にすることが重要である．ボツリヌス療法は，局所的に，すなわち痙縮を落としたい筋を個別に選択できることが一番の利点である．下肢痙縮の治療は多くの場合，立位，歩行の阻害となっている痙縮を取り除くことにより患者の移動能力を向上させるために行う．

下肢痙縮のなかでも特に臨床面で出合うことが多いのが，内反尖足である．内反尖足があると，歩行時立脚期には接地が前足部で始まり，体重は外側部で支えられ，足趾は屈曲する．荷重により第5中足骨頭に痛みが出現し，時には皮膚を傷つけたり胼胝を形成することがある．内反尖足位は，歩行の立脚初期・中期での足背屈を制限するため，膝の過伸展と体の前方移動制限を引き起こす．遊脚初期には，前足部が床を引きずるため前方へ振り出しにくくなる[3]．

(2) 下肢におけるボツリヌス療法施注筋の選定と投与単位

ボツリヌス療法は，治療標的筋を探し出すことから始まる．一般的に，尖足に対しては下腿三頭筋が，内反に対しては後脛骨筋が治療標的筋になることが多い．

適切なボツリヌス毒素施注筋の決定には，視診と触診，解剖の知識が必要である．痙縮の評価としてModified Ashworth Scale(MAS)が広く用いられるが，MASで評価される痙縮は安静時のものであるため，治療方針決定のためにはそれだけでは不十分である．特に下肢への施注の場合は，関節可動域(range of motion：ROM)の測定，歩行速度やTimed Up and Go Testといった動的な評価，動作解析ソフトなどによる動作面の評価，装具との適合などを総合的に判定する必要がある．また，問題となっている筋を同定するために，局所麻酔薬による診断的かつ一時的な神経ブロックやモーターポイントブロックを用いることは効果的である．これは，特に初回投与時には大切なプロセスであり，患者自身にボツリヌス療法の治療効果を体感させることができるとともに，痙縮を落とすことによるデメリットの有無を確認できる．すなわち，患者が痙縮を用いて立脚期を安定させていた場合，痙縮を落とすことでむしろ歩行能力が低下することがあるため，比較的長期間効果のあるボツリヌス療法を行う前にそれがわかることは，治療側としても有益である．

わが国では，下肢に対しては合計300単位が上限となっており，3カ月間の累積投与量は360単位が上限である．下腿筋の場合は，1筋あたり50〜200単位，大腿など近位の筋では1筋あたり100〜300単位が目安とされる．

(3) 下肢に対するボツリヌス療法施注法

A型ボツリヌス毒素は，低い拡散性とシナプス前神経末端への高い結合親和性を有しており，神経筋結合部に作用させるためには，A型ボツリヌス毒素を目的とする筋肉内に注射することが必要である．モーターポイントを詳細に探す必要があるフェノールブロックと比べて，注射手技が容易であることは，ボツリヌス療法の利点の一つである．体表にある，体積が大きい筋に対する注射であれば，解剖学的知識をもとに触診で行うことは可能である．たとえば，腓腹筋への注射は触診で十分可能である．一方，特に深部の筋や解剖学的な複雑な部位に対しては電気刺激，超音波などを使用して，筋肉内へ正確に施注することが必要である．下肢の注射を行う場合，後脛骨筋や長母趾屈筋，長趾屈筋のような深部の筋に施注する際がそれにあたる．

(4) 下肢に対するボツリヌス療法とリハビリテーション，注射後の管理

注射後はできるだけ早期からストレッチを行い，ROMの拡大に努める．また，より正常な歩行パターンに近づけるために歩行訓練，指導を行う．

適切な装具の装着は，ボツリヌス療法の効果を維持するうえで非常に重要である．治療効果が得られていれば，装具の適合度は上がっているはずであり，持続的なストレッチのためにもできるだけ装具は装着するように指導する．

川上途行
慶應義塾大学医学部リハビリテーション医学教室

▶文献

1) Lance JW：Spasticity Disordered motor control. (Feldman RG, et al eds) Year Book Medical Publishers, Chicago, 1980, pp485-494.
2) Ward AB：A summary of spasticity management-a treatment algorithm. EurJNeurol, **9**(1)：48-52, 2002.
3) 笠原　隆，正門由久：ボツリヌス治療とリハビリテーション：脳血管疾患(下肢)．総合リハ，**40**(6)：845-850, 2012.

意欲・モチベーションとリハビリテーション

はじめに

1章(→③①参照)で述べられているように、Use-dependent plasticityにもとづいて機能回復を促進するリハビリテーション(以下、リハ)の方法論の検証に考慮されるべき要素として、練習量(dose)、練習法(context)、環境(environment)があげられる。そのうちcontextとして、練習課題のなかにパフォーマンスの結果を知ること(knowledge of results)、結果に対して報酬を得ること(reward)など、運動学習を促進する要素を組み入れることは、同等の練習量による効果を増強する可能性が示唆されている。換言すれば、意欲・モチベーションを高める方法論は、神経リハの有効性を規定する技術要素となり得る。

報酬とリハビリテーション

線条体のドパミンニューロンは報酬予測を表現し、報酬期待誤差による行動強化に貢献する。予期しない報酬や報酬を予告する刺激に対してドパミンニューロンは発火し、行動が強化されるが、予期された報酬が欠如すると、行動しなくなる[1]。すなわち、報酬そのものではなく、報酬に対する期待との誤差により、行動が規定される。リハが必要な患者においては、目標の設定が高すぎると、患者の回復に対する期待に対して常に負の誤差が生じることになる。したがって患者の意欲やモチベーションを高め、麻痺肢の使用頻度が増加するような行動強化につなげるためには、重症度、病期に応じた運動課題の選択と到達目標の設定を、進捗に応じてUPDATEしていくことが重要である。

意欲・モチベーションに配慮したリハビリテーションの実例

(1) CI療法とトランスファーパッケージ

Constraint-induced movement therapy(CI療法)は非麻痺側手の使用を日中の90%の時間、スリングやミットで制限して(restraint)、麻痺手の段階的使用を促すものである[2](↔179頁参照)。運動課題に関して、患者が成功の報酬を得られるように難易度を設定する"shaping"は、意欲・モチベーションに考慮したものであるといえる。TaubらはCI療法に加え、transfer package(TP)という考えを導入している[3]。これはCIに加えて30分間、CIで練習した内容をリハ室から日常生活へ置き換えるための指導を行うものである。具体的には麻痺手使用の記録、麻痺手使用のための工夫の支援、どの動作に麻痺手を使うか明確にすること、スケジュール管理などが含まれる。CIとTPの組み合わせで転帰を比較すると、麻痺手使用の指標であるMotor activity log改善に対するTPの主効果が、CIよりも有意であった。すなわち日常生活における麻痺手を使用するための行動強化の方策が、転帰に好影響を与えることが示唆される。

---

keyword

報酬期待誤差、トランスファーパッケージ、行動強化

(2) ロボット補助訓練におけるパフォーマンスのフィードバック

マサチューセッツ工科大学が開発したロボット(MIT-MANUS)の補助による上肢機能訓練では，コンピュータ画面のターゲットに沿った患側上肢の運動を麻痺が重度の場合はロボットが補助し，軽度の場合は運動に抵抗を加えることもできる．そのプロトタイプの到達運動の課題では，その最短の軌跡からのずれに比例して一定のstiffnessで力を加えるというパラダイムであり，実際に肩，肘の運動機能が対照群と比べて有意に改善した[4]．同じロボットを用いて，プログラムを改編したPerformance-Based Progressive Therapy (PBPT)では，練習の進捗に伴った運動技能向上を反映して，ロボットによる補正を少なくし，かつパフォーマンスの改善度を患者にフィードバック(knowledge of results)するアルゴリズムを採用した．その結果，プロトタイプのプログラムに比較して，より少ない繰り返しでより大きな機能改善が得られた[5]．

(3) 歩行練習

Dobkinらは国際多施設無作為対照比較試験として，個別リハセッションの最後に，10m歩行時間を測定し，その結果を患者にフィードバックしてencourageする群とフィードバックがない群の間で，歩行に関する転帰を比較する研究をデザインした[6]．8カ国から18施設が参加し，179名の脳卒中患者が登録された．介入の3カ月後，介入群では対照に比し歩行速度が約30％改善した．結果のフィードバックが，運動学習の定着や自主練習の意欲の向上および活動量増加につながった可能性が示唆された．三次元の加速度計を用いて，行動評価をした次のプロジェクトでは，フィードバックの過多に対する活動量の差はみられなかった[7]．

上肢麻痺に対するリハビリテーションの脳モデル

以上のような論点をふまえて，リハの介入により，麻痺手使用に対する行動強化を行うための脳モデルが提案されている[8]．図Aでは右麻痺の患者が右上の目標点に到達しようとするときに，療法士による一定回数以上の介入がない場合，麻痺のない左上肢を使用してしまう．やがてその動作が定着し，右前の目標点に到達するときも左上肢を選択し，右上肢の不使用が進む．しかし，療法士が右上肢を使用する動作を指導し(error-based learning)，しだいにそれが可能になると，患者も自ら右上肢による右上への到達を試みるように

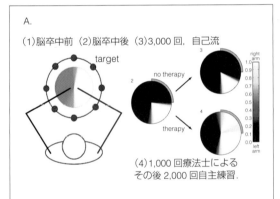

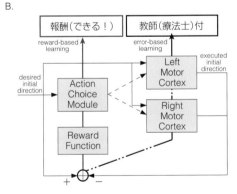

図 上肢麻痺に対するリハビリテーションの脳モデル(文献8より改変引用)
A．右麻痺患者の到達運動における療法士介入の効果
B．教師付のerror-based learningから報酬による行動強化(reward-based learning)への移行

なり，それができるという報酬を得ることになる（reward-based learning，図B）．すなわち，麻痺肢使用に対する意欲・モチベーション向上に伴う行動強化により，右上肢で右上に到達するという好循環が生まれる．麻痺の程度によって，どの位の量の療法士による介入が必要かは個人差があると考えられる．

宮井一郎
社会医療法人大道会　森之宮病院

文献

1) Schultz W, Apicella P, et al : Reward-related activity in the monkey striatum and substantia nigra. *Prog Brain Res*, **99** : 227-235, 1993.
2) Wolf SL, Winstein CJ, et al : Effect of constraint-induced movement therapy on upper extremity function 3 to 9 months after stroke : the EXCITE randomized clinical trial. *JAMA*, **296** (17) : 2095-2104, 2006.
3) Taub E, Uswatte G, et al : Method for enhancing real-world use of a more affected arm in chronic stroke : transfer package of constraint-induced movement therapy. *Stroke*, **44** (5) : 1383-1388, 2013.
4) Volpe BT, Krebs HI, et al : A novel approach to stroke rehabilitation : robot-aided sensorimotor stimulation. *Neurology*, **54** : 1938-1944, 2000.
5) Hogan N, Krebs HI, et al : Motions or muscles? Some behavioral factors underlying robotic assistance of motor recovery. *J Rehabil Res Dev*, **43** : 605-618, 2006.
6) Dobkin BH, Plummer-D'Amato P, et al : International randomized clinical trial, stroke inpatient rehabilitation with reinforcement of walking speed (SIRROWS), improves outcomes. *Neurorehabil Neural Repair*, **24** (3) : 235-242, 2010.
7) Dorsch AK, Thomas S, et al : SIRRACT : An International Randomized Clinical Trial of Activity Feedback During Inpatient Stroke Rehabilitation Enabled by Wireless Sensing. *Neurorehabil Neural Repair*, 2014 in press.
8) Han CE, Arbib MA, et al : Stroke rehabilitation reaches a threshold. *PLoS Biol*, **4** (8) : e1000133, 2008.

7 再生医療

神経疾患患者に対する再生医療の現状

はじめに

　偉大な脳神経科学者であったサンティアゴ・ラモン・イ・カハール博士(1906年にノーベル生理学医学賞受賞)は"脳は再生しない"と断定し，脳の再生を完全に否定する彼の宣言はドグマとして後世に強い呪縛をかけ，中枢神経の再生に関する研究を抑圧してきた．しかし，再生しない臓器として長い間考えられていた中枢神経系に，神経幹細胞が存在すること，および中枢神経障害後の修復にもそれらの神経幹細胞が寄与していることが1990年代より明らかにされてきている．これらの知見にもとづき，神経幹細胞移植治療や内因性神経再生促進治療など，中枢神経系の再生能力を用いた治療法の研究が世界で進められている．この項では，①脳卒中，②脊髄損傷，③神経・筋変性疾患に対する再生医療研究，さらに④ES細胞/iPS細胞による再生医療研究に関して，基礎的研究の成果を交えて臨床的知見を中心に概説する．

脳卒中患者に対する再生医療

　脳卒中患者に対する再生医療開発では，①神経幹細胞の局所移植による治療効果を目指すもの，および②血管再生促進など環境因子の改善を介して内因性の神経再生を促進し脳神経機能の回復を図る，という2つの戦略が存在する．

keyword
脳卒中，血管再生，神経再生

(1) 神経幹細胞の脳内への移植による神経機能再生療法

　脳梗塞患者に対する神経幹細胞移植に関する最初の臨床試験は，1998年に米国ピッツバーグ大学で実施されたヒト奇形腫細胞由来の神経幹細胞移植であり，第1相臨床試験および第2相試験が実施された[1]．安全性に関しては特記すべき有害事象はなく，移植患者においても若干の運動機能の向上が観察されたが，コントロール群に比して有意な神経機能の向上を示すことができなかった．1999年より米国ハーバード大学においては，胎児ブタ由来神経幹細胞を使った第1相臨床試験が行われ，慢性期脳梗塞患者の基底核に局所神経幹細胞移植が行われた[2]が，安全性の問題より臨床試験は中止となっている．

　現在，東北大学出澤教授らが作成した神経幹細胞[3]移植の治験が米国サンバイオ社を中心に進められており，2014年2月に開催された国際脳卒中学会では第1/2a相臨床試験の有望な試験結果が発表され，今後の発展が期待されている．さらにわが国においては，北海道大学の宝金教授らが自己骨髄幹細胞由来神経幹細胞の脳への局所移植の臨床試験準備を進めており，その治療効果の検証が待たれている．

(2) 血管再生を介した内因性神経再生促進による脳神経機能回復

　胎生期の神経発生過程やカナリアなどの成熟個体においては神経幹細胞は新生血管上で生着，成熟，機能するが，筆者らは脳梗塞後の血管再生が内因性神経再生に必須であること，さらにこれらの内因性神経再生が脳神経機能の回復を著明に促進することを基礎研究で示してきた[4]．これらの

知見にもとづき，筆者らの研究グループは2009年度より造血幹細胞移植による血管再生を介した神経機能再生促進を目的とし，急性期心原性脳塞栓症患者に対する自己骨髄単核球静脈内投与の臨床研究を国立循環器病研究センター病院および先端医療センター病院で実施してきた．第1/2a相の臨床試験はすでに終了しており，治療群はヒストリカルコントロールの対照群に比し良好な神経機能回復を示しており，現在先進医療Bでの第2b相臨床試験の実施に向けた準備を進めている．また，札幌医大の本望教授らは，自己骨髄由来間葉系幹細胞の血管内投与に関する臨床効果を報告しており[5]，現在その成果にもとづき治験を開始している．近年，幹細胞動員因子である顆粒球コロニー刺激因子を用いた脳梗塞治療に関する臨床試験がドイツで実施された．基礎研究では顆粒球コロニー刺激因子の投与は組織障害性の顆粒球を末梢血中で増加させるため，負の作用が大きいと考えられていたが，臨床試験においてもその治療効果は否定的であった[6,7]．

脳梗塞においては脳神経細胞だけでなく血液脳関門を形成する多様な細胞群が障害されるため，脳の組織修復および脳神経機能の改善にはこれらの支持細胞群を含む神経組織の再構築が望まれており，今後は神経幹細胞の生着，成熟のための新生血管床の形成，その血管床への神経幹細胞移植，および薬剤などを用いた移植神経幹細胞の分化，成熟，機能の促進のような生理的なメカニズムにもとづいた，治療法の発展・開発が進められている．

脊髄損傷に対する再生医療

脊髄損傷患者に対する再生医療に関しても，脳梗塞患者に対する再生医療と同様，①神経幹細胞の局所移植による治療効果を目指すもの，および②内因性の神経再生を促進あるいは神経保護により神経機能の回復を図る，という2つの戦略がとられている．

(1) 神経幹細胞の局所移植による脊髄損傷治療

マウスやラットなどげっ歯類において嗅球は非常に神経再生が盛んであることが知られているが，ヒトにおいても神経幹細胞が存在することが示されてきた．さらに基礎研究においてはこれらの嗅球由来神経幹細胞移植が損傷脊髄に対して治療効果を有することを示唆する結果が報告されていた．これらの知見にもとづき，ポルトガルにおいて，Limaらが自家嗅粘膜由来神経幹細胞の脊損部位への移植治療を行った．エントリー患者は重症脊損患者7名で受傷後6カ月から6年半経過しており，C4からT7の損傷部位のギャップに嗅粘膜自家移植片の外科的局所移植術を受けた．その結果，肛門括約筋の随意性および膀胱感覚の回復や，四肢機能の改善を認めた患者が報告されるとともに，一過性の疼痛以外の副作用は観察されなかった[8]．これらの知見にもとづき現在，大阪大学などでも同様の細胞移植治療が開始されており，その治療成績が注目されている．

(2) 内因性の神経再生促進による脊髄損傷治療

神経栄養因子の脊髄損傷モデルにおける治療効果とともに，これらの栄養因子分泌能が高い骨髄間質細胞投与の有効性が基礎研究で示されてきた．これらの知見を背景に，関西医科大学において，亜急性期の脊髄損傷患者を対象にした自己骨髄間質細胞投与による臨床試験が開始されている．この治療法では脊髄に細胞を移植するのではなく，脳脊髄液中に投与することにより内因性の神経再生を促進することを目的としており，臨床試験における治療効果に関しては，四肢の感覚，運動機能の回復なども報告されているとともに，現在までのところ問題となる副作用なども報告されていない．その他，現在慶應義塾大学の岡野教授らはHGF（肝細胞増殖因子）を用いた治験を開始しており，その結果や今後の方向性が注目されている．

脊髄損傷に対する再生医療に関しても，現在は

脳梗塞に対する治療法の開発と同様に，内因性修復機構の活性化と神経幹細胞移植や神経再生阻害因子の抑制など，様々な要素を取り入れた治療法の開発・基礎研究が進められており，より生理的かつ効果的・安全な治療法の確立に向けた着実な研究がなされている．

神経・筋変性疾患に対する再生医療

パーキンソン病に関しては，自己交感神経節細胞移植に関する臨床試験ではほとんどその治療成果は報告されなかったものの，1990年代より開始されたヒト胎児由来黒質細胞のパーキンソン病患者の基底核への移植では，若年者における一定の治療効果および移植細胞からの神経線維の伸長などが報告されてきた[9]．しかし，これらの細胞治療にはヒト中絶胎児由来細胞が用いられること，および1人の患者の治療に5〜10体の胎児が必要なことなど倫理的に大きな問題点や障壁が存在することより，一般的・普遍的な治療法として確立・発展する目途は現在のところ立っていない．また，筋萎縮性側索硬化症に対しては，HGFを用いた治験が東北大学で始まっており，その結果が期待されている．

ES細胞，iPS細胞による再生医療の取組み

ES細胞は1980年代に樹立され，神経幹細胞への分化誘導など，神経領域においても多くの精力的な研究がなされてきた．基礎研究レベルにおいては，パーキンソン病，脳梗塞，脊髄損傷，筋ジストロフィーなど，神経変性疾患，虚血性障害，外傷など多くの疾病に対して治療効果があることが示されてきた．脊髄損傷患者に対するES由来細胞移植の治験は米国で開始され，2症例に投与されたものの，有効性が示されなかったとしてその後は中止となった．また加齢黄斑変性症に対するES細胞由来網膜色素上皮細胞移植の治験では，その治療効果が発表された[10]．さらにわが国においては，理研の高橋プロジェクトリーダーがiPS細胞由来網膜色素上皮細胞移植の臨床試験を2014年より開始しており，今後の発展が期待されている

おわりに

神経疾患患者に対する再生医療は，体性幹細胞，ES/iPS細胞，細胞成長因子など，様々な手段を用いた研究開発および臨床試験が世界中で進んでおり，今後の発展が非常に期待されている．

田口明彦
先端医療振興財団　先端医療センター再生医療研究部

▶文献

1) Kondziolka D, Wechsler L, et al : Transplantation of cultured human neuronal cells for patients with stroke. Neurology, 55 : 565-569, 2000.
2) Savitz SI, Dinsmore J, et al : Neurotransplantation of fetal porcine cells in patients with basal ganglia infarcts : a preliminary safety and feasibility study. Cerebrovasc Dis, 20 : 101-107, 2005.
3) Dezawa M, Kanno H, et al : Specific induction of neuronal cells from bone marrow stromal cells and application for autologous transplantation. J Clin Invest, 113 : 1701-1710, 2004.
4) Taguchi A, Soma T, et al : Administration of CD34+ cells after stroke enhances neurogenesis via angiogenesis in a mouse model. J Clin Invest, 114 : 330-338, 2004.
5) Honmou O, Houkin K, et al : Intravenous administration of auto serum-expanded autologous mesenchymal stem cells in stroke. Brain, 134 : 1790-1807, 2011.
6) Ringelstein EB, Thijs V, et al : Granulocyte colony-stimulating factor in patients with acute ischemic stroke : results of the AX200 for Ischemic Stroke trial. Stroke, 44 : 2681-2687, 2013.
7) Taguchi A, Kasahara Y, et al : Letter by Taguchi et al regarding article, "Granulocyte colony-stimulating factor in patients with acute ischemic stroke : results of the AX200 for Ischemic Stroke Trial". Stroke, 45 : e8, 2014.
8) Lima C, Escada P, et al : Olfactory mucosal autografts and rehabilitation for chronic traumatic spinal cord injury. Neurorehabil Neural Repair, 24 : 10-22, 2010.
9) Freed CR, Greene PE, et al : Transplantation of embryonic dopamine neurons for severe Parkinson's disease. N Engl J Med, 344 : 710-719, 2001.
10) Schwartz SD, Hubschman JP, et al : Embryonic stem cell trials for macular degeneration : a preliminary report. Lancet, 379 : 713-720, 2012.

[8] 脳神経倫理

脳神経倫理―現状と展望

はじめに

　脳神経倫理(neuroethics)は，近年の脳神経科学の急速な進歩・発展によって新たに生じた様々な倫理的・法的・社会的諸問題(Ethical, Legal, Social Issues：ELSIs)を，分析・考察する学問的および実践的領域である．「神経倫理」「脳倫理」という訳語も散見されるが，脳と神経の双方にかかわるものであることを明確にするために，ここでは「脳神経倫理」とする．

　従来，人の脳の研究は医学領域に限られ，患者の病理的所見か死後の解剖所見から行動特性との関係を推測することしかできなかった．1980年代になって観測機器が飛躍的に進歩し，とくに機能的MRIやNIRSなどを使用することで，人が様々な活動を行っている最中に脳内過程がどのようになっているかを解明することが可能になってきた．それに伴って脳神経科学に参入する研究者の専門領域も多様になり，生理学，生物学だけでなく，心理学，社会心理学，経済学，経営学，法律学，政治学，人類学，教育学，倫理学，哲学，宗教学といった人文・社会系の諸学に及んでいる．このことから，従来の医療倫理学や生命倫理学とは異なる倫理的・法的・社会的諸問題が付随的に生じる状況となり，新たな専門領域として脳神経倫理の必要性が広く認識されるようになってきた[1,2]．

　脳神経科学や医学にかかわる倫理的諸問題は，18～19世紀にかけての骨相学や，20世紀にも多くの論争をよんでいる精神病差別などのように，古くから存在していた．「心の座」としての脳が研究対象となること自体，不可避的に倫理的・社会的諸問題を生じざるをえないと言っても過言ではない．しかし，現在問題になっているような，実験機器の進歩や研究分野の多様性がもたらした脳神経倫理は，2000年頃からとみにその重要性が強調されるようになってきた領域である．アメリカ，カナダにはいくつかの研究拠点と大学院の専門コースが整備されており，イギリスとヨーロッパ諸国や日本，韓国，台湾でも脳神経倫理に関する研究プロジェクトが活動している．アジア諸国では，欧米諸国とは異なる文化的・社会的伝統を有しており，それが心身問題など脳神経科学の対象と社会的関係にも影響している可能性を探る試みも盛んである[4]．

　国際脳神経倫理学会(International Neuroethics Society)は2008年から毎年学術大会を開催しており，会員数も増加している．学術専門誌も2誌，教科書・基準書・ハンドブック類も複数出版されており，専門学術領域として制度化が進みつつあるのが現状である[3,5]．

従来の医療倫理，生命倫理と何が違うか

　前節で述べたように，脳神経倫理の隆盛の根底には，従来の医療倫理・生命倫理では対処できない性質の問題が生じているという認識がある．しかし一方で，医療倫理・生命倫理との共通点も多く，脳神経倫理は生命倫理の下位分野であるという見方もある．ここでは，そのような関係性についての判断は留保し，具体的にどのような点が共

---

keyword

生命倫理，偶発所見，能力増強，自由意志，科学コミュニケーション

通していて，どのような点が異なっているのかを概観することにする．

まず，共通点としては，基礎実験における実験参加者，臨床研究における患者の人権を保護するのが究極の目的であるという点があげられる．したがって，脳神経倫理においてもよりどころとなるのは，生命倫理の根本精神であるヘルシンキ宣言である．このことから，同意取得(informed consent)や被験者保護の根本原理は，両者で共通している．これらについては，医療倫理・生命倫理における知見の蓄積が，脳神経倫理領域でもそのまま援用できることが多い[5]．

一方の相違点は，研究対象が脳であることから生じる諸問題である．脳は「心の座」であり，その人の人格，意識，記憶，アイデンティティ，自由意志などの源であるとみなされている．したがって脳に実験的操作を加えることは，その人の心や人格，意識などを操作することにほかならない．これらは「人間の根幹にかかわる諸特性」とみなされているから，脳神経を対象とする医療行為・研究行為は，胃や肝臓といったその他の臓器を対象とする場合と同列に論じることは，社会的には許容しにくい．たとえば，抗鬱剤などの薬物で脳の活動特性を変化させることの是非は，胃薬で胃酸過多を治すのとは，社会的・倫理的意味は大きく異なる．ロボトミー手術による精神疾患治療（精神外科学）が激しく批判されたのも，同様の理由による．脳に操作的に介入することは心に介入することであり，すなわち「その人そのもの」を改変することにほかならない．それが不可逆な変化をもたらすのだとすれば，人間を改造してしまう行為であるということになる[6]．

これらのことから，脳神経科学がもたらす倫理的諸問題の多くは，従来の生命倫理などとは異なる位相にある．実際に，現在の脳神経科学の一部の領域（社会脳研究など）は，先に述べたように人文・社会系諸科学と密接な関係にある．このような，医学でも生物学でもない学問領域が脳神経科学と融合したときにどのような倫理的問題が生じ

るかは，いまだかつて人類社会が経験したことのない未知の領域である．

脳神経倫理の具体的な課題

ここでは，先に述べてきたような諸特徴をもっている脳神経倫理が，具体的にどのような問題を扱ってきたかを見ることにする（以下の事例は主に文献3, 5, 7, 8にもとづく）．

2000年にアメリカのサンフランシスコで脳神経倫理の初めての国際会議[1]が開催されたとき，重要な問題の一つとして認識されたのが，脳神経研究における偶発所見(incidental findings)である．治療を目的としてない研究場面において，なんらかの疾患（の可能性がある状態）が発見されるのが偶発所見であり，そのこと自体は従来も生じていた現象である．しかし脳神経科学においては，それが脳で見つかることと，非医療系の研究者が見つけるケースが急増していることから，大きな問題として認識されはじめた．とくに，MRIやfMRIによる画像撮影では脳腫瘍などの重篤な疾患が発見される例があり，その扱いに不慣れな非医療系研究者が見逃したり（偽陰性），重篤でないのに重篤なものと判断してしまったり（偽陽性）することで，実験参加者に大きな不利益を与えてしまう事例が散見された．このことをふまえ，これらの実験操作を行う場合には，偶発所見の取り扱いに特段の注意をはらうことが必要とみなされるようになり，NIHでもガイドラインを定めている．

撮像だけでなく，実際に脳神経に侵襲的な介入を行う場合には，それが脳の活動全体にどのような影響を及ぼすかが不明瞭なため，様々な問題を生じる可能性がある．脳深部刺激法(deep brain stimulation：DBS)は，パーキンソン病の疼痛や振戦の治療法として確立しているものだが，食欲，性欲，抑鬱状態などに副作用をもたらす事例が報告されている．こられの副作用を主作用とみなして，過食症や性欲減退，鬱病の治療に使うことも試みられている．しかし，そもそもDBS自体が

どのような作用機序によって疼痛や振戦に効果があるのかも明らかでない現状で，さらにそれを精神状態を変化させる治療に適用することは，どのような副反応をもたらすかが予期できないため，慎重であるべきだとの意見も強い．このように精神状態を変化させる治療の場合は，治療前と治療後で実験参加者の主体的判断基準が大きく異なることもあるため，精神疾患の治療全般に言えることだが，臨床研究への参加の同意にしても「判断主体はそもそも誰なのか」が問われることにもなる[9]．

能力増強と自由意志

リハビリテーション（以下，リハ）との関係で脳神経科学の倫理が問題になるトピックとして，ここでは能力増強（enhancement）と自由意志（free will）について検討する．

能力増強は，ある能力について通常の生活を十分行える水準を保有している人が，さらにその能力の水準を高めるための行為や処置である．単なる能力増強とは異なり，「より良くする」という価値判断が含まれるとして，「エンハンスメント」と片仮名表記する場合もあるが，ここでは「能力増強」でもそのようなニュアンスは十分表現できると考え，この用語で表記する．

能力増強と対比されるのが治療（treatment）で，これは通常の生活を行える水準に達していない状態を，その水準にまで改善するための行為である．通常は，治療目的であれば倫理的・社会的に許容される侵襲行為（たとえば外科的処置）や薬物投与であっても，能力増強には許容されないと判断されることが多い．このような判断を正当化する実証研究や理論的考察はいくつかあるが，薬物や機械的道具を使って能力を増強することは，公正（フェア）ではないと受け取られる，あるいは公正性を損ねる行為と判断されるという点が共通している．行為主体（つまりその人）の努力によって能力が増強することは正当な行為だが，努力せずに同様の結果を得ることは，いわば「ずるい」とみなす人が多いのである[10]．

他方で，能力増強と治療の境界は曖昧である．医療行為と制度的に認定されているものは治療だが，標準治療ではなくても誰もが医療行為と認めるものがある一方で，日本では保険適用される漢方治療が疑似科学とみなされる国もあるなど，社会的・文化的な影響も多く，明快に両者の境界線を定めることはできない．

次に，自由意志に関して述べる．BMIなどの脳神経技術の進歩により，脳に外部から人為的操作を加えることが可能になりつつある．これはとりもなおさず，人の自由意志に影響を与える，さらに言えば，自由意志を侵犯することが技術的に可能になりつつあるということである．BMIなどの機械による場合以外でも，薬物の使用によって同様の効果を脳に与えることも可能である．

自由意志が存在するかどうか，そもそも自由意志とは何かについては，哲学的に長い論争と論議の蓄積がある[8]．ここではその詳細には立ち入らないが，BMIを始めとする脳神経科学や脳神経技術がこの問題に「実際的な」課題を突きつけているのは明らかである．脳になんらかの操作を加える脳神経科学の実験に参加することを「自由意志により」了承した実験参加者が，実験終了後に自分の判断を後悔するようになったとしたら，実験前と後，どちらの自由意志を「その人の」自由意志とみなせばよいのだろうか．脳に操作を加えることが人格の連続性にどのような影響を及ぼしうるか，機械的操作であるか化学的操作であるかを問わず，実験前に慎重に分析検討しなければならない．

能力増強にせよ自由意志の問題にせよ，脳神経技術を適用することで，何か質的に異なる新しい問題が生じるわけではない．しかし，治療と能力増強の境界の曖昧さや，どこからどこまでが本人の自由意志にもとづくのかの曖昧さが存在するグレーゾーンを，脳神経技術は一段と広く，大きくする[5]．従来からみられた，治療行為などが患者

や実験参加者に与える影響を，より大規模，鮮明，かつ急速に生じるようにしたのが，脳神経技術であると考えるべきであろう．逆にみれば，従来のリハ治療にかかわる倫理的・社会的諸問題への考察の蓄積を，脳神経技術の適用に際してもきちんとふまえることで，新たな倫理的・社会的諸問題が生じることはかなりの程度防げるし，また問題が生じたあとでも十分対処が可能であろう．

おわりに

脳神経倫理が強調することの一つは，脳神経科学は科学の他分野にもまして，一般社会との対話が重要であるということである．従来，脳神経科学のような高度に専門的な活動は，専門家のみがその方針や方向性を司る資格があるとみなされてきた．しかし，脳神経科学が発展するにつれて，その研究成果が社会的・倫理的に非常に大きな影響力をもつようになると，専門家以外の一般社会の価値観や規範を考慮することが必要不可欠になってきた．とくに脳神経科学の場合は，ここまで述べてきたような理由により，社会的な影響が他の分野より大きい．脳神経科学が社会からの信頼のもと，より発展していくためにも，また，脳神経科学の成果が社会に有効に還元されて，社会的問題の解決や提言に貢献するためにも，専門の学界に閉じこもることなく，社会と積極的に交わり，市民とともに研究を進めていく脳神経科学者の姿勢が望まれている[11]．この状況は，経済界や実業界にも波及しつつ，今後ますます強まっていくことは確実であり[12]，早めの対応が不可欠である．

佐倉　統
東京大学大学院情報学環

文献

1) Marcus SJ (ed)：Neuroethics：Mapping the Field. Dana Press, 2004.
2) Gazzaniga M：The Ethical Brain. Dana Press, 2005.［梶山あゆみ（訳）：脳のなかの倫理 – 脳倫理学序説. 紀伊國屋書店，2006.］
3) Illes J, Sahakian BJ (eds)：The Oxford Handbook of Neuroethics. Oxford University Press, 2011.
4) Sakura O (ed)：Special issue "Neuroethics," *East Asian Science, Technology and Society*, **6**(3), 2012. とくに Sakura O：A view from the Far East：neuroethics in Japan, Taiwan, and South Korea. *East Asian Science, Technology and Society*, **6**(3)：297-301, 2012.
5) Racine E：Pragmatic Neuroethics：Improving Treatment and Understanding of the Mind-Brain. MIT Press, 2010.
6) Rees D, Rose S：New Brain Sciences：Perils and Prospects. Cambridge University Press, 2004.
7) Illess J (ed)：Neuroethics：Defining the Issues in Theory, Practice And Policy. Oxford University Press, 2005.［高橋隆雄，粂和彦（監訳）：脳神経倫理学 – 理論・実践・政策上の諸問題. 篠原出版新社，2009.］
8) 信原幸弘，原　塑（編）：脳神経倫理学の展望. 勁草書房，2008.
9) 河野哲也：暴走する脳科学 – 哲学・倫理学からの批判的検討. 光文社，2013.
10) Fitz NS, Nadler R, et al：Public attitudes toward cognitive enhancement. *Neuroethics*, **7**(2), 2013.
11) 佐倉　統：脳科学と社会の関係はいかにあるべきか？ ノンバーバルコミュニケーションと脳（岩田誠，河村満 編），医学書院，2010, pp191-205.
12) 萩原一平：脳科学がビジネスを変える – ニューロ・イノベーションへの挑戦. NTT出版，2013.

9 わが国におけるリハビリテーション神経科学研究の最新動向

脳科学研究戦略推進プログラムにおける BMI 研究

はじめに

脳卒中,脊髄損傷等により障害された機能を補うための革新的医療技術を開発・実用化することは,本人の日常生活,生活の質の向上と社会参加の促進をもたらすだけでなく,社会全体の医療・介護の負担を軽減するうえで重要である.Brain Machine Interface:BMI は,脳機能の一部と機械を融合させ,障害を軽減する技術であり,その臨床応用が実現すれば,大きな福音になると期待される.BMI は,脳信号の読み取り方式により侵襲型と非侵襲型に大別され,侵襲型 BMI は米国を中心に研究が進み,重度障害者によるパソコンやテレビの操作等の成果が報告されている[1].一方,非侵襲型 BMI は,ドイツと米国を中心に研究が進み,肢体不自由者だけでなく,一般人のゲーム用入力装置としても応用が試みられている.

わが国は,近赤外分光法(NIRS)や脳磁図を用いて非侵襲的に脳活動を読み取る技術やロボット技術に秀でているものの,BMI 自体の研究は遅れていた.このようななかで,2008 年に文部科学省脳科学研究戦略推進プログラム(脳プロ)「課題 A BMI の開発」(「課題 A」)が開始され[2],BMI 研究が大きく進展した.2013 年からは「BMI 技術を用いた自立支援,精神・神経疾患等の克服に向けた研究開発拠点」(「BMI 技術」)が始動し,精力的に研究が進められている[3].本稿ではわが国における BMI 研究のこれまでの展開と今後の方向性について述べる.

keyword
Brain Machine Interface (BMI),ニューロフィードバック,脳波,事象関連脱同期,脳科学研究戦略推進プログラム

課題 A

少子高齢化を迎えるわが国の持続的な発展に向け,脳科学研究を戦略的に推進し,成果を社会に還元することを目指し,2008 年から計 11 の課題が脳プロとして進められてきた(図 1)[4].このなかで「課題 A」[2]は,国際電気通信基礎技術研究所(ATR)を中核機関として独自の BMI 要素技術と高度先端医療機能を有する機関が複合体を形成し,①感覚運動統合に関する脳機能の計算論的理解にもとづき,脳内情報を低侵襲もしくは非侵襲的に解読する,②身体機能の治療,回復,補綴,補完を可能とする BMI の開発により,臨床応用に資する,③BMI 研究における日本の国際競争力を高める,ことを目的に実施された.具体的テーマとして,①皮質脳波による BMI の開発と臨床実験(大阪大学)(↔ 88 頁参照),②非侵襲型 BMI を活用したリハビリテーション(以下,リハ)手技・機器の開発と臨床実験(慶應義塾大学)(↔ 199 頁参照),③NIRS-脳波の組合せによる高精度脳活動計測装置の開発(島津製作所)(↔ 111 頁参照),④サルを用いた柔軟多機能マルチ電極の開発と脳活動・行動・認知情報の同時記録統合データベースの構築(自然科学研究機構,ATR,東京大学)(↔ 149 頁参照)が設定され,多くの成果があげられた.

このなかで慶應義塾大学は,独自に開発した運動イメージに関連する脳活動を高い精度で解読可能な頭皮脳波 BMI システムを用いて,セカンドライフ®内のアバターの制御に成功した[5].さら

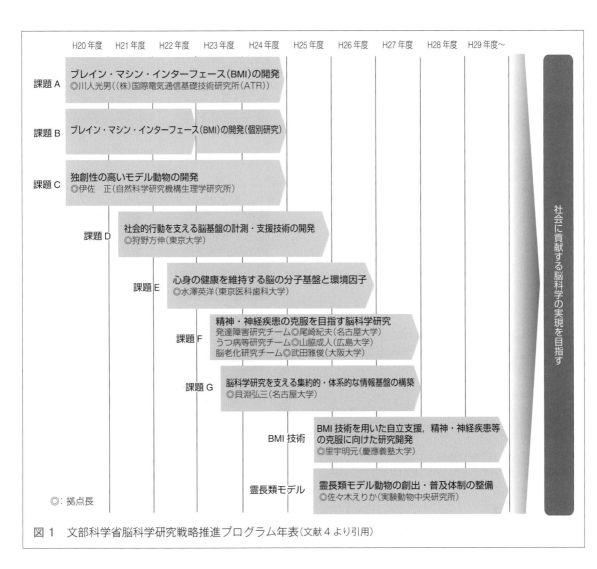

図1 文部科学省脳科学研究戦略推進プログラム年表(文献4より引用)

に世界に先駆け,重度上肢麻痺の回復をもたらす脳波BMIニューロリハシステムを開発し(図2),その臨床効果を報告するとともに[6],電気生理学的手法[7],脳機能イメージング[8]により効果機序の解明を行ってきた.また,経頭蓋直流電気刺激により,BMIリハの信号源として重要な事象関連脱同期を促通可能なことを示した[9,10].さらに,視覚より体性感覚によるフィードバックのほうが,より高い回復効果が得られることを報告するとともに[11],偽BMIと真BMI介入の比較により,BMI介入効果を実証した[12].これらをふまえ,より高いエビデンスを獲得するためにランダム化比較試験(RCT)を進めており,また,後述の NEDO未来医療プロジェクトにおいて,医療機器としての製品化と薬事認証に向け取り組んでいる.

BMI技術

2013年より開始された「BMI技術」の目的は,「BMI技術を用いて,身体機能の回復・代替・補完や精神・神経疾患の革新的な予防・診断・治療法につながる研究開発を行う」ことにあり,拠点を構成する3グループ,19機関の研究者が,以下の研究を推進している(図3)[3].

「身体機能代替グループ」(大阪大学)では,運

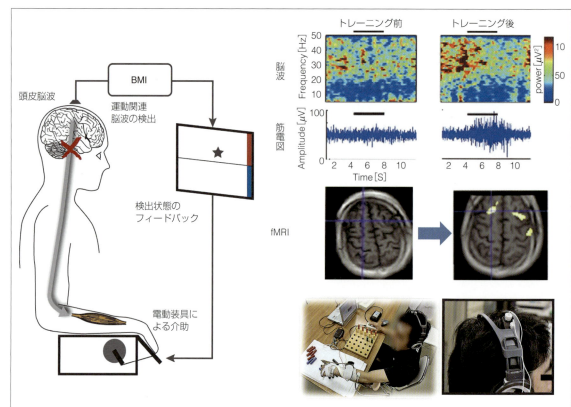

図2　脳波BMIリハビリテーションシステム
重度の上肢麻痺に対する脳波BMIを用いたneurofeedback trainingにより，運動企図時の脳波変化と筋活動の誘導が確認され，fMRIでも脳の可塑的変化が起こっていることが示唆された．

動・コミュニケーション機能代替BMIの実用化を目指し，体内埋込型低侵襲BMIおよびDecNef (decoded neurofeedback)を応用した非侵襲型BMIを開発するとともに，ビッグデータからの効率的情報抽出とデコーティングの精緻化，運動・感覚機能の同時再建等に挑戦している．

「脳・身体機能の回復促進グループ」（慶應義塾大学）では，脳のシステム論的理解のもとに，有効な治療法が確立していない脳卒中後の多関節複合運動（リーチ運動と歩行）障害の回復に向けた革新的BMIリハロボット技術の開発と臨床応用を目指すとともに，多次元脳イメージングによる効果機序の解明に取り組んでいる．

「精神・神経疾患等の治療グループ」のうち「DecNef課題」（ATR）では，DecNef技術の開発と原理解明，各種精神疾患のバイオマーカー開発と薬効の定量化，DecNefと経頭蓋磁気刺激（rTMS）による自閉症，鬱，統合失調症，強迫性障害，疼痛の治療法開発を目指している．「霊長類rTMS課題」（関西医科大学）では，ヒトと脳の構造が類似している霊長類を用いて，rTMSによる神経細胞の発火や神経伝達物質量の変化を計測することにより，安全で有効な脳機能操作法の確立を目指している．

リハビリテーションの立場からの研究

「課題A」において筆者らは，頭皮脳波を用いた上肢BMIリハシステムを開発し，従来，治療

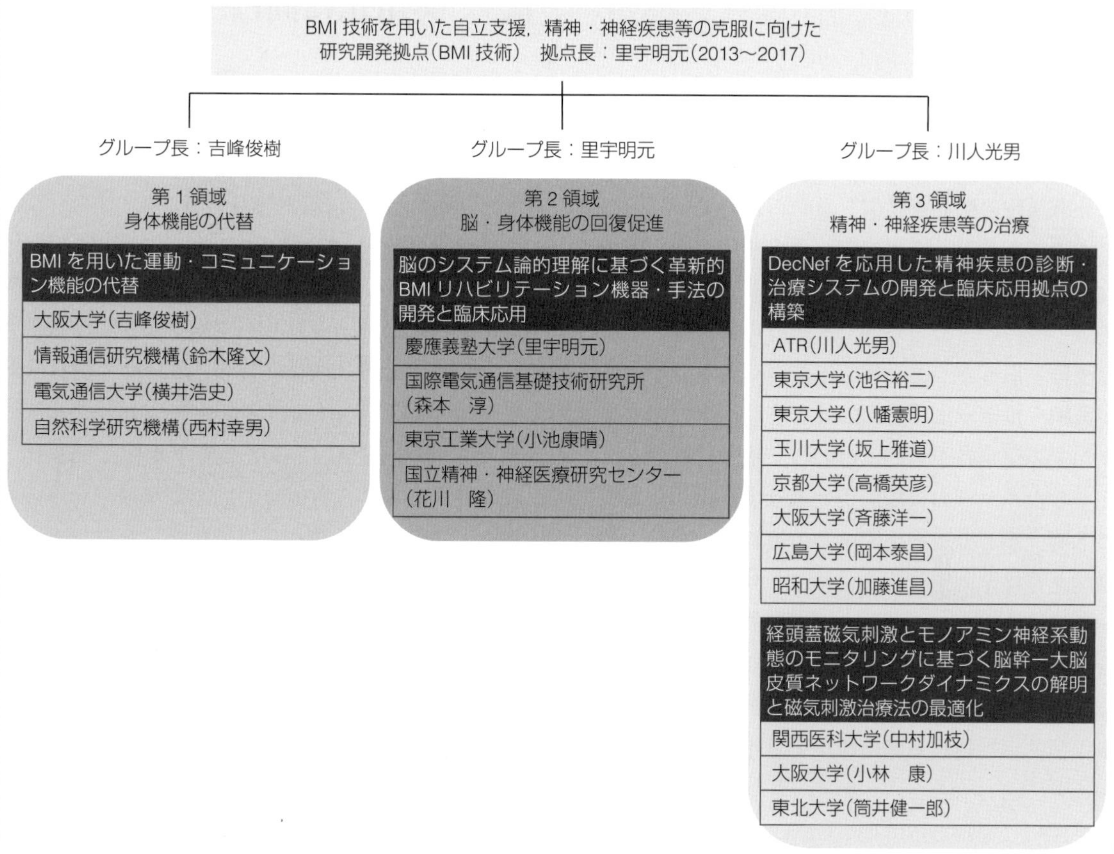

```
                BMI技術を用いた自立支援，精神・神経疾患等の克服に向けた
                  研究開発拠点（BMI技術）　拠点長：里宇明元（2013〜2017）
```

グループ長：吉峰俊樹　　　　グループ長：里宇明元　　　　グループ長：川人光男

第1領域 身体機能の代替	第2領域 脳・身体機能の回復促進	第3領域 精神・神経疾患等の治療
BMIを用いた運動・コミュニケーション機能の代替	脳のシステム論的理解に基づく革新的BMIリハビリテーション機器・手法の開発と臨床応用	DecNefを応用した精神疾患の診断・治療システムの開発と臨床応用拠点の構築
大阪大学（吉峰俊樹）	慶應義塾大学（里宇明元）	ATR（川人光男）
情報通信研究機構（鈴木隆文）	国際電気通信基礎技術研究所（森本　淳）	東京大学（池谷裕二）
電気通信大学（横井浩史）	東京工業大学（小池康晴）	東京大学（八幡憲明）
自然科学研究機構（西村幸男）	国立精神・神経医療研究センター（花川　隆）	玉川大学（坂上雅道）
		京都大学（高橋英彦）
		大阪大学（斉藤洋一）
		広島大学（岡本泰昌）
		昭和大学（加藤進昌）
		経頭蓋磁気刺激とモノアミン神経系動態のモニタリングに基づく脳幹−大脳皮質ネットワークダイナミクスの解明と磁気刺激治療法の最適化
		関西医科大学（中村加枝）
		大阪大学（小林　康）
		東北大学（筒井健一郎）

図3 脳科学研究戦略推進プログラム「BMI技術」の研究開発体制

法がなかった重度手指麻痺の回復をもたらしうることを示した．ただし，病巣側感覚運動野と麻痺側手指伸筋を1対1で結ぶシステムであり，機能再建の対象は手指の単関節運動に留まっていた．また，歩行の再建については，各種アシストロボットが試みられているものの，障害の重症度や脳活動を考慮した体系的治療システムは存在せず，臨床応用にはいたっていない現状がある．そこで，システムとしての脳に機能的修飾をもたらす新たなネットワーク型BMIと上肢アシストロボットを開発し，片麻痺上肢における多関節複合運動の再建を実現するとともに，脳活動をトリガーに，障害度に応じ，ロボットや電気刺激を用いて歩行をアシストする包括的歩行再建戦略を構築することを目的に以下の研究を進めている．

（1）上肢プロジェクト

片麻痺上肢の遠位筋の回復には障害半球がかかわることが知られているが，障害半球は器質的に能力が制限されているため，近位筋の回復にそのリソースを多く割くことは得策ではない．このことから，「遠位筋の回復には障害半球からのドライブ」「近位筋の回復には非障害半球からのドライブ」など，筋ごとに適切な下行路を選択した新たな神経リハ手法の開発が求められる．BMIは，運動指令生成源である脳そのものに対し直接，状態推定とフィードバックが可能なことから，随意運動の生成に必要な脳内情報流路を筋ごとに決定し，神経回路選択的な訓練が可能な手法を開発できる可能性がある．さらに，MRI機能・構造画像のコネクトーム解析によって脳システム全体へ

の影響を明らかにし，BMIリハの機序の解明を目指している．

(2)歩行プロジェクト

従来の歩行訓練は，段階的な装具や杖の使用により麻痺肢の機能を代償しながら進めていくものが主流であるが，麻痺側下肢の支持性が低い例では介助量が過大なため歩行訓練自体が進められず，代償手段に頼ることが多く，機能障害自体の回復は困難であった．また歩行不能例へのトレッドミル訓練，ロボット歩行における下肢振出しのタイミングの決定は受動的に行われ，他動運動が主体となるため，その機能回復効果は少ないのが現状である．そこで遊脚期開始時の運動野における事象関連電位を同定し，それに合わせて外骨格ロボットによる麻痺肢の介助，非侵襲的脊髄刺激による遊脚期の一連の筋活動の促通，Hybrid装具+patterned stimulationによる歩行機能の改善を図る包括的歩行再建戦略の構築を目指している．

実用化に向けて

開発技術の臨床応用・実用化には，臨床効果に関する質の高いエビデンスの構築，医療機器としての薬事認証，製品化・産業化に向けての取り組み，普及のための仕組み作りが不可欠である．「BMI技術」と平行して，2014年よりスタートしたNEDO未来医療プロジェクト（↔252頁参照）の柱の一つにニューロリハプロジェクトが採択されたことにより，「BMI技術」における脳科学的基礎研究およびproof of concept, first in man研究と，「未来医療」における薬事承認，製品化・産業化・市場化に重点をおいた開発研究を車の両輪として，基礎研究から実用化までを一気通貫に進めていく素地が整いつつある．2015年4月の日本医療開発研究機構の発足に伴い，実用化に向けた研究開発がさらに加速することを期待したい．

| 里宇明元
慶應義塾大学医学部リハビリテーション医学教室

▶文献

1) 里宇明元：新時代のリハビリテーション医療とその可能性 ブレイン・マシン・インターフェース（BMI）が拓くリハビリテーションの新たな可能性．東北医学，**124**：41-44, 2012

2) 文部科学省脳科学研究戦略推進プログラム　課題 A ブレイン・マシン・インターフェース（BMI）の開発 研究開発拠点整備事業　http://brainprogram.mext.go.jp/missionA/（2014 年 11 月 20 日閲覧）

3) 文部科学省脳科学研究戦略推進プログラム BMI 技術 BMI 技術を用いた自立支援，精神・神経疾患等の克服に向けた研究開発．http://brainprogram.mext.go.jp/missionBMI/（2014 年 11 月 20 日閲覧）

4) 文部科学省脳科学研究戦略推進プログラム　脳プロのあゆみ　http://brainprogram.mext.go.jp/history/（2014 年 11 月 20 日閲覧）

5) Hashimoto Y, Ushiba J, et al：Change in brain activity through virtual reality-based brain-machine communication in a chronic tetraplegic subject with muscular dystrophy. *BMC Neurosci,* **11**：117, 2010.

6) Shindo K, Kawashima K, et al：Effects of neurofeedback training with an electroencephalogram-based Brain Computer Interface for hand paralysis in patients with chronic stroke-a preliminary case series study. *J Rehabil Med,* **43**(10)：951-957, 2011.

7) Takemi M, Masakado Y, et al：Event-related desynchronization reflects downregulation of intracortical inhibition in human primary motor cortex. *J Neurophysiol,* **110**：1158-1166, 2012.

8) Ono T, Shindo K, et al：Multimodal Sensory Feedback Associated with Motor Attempts Alters BOLD Responses to Paralyzed Hand Movement in Chronic Stroke Patients. *Brain Topogr,* 2014. [Epub ahead of print]

9) Kasashima Y, Fujiwara T, et al：Modulation of event related desynchronization during motor imagery with transcranial direct current stimulation (tDCS) in patients with chronic hemiparetic stroke. *Exp Brain Res,* **221**：263-268, 2010.

10) Kasashima-Shindo Y, Fujiwara T, et al：Brain-computer interface training combined with transcranial direct current stimulation in patients with chronic severe hemiparesis：Proof of concept study. *J Rehabil Med,* **47**：318-324, 2015.

11) Ono T, Shindo K, et al：Brain-computer interface with somatosensory feedback improves functional recovery from severe hemiplegia due to chronic stroke. *Front Neuroeng,* **7**：19, 2014.

12) Mukaino M, Ono T, et al：Efficacy of brain-computer interface-driven neuromuscular electrical stimulation for chronic paresis after stroke. *J Rehabil Med,* **46**：378-382, 2014.(doi：10.2340/16501977-1785)

9 わが国におけるリハビリテーション神経科学研究の最新動向

NEDO未来医療プロジェクトにおける革新的リハビリテーション機器開発

はじめに

日本国内における高齢化と新興国における医療需要拡大を受け，医療機器の世界市場は約8%の成長率を維持しており，今後も拡大すると予測されている．一方，わが国の医療機器産業は国際競争力が弱く，2012年で約0.7兆円の輸入超過となっている．この現状を打開すべく，わが国のものづくり技術をいかして有望なシーズを医療現場にいち早く届けるとともに，日本発の先端医療機器・システムを世界展開することで，医療機器産業の国際競争力強化を図る必要がある．

未来医療プロジェクトの発足

上記の状況を背景に，政府は「日本再興戦略（平成25年6月14日閣議決定）」において，成長戦略の実現に向けた健康・医療戦略推進本部の設置を提言した．わが国が世界最先端の医療技術・サービスを実現し，健康寿命世界一を達成すると同時に，医療，医薬品，医療機器を戦略産業として育成し，日本経済再生の柱とすることを掲げたのである．同本部は平成25年8月2日に設置され，文部科学省，厚生労働省，経済産業省連携によるオールジャパンでの医療機器開発として，医療ニーズに応える世界最先端の医療機器開発を支援する体制が提案されており，このなかで独立行政法人 新エネルギー・産業技術総合開発機構（NEDO）によるプロジェクト「未来医療を実現する先端医療機器・システムの研究開発」〔平成26〜30年度，プロジェクトリーダー北島政樹氏（NEDOプログラムマネジャー，学校法人国際医療福祉大学学長）〕が発足した．

このプロジェクトは，わが国が強みを有するロボット技術，IT等を医療機器開発へ応用し，実用化，世界展開を見据えた一気通貫の研究開発を行って，日本発の革新的医療機器・システムを開発，上市することで，国内外の健康寿命の延伸とわが国における医療機器産業の国際競争力強化を実現することを目指すものである．具体的には現在，以下の研究開発が進められている．

1. 先端医療機器の開発：①高い安全性とさらなる低侵襲化および高難度治療を可能にする軟性内視鏡手術システムと，②麻痺した運動や知覚の機能を回復する医療機器・システムの開発．

2. 安全性と医療効率の向上を両立するスマート治療室の開発：未来型治療システムの効果確認と普及促進のためのプロトタイプとして，上記①，②で開発した先端医療機器と医療機器連携システム（共通操作基盤）を組み込んだ高機能スマート治療室の開発．

国家主導の政策的医療機器開発としては，診断や手術に関する医療機器開発が主だったが，上記②のとおり，今回初めて回復に関するものが選定されたという点に注目が集まる．これまでに集積されてきた基礎的な神経科学の知見をリハビリテーション（以下，リハ）治療へ転回して実用化を目指す，研究の新しい潮流には大きな期待が寄せられている．

---

keyword

Brain Machine Interface（BMI），レギュラトリー・サイエンス，規制科学，医療研究開発機構（AMED）

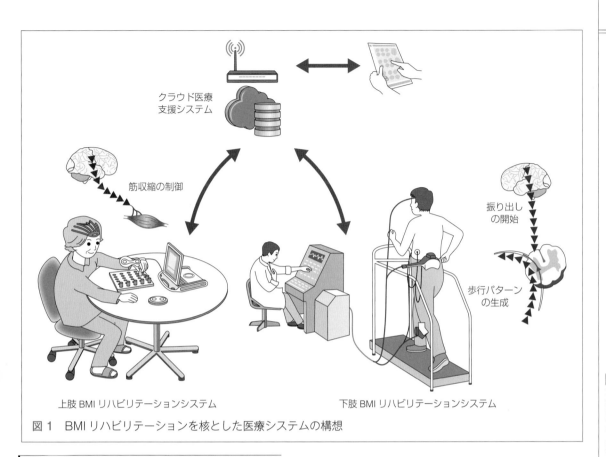

図1 BMIリハビリテーションを核とした医療システムの構想

BMIの研究・開発

このプロジェクトにおける基幹技術が、ブレイン・マシン・インターフェース(Brain-Machine Interface：BMI)である(↔ 199頁，246頁参照)．脳神経リハビリテーションを指向したBMIでは、ヘッドフォン型の脳波計測器によって、体性感覚運動野の活性度をリアルタイムにモニタリングし、その活性状態を本人に提示して、脳の状態をトレーニングできるようにする。麻痺手指の運動発現に必要な脳の状態が整うと、電動装具と機能的筋電気刺激が麻痺手指の運動をアシストする。これを繰り返し行うことで、麻痺手指の運動発現に必要な脳活動パターンが生じやすくなり、それにともなって随意筋電図の発現や不随意筋緊張の低下が誘導される。BMI施行前には廃用手レベルであっても、BMI施行後には低補助手としていくつかの日常生活動作(コップを持つ、着脱衣時に裾を引っ張るなど)が可能になる。脳卒中による器質的な障害部位を介さずに、脳で生成された運動指令が筋にまで届くメカニズムとしては、機能低下していた残存下行路の活性化、一次運動野における体性局在マップの再構成、およびこれらを駆動するために必要な、より高次なレベルでの運動制御内部モデルの形成、といった神経可塑性原理があげられる。これまでに、一事例ABABデザインによるBMIの有効性検討[2]、症例集積研究[3]、ランダム化比較試験[4]、脳機能イメージングによる可塑性誘導能の検討[5]など、BMIリハの有効性に関する科学的検証が進められている。

このように、医療機器化できる見込みのある有望な技術シーズとして注目されているBMIリハを、迅速かつ的確に産業化するためには、ヒト初回介入試験(First-in-Man：FIM)や概念実証研究(Proof-of-Concept：POC)の達成以外にも、医療

機器としての品質・安全性・有効性を確保することが必須である．これらを的確に評価，予測，判断し，既存の医療のなかにどう組み込むか（適応疾患ならびに適応症の定義と判定基準の策定，治療ゴールの設定と治療後フォローアップ治療の種別や医療プロトコルの策定，予見できる副作用に対する予防や対策の整備）を検討していかなくてはならない．このほかに，技術面や商業的観点からも，装着性や操作性の簡便化，技術改良された製品版の機能的同等性の担保，製品の安全設計や経年劣化事故対策，薬事承認の取得，複製に係る障壁（コストダウン，量産性）について，様々な検討要素が存在する．そもそも前例のない種別の医療機器を産業化するため，標準化された評価方式や判断基準が存在せず，その整備そのものを科学的根拠にもとづいて実施する必要がある．こうしたレギュラトリーサイエンス（規制科学）の取り組みを，医工連携・産学連携・官民連携のもとに進めていくことが，本プロジェクトにおける要の一つである．

本プロジェクトではさらに，先発事例としての手指用BMIリハの産業化と並行して，肘や肩の運動である上肢到達運動や，歩行運動を治療するBMIリハの機器開発を行うとともに，クラウドベースの医療支援サービスと統合することで，いつでもどこでも質の高い脳神経リハを実現する環境を構築する予定である（図1）．先発事例のなかで培われた要素技術をふんだんに共用することで，様々なタイプの四肢運動治療器を早期に実用化できる利点がある．

2015年4月，わが国に医療研究開発機構（Japan Agency for Medical Research and Developement：AMED）が発足し，現政権（2014年12月現在）が主導する成長戦略の目玉，健康・医療分野での研究開発を担うこととなった．これまでに文部科学省，厚生労働省，経済産業省が別々に進めてきたライフサイエンス研究を一つに統合して，基礎から応用までを一貫通貫するための効率的予算配分や，研究ガバナンスの強化が進められる．これにより，有効な治療法のない疾患やけがを対象とした医薬品，医療機器の実用化がいっそう重層的に展開されるものと期待されている．本プロジェクトは，2015年4月からAMEDへ移管され，政策的医療機器開発に関しては，これがAMED発足後初の試金石となる．

> 牛場潤一
> 慶應義塾大学理工学部生命情報学科
> リハビリテーション神経科学研究室

文献

1) 「未来医療を実現する先端医療機器・システムの研究開発」基本計画，独立行政法人　新エネルギー・産業技術総合開発機構，バイオテクノロジー・医療技術部ホームページより抜粋，一部改変　http://www.nedo.go.jp/content/100561734.pdf
2) Mukaino M, Ono T, et al：Efficacy of brain-computer interface-driven neuromuscular electrical stimulation for chronic paresis after stroke. J Rehabil Med, 46(4)：378-382, 2014.
3) Shindo K, Kawashima K, et al：Effects of neurofeedback training with an electroencephalogram-based brain-computer interface for hand paralysis in patients with chronic stroke：a preliminary case series study. J Rehabil Med, 43(10)：951-957, 2011.
4) Ramos-Murguialday A, Broetz D, et al. Brain-machine-interface in chronic stroke rehabilitation：a controlled study. Ann Neurol, 74(1)：100-108, 2013.
5) Ono T, Tomita Y, et al. Multimodal sensory feedback associated with motor attempts alters BOLD responses to paralyzed hand movement in chronic stroke patients. Brain Topogr, 28(2)：340-351, 2015.

索　引

和文

あ
アーチファクト……………………115, 192
アーチファクト除去法……………………115
アシストロボット……………**164, 203, 229**
アシスト機能……………………………204
アシスト形式……………………………204
アフォーダンス……………………………71
アミロイドイメージング…………………110
新しい反復磁気刺激法……………………144

い
医療機器開発……………………………252
医療研究開発機構………………………254
医療倫理…………………………………242
異シナプス性メタ可塑性…………………38
異方性………………………………………99
意欲……………………………………**55**, 235
意欲を司る大脳辺縁系……………………54
遺伝子発現…………………………………46
一次運動野………………………**2, 26, 54, 220**
一次体性感覚野……………………………3
一定練習……………………………………70
陰性徴候…………………………………209

う
ウェアラブルセンサー……………………129
ウエラブルロボット……………………229
運動イメージ……………………………170
運動スキルの最適化………………………67
運動スキルの転移…………………………71
運動ニューロンプール……………………9
運動を司る脳領域…………………………54
運動閾値…………………………………80
運動課題…………………………………67
運動核……………………………………9
運動学習…………………**60, 67, 179, 217**
——にもとづいた治療……………………67
——の過程…………………………………70
運動学習方略………………………………68
運動学習理論……………………………189
運動学的解析……………………………118
運動学的信号………………………………68
運動関連脱同期……………………………93
運動関連脳電位……………………………85
運動関連皮質電位…………………………88
運動関連誘発磁界…………………………92
運動関連領野………………………………26
運動機能回復………………………………55
運動計画……………………………………68
運動誤差……………………………………64
運動錯覚…………………………………173
運動磁界……………………………………93
運動出力の改善…………………………209
運動神経伝導検査…………………………77
運動遂行…………………………………170
運動性下行路……………………………183
運動制御…………………………………209
——の習得………………………………210
運動制御学習モデル………………………16
運動制御能力……………………………210
運動制御法の最適化………………………67
運動制御理論………………………………16
運動前野………………………**3, 54, 170**
運動耐容能評価…………………………129
運動単位……………………………………9
運動調節の治療…………………………192
運動内容推定………………………………93
運動負荷試験……………………………129
運動野……………………………………170
運動野興奮性の評価……………………142
運動野皮質内の抑制機構の評価………142
運動誘発磁界………………………………93
運動誘発電位………………**81, 138, 174, 213**
運動誘発電位振幅…………………………80
運動力学的解析…………………**119, 130**

え
エラー情報…………………………………68
エンハンスメント………………………244

お
オペラント行動……………………………56
オペラント条件づけ………………………56

か
ガイダンス仮説……………………………69
下行性経路…………………………………49
下行路………………………………………9
下肢ロボット支援訓練…………………230
下肢運動障害……………………………212
下肢加重計………………………………130
下肢痙性麻痺……………………………216
下肢動作支援ロボット…………………165
可塑性…………………………**26, 37, 40**
——の分子メカニズム……………………40
——の分子基盤……………………………40

仮想現実感……………………………174
書く動作…………………………………122
荷重感覚…………………………………209
過用………………………………………209
課題指向型訓練…………………………188
課題特異型訓練…………………………188
課題特異的効果……………………**68, 209**
回復機構…………………………………53
回路再生促進因子…………………………41
回路再生抑制因子…………………………41
開ループ制御……………………………127
開放スキル…………………………………71
外在的フィードバック……………………68
外側前頭前野………………………………2
外的環境……………………………………70
外的焦点……………………………………69
拡散テンソル MRI………………………101
拡散 MRI……………………………………99
拡張現実感………………………………174
学習スキーム………………………………63
学習の自覚なし……………………………60
学習性の無使用……………………………58
学習能力……………………………………61
片麻痺……………………………………179
活動依存性可塑性…………………………37
活動依存的刺激…………………………157
活動再建…………………………………210
活動電位タイミング依存型シナプス
　可塑性……………………………………23
活動電位振幅の低下………………………77
感覚フィードバック………………………67
感覚情報……………………………………68
感覚神経伝導検査…………………………77
感覚制御系の評価………………………127
環境……………………………**28, 70, 235**
観察学習……………………………………68
眼窩前頭皮質………………………**2, 54**
顔面神経麻痺……………………………193

き
気づき………………………………………72
基準課題………………………………**70**, 118
規制科学…………………………………254
機能画像……………………………………75
機能回復……………………………………55
機能回復型 BMI…………………………199
機能障害…………………………………134
機能代償メカニズム………………………52

255

機能代償型 BMI……199
機能的な代償……67
機能的結合性……27
機能的再構成……112
――の評価……112
機能的神経結合……54
機能的 MRI……103
偽陰性……243
偽陽性……243
逆振り子モデル……127
弓状束の統合性……102
急性期リハビリテーション……184
協調動作……187
強化……56
強化学習……**31**, **64**
教師あり学習……63
教師なし学習……**31**, 63
教師信号……63
局所性ジストニア……193, 206
近赤外線スペクトロスコピー……111
近赤外線分光計……223
近赤外分光法……246
筋シナジー……**9**, **15**
筋活動パターン……119
筋感覚的運動イメージ……170
筋再教育……192
筋弛緩訓練……193
筋線維……9
筋電バイオフィードバック機器……191
筋電信号……68
筋電図……76
筋電図バイオフィードバック療法
　　……**191**, **215**
筋電図学的解析……**119**, **130**
筋紡錘……10
――への刺激……173
筋力増強……192

く

クロストーク現象……215
空間解像度……107
空間的正規化……97
空間的平滑化……97
偶発所見……243
屈曲反射……13

け

系列反応時間課題……60
経頭蓋ランダムノイズ刺激……135
経頭蓋交流電気刺激……135, **139**
経頭蓋磁気刺激……65, **80**, **142**, 152
経頭蓋直流電気刺激……82, **135**, **138**
痙縮……147, 161, 206, 209, 232
傾斜磁場アーチファクト……115
傾斜磁場パルス……99
血管再生……238
血行動態反応関数……104
結果の知識……68
検査法・評価法の使い分け……74
腱振動刺激……173
腱反射……13
顕在学習……68
顕在的……61
顕在的学習……62
顕在的成分……61
幻肢……177
言語的フィードバック……68

こ

コヒーレンス……51
コンドロインチン硫酸プロテオグリカン……41
古典的条件づけ……56
誤配線……43
光学的歩行解析……129
行動レベル……56
行動強化……235
抗 Nogo-A ヒト化モノクローナル抗体……43
高次運動野……3
構造的可塑性……40
構造的結合性……27
構造 MRI……95
興奮性シナプス後電位……84
心の座……242

さ

差動練習……71
再生医療……238
再組織化……37
再取り込み……161
細胞レベル……46
最終フィードバック……68
最適化……67
削減的 KR……69
錯覚感……177
三次元撮像……96
酸素代謝……108

し

シーターバースト刺激法……135
シェイピング……59
シナプス……**22**, **37**, 46, 161
シナプス可塑性……22, 34, **37**, 157, 158
シナプス後膜……161
シナプス前神経終末……161
シナプス長期増強……**22**, **37**
シナプス長期抑圧……**22**, **37**
シナプスの形成……46
シナプスの増殖……46
シナプスの変化……46
ジストニア……193
使用……28
使用依存性脳可塑性……179
使用依存的な可塑性……66
姿勢制御……128
――の学習……71
姿勢制御評価……129
視蓋脊髄路……11
視覚運動回転課題……60
視覚刺激……**173**, **177**
視覚的運動イメージ……170
視覚誘導性到達把持運動……53
試行錯誤学習……68
自己運動錯覚……173
自己身体像の投影……173
自動化段階……71
自由意志……244
事象関連脱同期……**88**, **170**, **171**, 247
事象関連同期……88
持久力評価……129
時間解像度……107
磁界の大きさ……92
磁気共鳴画像……95
磁気刺激……80
軸索……45
軸索再生……41
軸索再生阻害因子阻害療法……42
弱化……56
手指ロボット支援訓練……204
樹状突起……45
周波数解析法……128
重心動揺検査……127
重度の運動麻痺……199
重度片麻痺患者……169
準備磁界……93
小脳……**6**, 170
小脳皮質……63
――の神経回路……64

消去 56	静的制御 127	大脳皮質レベル 53
上肢プロジェクト 249	整流 192	大脳皮質の再組織化 54
上肢ロボット支援訓練 203	赤核運動ニューロン細胞 10	大脳皮質運動野 183
上肢のリーチ訓練 203	赤核脊髄路 **10**, 27	大脳皮質興奮性 **80**, 138
上肢の動作解析 122	脊髄レベル 49	大脳辺縁系 54
上肢運動用ロボット 19	脊髄下行路 9	代償的神経機構 51
上肢機能回復 168	脊髄神経回路 9	第一感覚野 170
上肢機能障害 74, 168	脊髄損傷 147, 158, 239	単純スパイク 64
上肢動作支援ロボット 164	脊髄損傷モデルザル 50	単発経頭蓋磁気刺激 142
条件づけ 57	脊髄損傷モデル動物 49	短潜時反射 11
情報伝達経路 46	脊髄損傷患者に対する再生医療 239	
心理的サポート 55	脊髄損傷動物 53	**ち**
身体所有感 174	脊髄反射 11	治療ロボット 203
身体的誘導 59	積分 192	治療の使い分け 209
伸張反射 **12**, 14	潜在学習 68	治療の適応判断 209
神経ネットワーク 11	潜在性 60	治療方法 74
神経活動依存的刺激 157	潜在的 60	治療用ロボット 229
神経幹細胞移植 238	潜在的運動学習 60	逐次的接近法 56
神経機能再生療法 238	潜在的成分 61	中枢運動伝導時間の測定 142
神経経路の可塑的変化 49	潜時の延長 77	中枢神経評価 80
神経再生 40	前帯状回皮質 54	中枢性麻痺 163, 192, 209
神経疾患患者 238	前庭脊髄路 11	中枢性麻痺の改善 163
神経・筋変性疾患に対する再生医療 240	前頭前野 2, 5	中脳ドーパミン細胞 65
神経生理学的方法 75	前頭葉 2	長期抑圧 64
神経伝達物質 161	前補足運動野 2	長潜時反射 11
神経伝導検査 76		
神経突起 45	**そ**	**て**
――の伸長 45	装具 196, 234	テンソル 101
神経薬理学 161	相反神経支配 13	デコーディッドコネクティビティニューロフィードバック 150
神経領域 2	相反性抑制 **78**, 147, 213	デコーディッドニューロスティミュレーション 150
侵襲型 BMI 246	増強作用 142	デコーディッドニューロフィードバック 149
新生ニューロン 45	増幅 191	定性的解析 118
人工神経接続 159	促通手技 183	定性的評価 118
	促通反復療法 168, **183**	定量的解析 118
す	――の治療効果 184	転移テスト 69
錐体交叉 10	側坐核 54	伝導速度低下 77
錐体路 9		電気刺激 146
随意運動 146	**た**	電気信号 191
随意運動介助型電気刺激装置 **195**, 216	タウイメージング 110	
随意制御 159	タンパクの生成 46	**と**
髄腔内投与 162	タンパク発現 46	トラクトグラフィー 101
筋シナジー 13	多発性硬化症 220	トランスファーパッケージ 235
	多様練習 71	トレッドミル 223
せ	対刺激 135	トレッドミル訓練 223
セグメンテーション 97	対提示 57	ドーパミン 32
セマフォリン 3A 41	帯状皮質運動野 2, 4	ドーパミン作動性ニューロン 32
セロトニン再取り込み阻害薬 163	大腿神経麻痺 215	ドーパミン作動性細胞 64
生命倫理 242	大脳基底核 **5**, 32, **33**, 64	
	――の神経回路 65	
	大脳磁気二発刺激法 142	

ドーパミン細胞……………………65
疼痛……………………………207
統合イメージング………………114
──の応用………………………117
統合性…………………………102
頭頂葉…………………………170
同意取得………………………243
同シナプス性メタ可塑性…………38
同期性……………………………84
同期的振動活動…………………51
同時収縮制御……………………127
同時フィードバック………………68
動作解析……………………**75**, 118
動作解析（上肢）…………………121
動作解析（立位・歩行）…………127
動作支援ロボットシステム………164
動的システム理論…………………71
動的姿勢反応……………………128
動的制御…………………………127

な

内因性神経再生促進……………238
内在的フィードバック……………68
内側前頭前野………………………2
内的環境…………………………70
内的焦点…………………………69
内反尖足…………………………233

に

ニューロフィードバック
　…………………134, 137, 149
ニューロモデュレーション……**134**, 136
──の効果………………………134
──の手法………………………134
ニューロン新生…………………45
二重課題学習……………………68
二足立位制御……………………127
二足立位・歩行障害……………209
認知段階…………………………70

ね

ネットワーク……………………103
ネットワーク結合性………………27

の

能力増強………………………244
能力低下………………………134
脳の可塑性……………………**26**, 163
脳の再生………………………238
脳の電気活動……………………84

脳科学研究戦略推進プログラム
　…………………246, 249
脳活動パターン誘導……………149
脳機能マッピング……………**88**, 90
脳形態解析………………………96
脳血流……………………108, 111
脳血流分布……………………108
脳刺激…………………………134
脳磁図…………………**92**, 246
脳情報デコーダ作成……………149
脳神経科学……………………245
脳神経機能回復………………238
脳神経技術……………………245
脳神経倫理……………………242
脳深部刺激法…………………243
脳卒中……147, 168, 179, 195, 206, 220, 224, 238
脳卒中片麻痺…………168, 195, 212
脳卒中患者に対する再生医療……238
脳糖代謝………………………108
脳糖代謝分布…………………108
脳内過程………………………242
脳内水分子………………………99
脳波………………………**84**, 88, 248
脳波とfMRIの同時計測…………115
脳由来神経栄養因子………………47
脳律動変化………………………88

は

ハンドリング……………………68
バンド幅KR……………………69
パーキンソン病……………154, 162
パフォーマンス…………………121
──のフィードバック……………236
──の結果を知ること……………235
──の知識………………………68
背側運動前野………………………2
白質線維…………………………99
罰…………………………………56
針筋電図…………………………77
針筋電図検査…………………215
反回抑制…………………………13
反射…………………………11, 12
反復経頭蓋磁気刺激……………142
反復4連発磁気刺激……………135
半球間抑制………………………81
汎化……………………………192

ひ

ヒトの大脳皮質……………………2

ヒト初回介入試験……………253
被験者保護……………………243
皮質運動ニューロン細胞…………10
皮質活動…………………………51
皮質-筋コヒーレンス……………86
皮質脊髄路…………**9**, **50**, **53**, 99, 102, 158
皮質内促通……………………**81**, 170
皮質内抑制……………………**81**, 170
皮質内抑制系ニューロンの活動……80
皮質脳波…………………………88
皮膚刺激………………………173
非侵襲型BMI…………………246
非負値行列因子分解……………131
表面筋電図………………………76
評価方法…………………………75
標準血液動態関数……………116
標的筋…………………………191

ふ

フィードバック………………**68**, 189, 236
フィードバック誤差学習…………17
フィードバック制御………………17
フィードバック制御器……………18
フィードフォワード制御…………17
フィルタリング…………………192
フェイディング…………………59
ブラウン運動……………………99
ブレイン・マシン・インターフェース
　……………………199, 246, 253
プライミング……………………38
プルキンエ細胞…………………63
プロンプト………………………59
部分免荷………………………226
部分免荷トレッドミル歩行訓練……229
部分免荷歩行システム…………227
部分免荷歩行訓練……………226
腹側運動前野………………………2
腹側被蓋野………………………54
複合筋活動電位…………………77
複雑スパイク……………………64
分子レベル………………………45

へ

ヘブの学習則……………………22
ヘブ学習…………………………22
ペダリング運動………………212
平滑化…………………………192
平均的KR………………………69
併用療法……………………181, 184
閉ループ制御…………………128

閉鎖スキル	71

ほ
ホメオスタシス的可塑性	38
ボクセル	95
ボツリヌス療法	**206**, **232**
歩行	212, 219
――の動作分析	129
歩行バランス評価法	129
歩行プロジェクト	250
歩行訓練	224, 226, 229
歩行・姿勢制御障害	209
歩行自立度評価法	129
歩行障害	74, 183, 210, 219
歩行分析	**129**, 223
歩行練習	210, 236
歩容の特徴	210
保持テスト	69
補足運動野	2, 4, 142, 170
報酬	**31**, 63, **65**, 68, 235
報酬とリハビリテーション	235
報酬期待誤差	235
報酬予測誤差	65
飽和パルス	95

ま
末梢神経障害	215
末梢神経麻痺	209

み
ミエリン(髄鞘)関連タンパク質	41
ミラーセラピー	177
ミラーニューロン	4
水分子の拡散	99

む
無誤学習	68

め
メタ可塑性	37
メッセンジャーRNA	46
免荷	224
免荷式歩行訓練	227
――の効果	227

も
モチベーション	235
網様体脊髄路	11

や
薬物	163

ゆ
有効結合性	27

よ
要約的KR	69
陽性徴候	209
抑圧作用	142
抑制的に働く薬物	163

ら
ランダム練習	71

り
リーチ動作	123
リハビリテーション・ロボット	18
離散運動	118
力学的信号	68

立
立位バランス	127
立位制御解析	127
両側トレーニング	203
両側上肢訓練	186
両側半球間連絡の評価	142
臨床筋電図検査	76

れ
レギュラトリーサイエンス	254
レンショウ抑制	13
励起	95
連合刺激	152
連合性	22
連合性対刺激法	135, **152**
連合性LTP	152
連合段階	70, 71
連続運動	118
連発磁気刺激	158
練習法	**28**, 235
練習量	**28**, 235

ろ
ロボット	164, 203, 229
――のアシスト	164
――を用いる動作分析	123
ロボットシステム	166
ロボット開発	164
ロボット義肢装具	203
ロボット支援訓練	203
ロボット支援歩行訓練	229
ロボット装具	229
ロボティクス	**203**, 229
ロボティクス研究	164

欧文

数字
6分間歩行テスト	129
[11C] flumazenil	109
[18F] fluorodeoxyglucose	107

A
ACC	54
activity-dependent plasticity	37
activity-dependent stimulation	157
ADC	100
ADS	157
ADP	37
AMED	254
anisotropy	99
apparent diffusion coefficient	100
AR	174
assistive robot	**203**, 229
associative stage	70
augmented reality	174
autonomous stage	70
averaged KR	69
awareness	72

B
b値	99
bandwidth KR	69
BCMモデル	38
BCM理論	144
BDNF	47
Bienenstock-Cooper-Munro理論	144
bimanual coupling	186
blood oxygenation level dependent	103
Blood-oxygenation level-dependent信号	114
BMI	88, 134, 166, 169, **199**, 246, 253
――の研究・開発	253
――への応用	90

BMI 介入効果 247
BMI 技術 247
BMI 研究 246
body ownership 174
Body Weight-Supported Treadmill Training 229
BOLD 114
BOLD 効果 103
BOLD 信号 108
Brain Machine Interface 88, 134, 169, **199**, 246, 253
brain-derived neurotrophic factor 47
BWSTT 229

C

C-ABC 42
carry over 効果 146
CBF 108
central pattern generator 224, **226**
cerebral blood flow 108
cerebral metabolic rate for glucose 108
cerebral metabolic rate for oxygen 108
Chondroitinase ABC 42
CI 療法 97, **179**, 235
CIMT 168
closed-loop control 128
CM 10
CM cell 158
CM 結合 158
CMAP 77
CMAP 振幅 77
CMC 86
CMR 108
cognitive stage 70
compensation 67
compound muscle action poteitial 77
concurrent feedback 68
connectivity **27**, 105
constant practice 70
constraint-induced movement therapy 179
Constrained Action 仮説 70
context **28**, 235
continuous movement 118
continuous theta burst stimulation 144

cortical silent period 80
corticomuscular coherence 86
cortico-motoneuronal cell 10, 158
corticospinal tract **9**, 49
CPG 226
criterion task **70**, 118
cross-frequency coupling 90
CSP 80
CSPG 41
CST 49
CST 興奮性の評価 80
cTBS 144

D

DBS 243
DecCNef 150
DecNef 149
DecNeS 150
decoded connectivity neurofeedback 150
decoded neurofeedback 149
decoded neuro stimulation 150
deep brain stimulation 243
default mode network 103
differential training 71
disability 134
discrete movement 118
DMN 103
dose **28**, 235
dual task learning 68
dual task 71
dynamical systems theory 71

E

EBM 74
EC 103
ECoG 88
effective connectivity **27**, 103, 105
Electrocorticogram 88
EMG-BF **191**, 215
――の効果 192
enhancement 244
environment **28**, 235
ERD 88, 170, **171**, 200
error-based learning 236
errorless learning 68
ERS 88
ES 細胞 240
event-related desynchronization **88**, 170

event-related synchronization 88
Evidence based Medicine 74

F

faded KR 69
fast SPGR 法 96
fast SPoiled Gradient Recalled 96
FB 67
FC 103
FDG 107
FES 137, **219**
FIM 253
First-in-Man 253
first-person imagery 170
FLAIR 法 96
FLuid-Attenuated Inversion Recovery 96
fMRI **103**, 115
free will 244
functional connectivity **27**, 103
functional electrical stimulation 137, **219**
functional threshold 197

G

Gait Trainer 229
GAP-43 **46**, 54
Golgi 腱器官 10
growth-associated protein-43 46

H

H 波 77
H 反射 58, **77**, 213
HAL® 229
HANDS therapy 169, **195**
Hebb の可塑性 37
hemodynamic response function 116
HM 氏 60
HRF 104, **116**
Hybrid Assistive Neuromuscular Dynamic Stimulation 195

I

Ia 群求心線維 10
Ib 群求心線維 10
ICA 115
ICI 81
IHI 81
impairment 134

implicit learning……68	**M**	NIRS……**111**, 246
incidental findings……243	magnetic resonance imaging……95	NIRS-ニューロフィードバックシステム……113
independent component analysis……115	Magnetization-Prepared RApid Gradient-Echo……96	NIRSの応用……112
informed consent……243	Magnetoencephalography……92	NMDA受容体……23
integrated volitional control electrical stimulation……216	ME……170	NNMF……131
interhemispheric inhibition……81	MEF……93	Nogo-A……**41**, 45
intermittent TBS……144	MEG……92	normalization……97
Integrated Volitional control Electrical Stimulation……195	MEP……**81**, 138, 213	
intracortical facilitation……81	metaplasticity……37	**O**
intracortical inhibition……81	MF……93	OBF……54
intrathecal baclofen……162	MI……170	observational learning……68
iPS細胞……240	MIK……170	optimization……67
ITB……162	MIME……203	orthotic effects……210
iTBS……144	Mirror Visual Feedback……177	overwork……209
IVES……**195**, 216	Mirror-Image Movement Enabler……203	Ozanezumab……43
	miswiring……43	
J	MIT-Manus……203	**P**
Japan Agency for Medical Research and Developement……254	MIV……170	Paired Associative Stimulation……135, **152**
	motion artifact……192	PAS……135, **152**
K	motion probing gradient……99	Patterned Electrical Stimulation……147
kinematic……121	motoneurone pool……9	PBPT……236
kinesthetic motor imagery……170	motor evoked field……93	Performance-Based Progressive Therapy……236
kinetic……121	motor evoked potential……**80**, 138	PES……147
knowledge of performance……68	motor execution……170	PET……107
knowledge of results……**68**, 235	motor field……93	――の原理……107
KP……68	motor imagery……170	plasticity……**37**, **40**
KR……68	motor nuclei……9	POC……253
――の相対頻度削減……69	motor threshold……80	positron emission tomography……107
	motor unit……9	Proof-of-Concept……253
L	movement-related cortical magnetic field……92	PSD-95……47
learned nonuse……58	movement-related cortical potential……**85**, 88	pyramidal tract……9
LICI……80	MPG……99	
ligand imaging……109	MPRAGE法……96	**Q**
LLR……11	MRCF……92	QPS……135, 142, **144**
load sense……209	MRCP……**85**, 88	quadripulse stimulation……135, **144**
Lokomat®……229	MRI……95	
long ICI……81	mRNA……46	**R**
long intracortical inhibition……80	MT……80	Ramachandran……177
long term depression……64	MVF……177	random noise stimulation……140
long-latency reflex……11		random practice……71
long-term depression……**22**, **37**	**N**	readiness field……93
long-term potentiation……**22**, **37**	Near-InfraRed Spectroscopy……111	reciprocal inhibition……78
LTD……**22**, **37**, 64	NEDO未来医療プロジェクト……252	reciprocal innervation……13
LTP……**22**, **37**	neuroethics……242	reduced relative frequency of KR……69
	neurofeedback……28	reflex……11
	neuromodulation……134	

reinforcement learning·················31
reorganization·····························37
Repetitive Facilitation Exercise···183
repetitive transcranial magnetic
　　stimulation·····························142
ReWalk™·······································229
reward··235
reward-based learning··············237
RF···93
RM···10
robotic orthotics························229
robotic orthotics and prosthetics
　　···203
robotics···203
rTMS···································**142**, 168
rubromotoneuronal cells···········10
rubrospinal tract··························10

S

SBM··97
SDA··128
segmentation·································97
selective serotonin reuptake inhibi-
　　tor···163
Serial Reaction Time Task·········60
shaping···235
short ICI···81
short intracortical inhibition····80
short latency reflex······················11
SICI··81
silent period·····················**81**, 142
single photon emission computed
　　tomography································107
sliding modification threshold···144
SLR··11
SMA···142
smoothing······································97
SPECT···107

spike timing-dependent plasticity
　　··**23**, 152
spike-triggered averaging 法·····158
spinal neural circuits··················11
SRTT··60
SSRI···163
STA··158
stabilogram diffusion analysis···128
STDP······································**23**, 152
structural connectivity···············27
summary KR·································69
supplementary motor area······142
Surface-Based Morphometry···97
Synapsin-1·····································47
synaptic plasticity························37
Synaptic tag and capture 説·····38

T

T1 強調画像··································96
tACS································135, **138**, 139
Task-oriented training············188
Task-specific effects·········68, 209
Task-specific training··············188
TBM 法···97
TBS··135
TD 誤差································32, 65
tDCS···························82, 135, **138**, 168
tendon jerk····································13
tendon reflex·································13
tensor···101
Tensor-Based Morphometry···97
terminal feedback·······················68
therapeutic effects·····················210
therapeutic robot···············**203**, 229
theta burst stimulation·············135
third-person imagery················170
TMS··································65, **80**, 115
TMS と fMRI の同時計測···········115

TMS 刺激·····································115
TOT···188
　の効果·······································189
TP··235
transcranial alternative current
　　stimulation······················135, 139
transcranial direct current stimula-
　　tion·································82, 135, **138**
transcranial random noise stimula-
　　tion···135
transfer···71
Transfer package···············179, **235**
Trans-Vertebra Magnetic Stimula-
　　tion···158
trial and error learning··············68
tRNS·······································135, **140**
TST··188
TVMS···158

U

UDP··179
use···28
Use-dependent plasticity
　　··································**26**, 65, 179, 235

V

variable practice···························71
VBM··95
virtual reality····························174
visual motor imagery··············170
voxel-based morphometry········95
VR··174
VTA··54

ギリシャ文字

γ帯域活動·························88, 90

神経科学の最前線とリハビリテーション
脳の可塑性と運動　　　　ISBN978-4-263-21535-7

2015年6月10日　第1版第1刷発行

監修者　里　宇　明　元
　　　　牛　場　潤　一

発行者　大　畑　秀　穂

発行所　医歯薬出版株式会社
〒113-8612　東京都文京区本駒込1-7-10
TEL．(03)5395-7628(編集)・7616(販売)
FAX．(03)5395-7609(編集)・8563(販売)
http://www.ishiyaku.co.jp/
郵便振替番号　00190-5-13816

乱丁，落丁の際はお取り替えいたします　　　印刷・教文堂／製本・皆川製本所
© Ishiyaku Publishers, Inc., 2015. Printed in Japan

本書の複製権・翻訳権・翻案権・上映権・譲渡権・貸与権・公衆送信権（送信可能化権を含む）・口述権は，医歯薬出版㈱が保有します．
本書を無断で複製する行為（コピー，スキャン，デジタルデータ化など）は，「私的使用のための複製」などの著作権法上の限られた例外を除き禁じられています．また私的使用に該当する場合であっても，請負業者等の第三者に依頼し上記の行為を行うことは違法となります．

JCOPY ＜㈳出版者著作権管理機構　委託出版物＞
本書をコピーやスキャン等により複製される場合は，そのつど事前に㈳出版者著作権管理機構（電話 03-3513-6969，FAX 03-3513-6979，e-mail：info@jcopy.or.jp）の許諾を得てください．